当代中医皮科流派临床传承书系

天山刘氏皮科流派

刘红霞　刘朝霞◎主编

中国健康传媒集团
中国医药科技出版社

内 容 提 要

　　岐黄学者刘红霞教授常感于在临床诊疗中，单靠中医内治法难免捉襟见肘，故提出皮肤病内外同治、内病外治的主张，特别是将非药物疗法如针灸、拔罐、埋线、督灸等运用于皮肤病的治疗中，并逐步发展成为天山刘氏皮科流派。天山刘氏皮科流派对皮肤病的辨证尤重脾胃辨证，治疗上以调理脾胃为重，顽疾多从"虚""毒"论治，强调扶正以解毒，重视辨病－辨证－辨体相结合的辨证体系。本书系统梳理了天山刘氏皮科流派的学术体系、学术特点、常用特色药及自创经验方，尤其强调中医外治法的应用，体现了中医简便验廉的特色优势，对于提高中医皮肤科临床水平，促进中医外治法创新发展，综合推进中医皮肤科流派学术水平发展有较高的价值。适合中医皮肤科临床工作者使用。

图书在版编目（CIP）数据

　　天山刘氏皮科流派 / 刘红霞，刘朝霞主编 . -- 北京：
中国医药科技出版社，2025.1. --（当代中医皮科流派
临床传承书系）. -- ISBN 978-7-5214-4917-4

　　Ⅰ . R275

　　中国国家版本馆 CIP 数据核字第 20242DD538 号

美术编辑　陈君杞
版式设计　也　在

出版　**中国健康传媒集团**｜中国医药科技出版社
地址　北京市海淀区文慧园北路甲 22 号
邮编　100082
电话　发行：010-62227427　邮购：010-62236938
网址　www.cmstp.com
规格　710×1000mm $^1/_{16}$
印张　20 $^3/_4$
字数　379 千字
版次　2025 年 1 月第 1 版
印次　2025 年 1 月第 1 次印刷
印刷　河北环京美印刷有限公司
经销　全国各地新华书店
书号　ISBN 978-7-5214-4917-4
定价　**69.00 元**

获取新书信息、投稿、
为图书纠错，请扫码
联系我们。

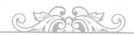

《当代中医皮科流派临床传承书系》
编委会

总 主 编 杨志波

执行总主编 周冬梅

副总主编 段逸群　刘　巧　李元文　李铁男

　　　　　　李　斌　曾宪玉

编　　　委（按姓氏笔画排序）

　　　　　王一飞　艾　华　　叶建州　刘红霞

　　　　　闫小宁　杜锡贤　　李　凯　李红毅

　　　　　李咏梅　李领娥　　李福伦　杨素清

　　　　　邱桂荣　张　苍　　张丰川　张晓杰

　　　　　张理涛　欧阳晓勇　段行武　贾　敏

　　　　　唐　挺　黄　宁　　黄　港　龚丽萍

　　　　　崔炳南　谭　城　　魏跃钢

编写秘书 张　苍

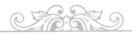

本书编委会

主　编　刘红霞　刘朝霞

副主编　张成会　丰　靓　李　斌　李鹏英

编　委（按姓氏笔画排序）

丁玲加提　马壮年　丰　靓　左永杰

叶尔古丽·巴依朱马　代剑峰　刘　思

刘红霞　刘朝霞　李　斌　李鹏英

辛利成　宋　顼　张成会　张金凤

阿依努尔·阿部都热依木　姚文汇

热衣拉·买买提明　顾　煜　徐优璐

郭　菲

序

　　中医本无学术流派。上自伏羲一画，而分天地，阴阳肇始，要本一家。而后黄帝推演，问道于天师。神农尝百草，日遇七十二毒。乃有针药之分，其用针者，调神化气，以通神明，以虚无之术治有形之身。其用药者，浣涤脏腑，调剂水火，以有形之药而治无形之气。流派之分肇始于此。

　　《汉书·艺文志》载医学有房中、导引、经方、医经四家，其经方十一家。隋唐之际江南诸师秘仲景之书而不传，门户之见生，而医道遂晦。虽有真经在前，而用药之道著于时者自仲景、隐居、之才、元方、孙真人以降，十数人而已。

　　两宋南渡，文兴兵弱，禅、道并起，儒亦随之。乃有理学之盛，乃有鹅湖之辨，儒乃有门户之分，而格致之学为一时之选，时人共识。乃有巨富如东垣者、乃有名儒如丹溪者，由文学而入医学，以格致之学格天地而解病康，乃有思辨之学，乃有门户之分。故曰：儒之门户分于宋，医之门户分于金元，乃有四大家之说，易水、河间、东垣、丹溪。实一而四，四而一也。其理皆本于《内经》，其治皆本于仲景。流派也者，非各见道之一隅而已，须知一派之宗师，必得道之全貌而后乃可就其一端而阐扬。若未窥全豹而欲成一家之言语，开一派之先，未尝闻矣。

　　中医皮肤病内治源于外科消托补三法，复借鉴于内科脏腑经络之说，由学士儒生内观脏腑，思揣生克制化生旺休囚而有所见，实乃由学问而阅历者也。其外治法则，则传自民间匠人之手，出于临床实践，真由阅历而后成学问者也。

　　皮外科肇始神农。《本经》所言大半为外伤、疮疡、疥癣之用。后世刘涓子、陶隐居、巢元方、孙思邈，代有新出。而尤以元方《诸病》所论最详。然元方所论实乃一脉专精之术，而中医皮科流派，实则三派并存：元方其一也，外科东垣之术其二也，脏腑经络之术其三也。以此观之，今日流派，并无第四法门。

　　然皮外科之门开而未久：百年之前民病唯伤寒及疮疡求治于医，以其害人性命于朝夕，余则无论矣；食尚不足以果腹，衣不足以蔽体，疥癣皮毛非所得虑、所能治者。唯升平日久，民生富足，方有中医皮科产生，而燕京赵氏皮科流派为其发轫。1954年，赵炳南先生在当时的"中央皮肤性病研究所"建中医研究室开始，计算至今，中医皮肤科已历68载，庶几近乎知规矩也。众多外科名医、内科名医因使命之感召走入中医皮科行业。复有众多西医开中西结合一派，张志礼、秦万章、边天羽皆一时之选。各个医家互相切磋，如琢如磨。学术交融，互相渗透，而因其所处之时空不同，所治之患者各异，所用之学术模型各别，延绵六十年，各成家法，而成不同流派。

今者，中华中医药学会皮肤科分会专门组织国内专家编写《当代中医皮科流派临床传承书系》，经系统梳理，反复论证，确有独特学术体系且传承三代以上者，定为待扶持的中医皮科学术流派，曰：燕京赵氏皮科流派、燕京金氏皮科流派、盛京皮科流派、龙江皮科流派、齐鲁杜氏皮科流派、北京广安皮科流派、长安皮科流派、海派夏氏皮科流派、黔贵皮科流派、岭南皮科流派、天山刘氏皮科流派、石门皮科流派、吴门孟河皮科流派、盱江皮科流派、湖湘皮科流派、闽山昙石皮科流派、汉上徐氏皮科流派、津门皮科流派、四川文氏皮科流派。

世界之大，以变化为不易之理。从没有流派走向流派产生，是中医皮科学术发展的必经阶段。所谓流派者，非见解互相诋忤，实为各得乎中道，而就所见之患者，自医道之海略取一瓢，以解一方患者之疾苦者也。非为各得一道，道道不同。当知万本一源，众流归海。海也者，神农黄帝之学也，仲景华佗之术也。

众多流派的推出将使学术进一步繁荣，并将促进更广大的医生群体的学术交流，互融互通，互相激发。经过一定时间的充分交流，若干流派，必将再次融汇，产生更高级别的中医皮科学术共识，并带领中医皮科在更高的层面上开创新的学术流派。

作为本书的总主编，在此谨祝丛书能够充分展示各家学术思想，促进中医皮科学术传播与交流，祝愿在不久的将来，我们能够在流派碰撞的基础上，推动中医皮科学术水平达到新的高度。

杨志波

2022 年 10 月

前　言

　　天山刘氏皮科流派是岐黄学者刘红霞教授在20世纪80年代缺医少药的医疗环境中，常常感于在临床诊疗中，单靠中医内治法难免捉襟见肘，从早期的屏前诊病、屏后施治的简陋环境下逐步发展而来的。刘红霞教授的学术思想源于严谨的治学之道、踏实的治学之风，通过深研《内经》《伤寒论》《金匮要略》《脾胃论》等经典著作，强化整体观念及辨证论治的认识，谨遵《内经》及仲景所论，同时撷取诸家之长，并在临床实践中不断探索思考总结，逐步形成了学术思想的核心；在临床实践的基础上，溯本求源，寻求理论支撑，在皮肤病的辨证上提出脏腑辨证尤重脾胃，治疗上以调理脾胃为重，顽疾多从"虚""毒"论治，强调扶正以解毒，重视辨病、辨证、辨体相结合的辨证体系；主张皮肤病内外同治、内病外治、同病异治、异病同治综合治疗，形成了天山刘氏中医皮肤科学术思想特色。

　　本书系当代中医皮科流派临床传承书系中天山刘氏皮科流派的集成之作，紧紧围绕天山刘氏皮科流派学术渊源、传承核心人物、学术体系及学术特色、用药经验、常用方剂、特色技法、优势病种诊治经验等方面进行了全面深入的梳理和总结。

　　希望广大临床工作者、中医院校师生和中医爱好者从中获得裨益。由于编者水平所限，在编写过程中难免存在偏颇和不当之处，敬请读者斧正。

编　者

2024年5月

目录

第一章 流派概述

第二章 流派学术体系及学术特色

第三章 流派用药经验

第四章 流派常用方剂

第二节　内治方剂 ·· 126

第五章　流派特色技法

第六章　流派优势病种诊治经验

第一章
流派概述

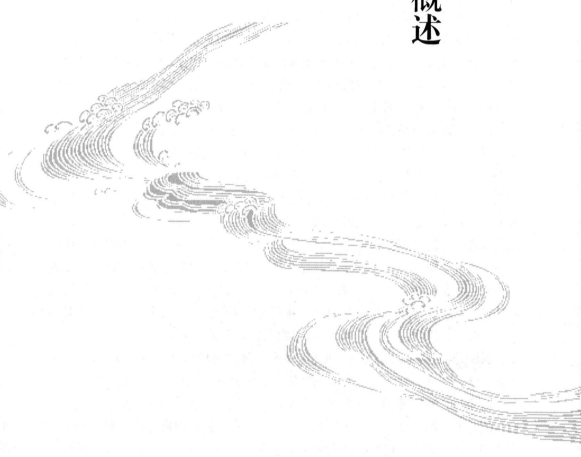

第一节　流派产生背景

国医大师裘沛然先生曾言："中医学术流派是医学理论产生的土壤和发展的动力，也是医学理论传播及人才培养的摇篮。"各流派的临床实践虽然都源于中医基础理论，然而，各流派的具体方药选择、配伍、剂量大小等，均有各自特征。当流派的临床经验资料积累到适合科学研究的量并形成规律，能为大家共用时，那么，这些个性化特征就转化为了共性，可供临床广泛参考使用。

天山刘氏皮科
流派介绍

天山刘氏皮科流派的诞生就是全国首届岐黄学者刘红霞教授通过考量新疆水土、体察当地生活习性、研究体质差异和病情性质，从无到有，历任数十载，逐步发展而来的。在20世纪80年代缺医少药的医疗环境中，刘红霞教授常常感于在临床诊疗中，单靠中医内治法难免捉襟见肘。她在早期临证时，常亲自调配中药药膏、中药面膜、石膏倒膜、优化中药溻渍方药，凡遇皮科顽疾，往往舍汤药，取特色外治法治之，疗效卓然。经过长期临床实践，反复验证，不断发展补充，拓展了皮肤病中医外治病种和临床适应证，改良了各类外治药物剂型，发展了非药物疗法，从单一应用到多重组合，将药物疗法和非药物疗法有机结合。其间，刘红霞教授曾远赴北京中医院皮肤科向燕京赵氏皮科流派学习，深研其学术思想与特色外治法，同时精研古籍，结合自己的临证经验，对皮肤病的中医基础理论和临床证候不断总结，反复推敲论证、归纳整合，建构了系列内外治法方案。并就其规范化及科学性进行理论总结和科学研究，遂成体系而为流派。近年来，又从临床疗效入手，对外治操作的规范化、实操性、科学性进行了大量论证和科学研究，并广泛应用于临床。天山刘氏皮科流派学术特色鲜明，目前已经立足新疆，辐射中亚，影响新疆内外，独树一帜。

新疆地处祖国西北，远离海洋，具有明显的地域特征。新疆年降水量少，气候干燥，燥邪易伤津耗气，津伤则津液、阴血不足。津液、阴血均为气所化生，亦为气之物质基础。肾为先天之本，脾为后天之本，均为气血津液化生之源，故燥邪易伤及脾、肾。新疆冬季漫长，民众饮食以肉食为主，易生湿化热更伤脾、肾。另外，皮肤疾患大多病史迁延，顽固难愈，在治疗过程中可能存在不规范使用糖皮质激素和各类免疫抑制剂的情况，更有甚者会邮购成分不明的中成药长期内服，最终伤及脾肾功能。《素问·异法方宜论》曰："医之治病也，一病而治各不同，皆愈，何也？岐伯对曰：地势使然也……故圣人杂合以治，各得其所宜，故治所以异而病皆愈者，得病之情，知治之大体也。"由此可见，《素问·异法方宜论》中已经提出了五方地域治病不同性的观点。

刘红霞教授根据新疆地域特征和民众体质特点，提出诊治皮肤病宜以"调理脾胃为重"的学术思想，且贯穿于中医内、外治法之中，"内外并举，顾护脾胃"为其主旨。在临床救治患者的过程中，注重实用和疗效，执简驭繁，去玄求道，传承与发扬中医特色内、外治法，以追求患者利益最大化为目标。刘红霞教授认为，中医外治疗法在皮肤病的中医治疗中占有非常重要的地位，与内治法配合可以明显提高临床疗效。一般轻浅之症，可以仅用中医外治疗法而收功。中医外治方法众多，辨证组合使用，具有迅速起效、作用显著、毒副作用及不良反应较少、运用方便、操作简单、易学易用、用之即效等多种优点。

刘红霞教授结合中医诊治疾病的特点、时代的要求、地域特征，对部分临床行之有效的中医外治法进行理论体系的解构与重建，并与传统内治法结合，自成流派，为中医皮肤病的诊疗发展做出了一定贡献。

第二节　流派学术渊源

（一）基于中医基础理论的遵内崇外

天山刘氏皮科流派是在中医基础理论指导下，参考新疆地域特征、体质差异、病情性质等并结合刘红霞教授本人多年的临床实践经验，形成的内以重视脾胃、外用特色技法的独特中医皮科流派。

中医学认为，人体是一个有机整体，人体的组织结构，既是有机联系的，又可以划分为相互对立的部分。从阴阳属性划分，人体的上部属阳，下部属阴；体表属阳，体内属阴；背部属阳，腹部属阴；外侧属阳，内侧属阴。以脏腑来分，六腑属阳，五脏属阴。五脏之中又分阴阳，即心、肺属阳，肝、脾、肾属阴。具体到每一个脏腑又有阴阳之分，如心有心阳、心阴；肾有肾阴、肾阳。人体的正常生命活动是阴阳两方保持对立统一协调关系的结果。若阴阳之间失去相对平衡，出现偏盛或偏衰，就会造成"阳胜则热""阴胜则寒"的实热证和实寒证，以及"阴虚则热""阳虚则寒"的虚热证和虚寒证。同时，根据阴阳偏盛和偏衰的情况，确定"寒者热之，热者寒之"等治疗原则。比如，局部急性的红、肿、热、痛症状就可以采用局部中药溻渍（冷）、耳尖放血、大椎穴放血、针刺泄热等泻下、泄热疗法，反之亦然，详见后述。

除上述最基本的阴阳学说，脏腑辨证、精气血津液辨证、卫气营血辨证、三焦辨证等，均对皮肤病中医外治疗法有理论指导作用。现在临床上使用的很多中医外治方药可以说就是上述辨证学说理论的延展和临床实践的结果，只是大都散佚于各类古籍和临床个案报道中，尚有待挖掘与整理。

如清代吴师机在《理瀹骈文》中提出了较为完整的外治理论："外治之理即内治之理，外治之药亦即内治之药，所异者，法耳。"阐明了内治与外治原理的一致性，是目前发现最早、最详细的中医外治法理论。吴师机提出"内病外取，须分三焦论治"，"三焦分治法"是将内治理论巧妙地运用到外治法上，为向来不重于"理"的外治法丰富了理论内容。又云："外治必如内治者，先求其本。本者何？明阴阳，识脏腑也。"故在外治法的运用中，刘红霞教授强调中医外治必须以中医基础理论为指导，诊病当"先辨证，次论治，次论药"，并申明辨证包括5个方面：一审阴阳，二察四时五行，三求病机，四度病势，五辨病性。如此方可辨证分明，做到明阴阳、识脏腑，即遵内治之理而崇外治之法。吴师机在应用各种外治法时始终将其纳于中医基本理论指导之下，而且在对外治药物的选择上，吴师机"去平淡无力味，易于他方厚味之品""假猛药、生药、香药，率领群药，开结行滞，直达其所"。

（二）源于燕京赵氏皮科流派

刘红霞教授曾向燕京赵氏皮科流派学习，学习赵老的外治法，同时深研古籍，探究外治之理，提出外治法也应如内治法一样遵循辨证论治的原则和理法方药的辨证思路，并结合自己的临证经验，提出皮肤病多从"毒"论治，树立"内治以扶正""外治以解毒"的学术思想，重视内、外治法的辨证运用。创新性地应用火针、拔罐、刺络拔罐等非药物外治法，达到祛除外邪之毒而不伤正的目的，为之后的30余种中医特色外治疗法的创立奠定了理论基础。并将赵老的熏药制备进行改良，还将传统火针改为毫火针，使非药物疗法的应用更加简单、方便、时宜。探索中药熏药、毫火针、走罐疗法在顽固难治性皮肤病中的应用，并将"针-罐-线"等各种组合疗法应用于痤疮、斑秃、黄褐斑、白癜风等损容性皮肤病的治疗中。如用针罐结合治疗白癜风、带状疱疹、聚合性痤疮；药浴-拔罐-穴位埋线结合治疗银屑病、特应性皮炎、慢性荨麻疹；火针-拔罐-熏药结合治疗慢性湿疹、结节性痒疹；闪罐-火针-穴位埋线结合治疗黄褐斑、脱发等。

在临床诊治过程中提出"辨病-辨证-辨体"结合治疗皮肤病的诊疗模式。同时又将"内治、外治、药物疗法、非药物疗法、临方调配"等方法，分门别类，取长补短，有机组合，熔于一炉，形成了强劲有力的优势病种"组合拳"。

（三）地域性学术思想的启迪与发展

《素问·五常政大论》曰："地有高下，气有温凉，高者气寒，下者气热。"因地理上的差异，产生了气候上的区别，人的体质也受这种地理气候的影响而不同，故《素问·五常政大论》又说："高者其气寿，下者其气夭。""崇高则阴气治之，污下则阳气治之。"地理之差，气候之异，体质之别，致病亦各不同形，治法即须因其地而制其宜，如《素问·异法方宜论》曰："医之治病也，一病而治各不同。"此为"地势使然也"。

全国名中医周铭心教授提出了"西北多燥"的辨证论治思想。"西北燥证"主要发生于以新疆为代表的西北地区，以感受燥邪为主要病因，证候以口鼻、咽喉、肌肤干燥和干咳、烦躁等各种不适症状为特征。这一学术思想对中医界尤其是新疆当地的中医有识之士均有较大的影响。周铭心教授提出西北多燥证的理论源于《素问·异法方宜论》："西方者，金玉之域，沙石之处，天地之所收引也。其民陵居而多风，水土刚强，其民不衣而褐荐，其民华食而脂肥。"周铭心教授在总结多年治燥经验时提出，新疆地区的皮肤疾病有在卫、在营、在血之不同。"燥者润之，乃不易之法，而施润亦或不效，况西北殊情，更须斟酌"。感燥初起，多在卫，在卫之燥，未必尽由初感，燥邪久滞或由他邪从化而生者亦复不少。卫分燥证，病当皮肤，或在于肺。若燥在皮肤，邪伤卫气，营不自全，而成卫郁营滞之候。见证或为肤燥干痒，或为白疕干癣，或为黄褐斑疹，治此更不仅润燥养血，而当辛开达卫，甘酸和营。

同时，周铭心教授又提出了燥滞营卫、外燥内湿、遏燥气敛、津停生湿、燥极而泽、湿从燥化、湿阻气机、燥自内生的因燥而致湿等病机，当湿邪为患时，亦可因湿而致燥，然后燥又化湿，湿又化燥，形成燥湿相兼之证。

刘红霞教授指出新疆沙漠广布，植被稀疏，降雨量少，蒸发迅速，沙尘风飞，气候干燥的自然环境特点，结合当地居民饮食过咸，喜食肥甘厚味、辛辣炙煿之品，以牛羊肉、乳制品居多，故往往致使脾胃受损，水湿不运，积湿生热。《素问·经脉别论》云："饮入于胃，游溢精气，上输于脾，脾气散精，上归于肺，通调水道，下输膀胱，水精四布，五精并行。"津液的化生、输布，全赖气的升降出入，即脾气的散精和转输，肺气的宣发与肃降，肾中精气的蒸腾气化，以三焦为通道，促使津液输布于全身而环周不休。若气机升降出入不利，既可导致水湿内停而成湿证，又可导致津液输布失常而成燥证。因此刘红霞教授临证中注重调理脾胃，指出脾虚蕴湿证可辨识为"内湿外燥"的西北燥证之皮肤病兼证，提出了银屑病"脾虚湿盛证"这一分型。

刘红霞教授"调理脾胃为重"的内治学术特点同样对中医外治法有很好的指导意义。如脾虚运化失常，就会导致水谷精微化生不足，气血亏虚，肌肤失于濡养，或因脾虚湿盛，导致肌肤抵抗外邪侵袭的能力下降，更易受邪气侵袭。所以，脾虚可导致多种皮肤疾病的发生，且与疾病发生后的表皮屏障功能有密切关系，而健脾方药具有修复皮肤屏障的作用。因此，我们根据这一学术思想制订了以健脾祛湿为主的各类中药复方外洗剂，在临床应用30余年，疗效斐然。

刘红霞教授带领的天山刘氏皮科流派团队在临床诊治中还将整体与局部相结合，结合局部皮损的特点，以皮损辨证、部位辨证、颜色辨证、脓液辨证等审查机体阴阳、虚实，圆机活法，于临床实践中融合，实践中总结并开拓。

第三节　流派传承核心人物

一、创派祖师——刘红霞

（一）青衿之志，白首方坚；医德醇厚，躬耕不辍

刘师红霞，天资慧敏而磨砺苦学，自幼抱恙，故矢志岐黄。博览《黄帝内经》《难经》《伤寒杂病论》，多识而专攻，精求于《外科正宗》《医宗金鉴·外科心法》等中医外科古籍。虽悬壶边陲西域，然又师事燕京皮科泰斗赵炳南、张志礼、王萍教授，又撷取诸家之长，衷中参西，扫门户之偏见，择善而从，博采广收。故学验日渐丰厚，术业得以猛进，终成医林巨擘，业岐轩之术乃成国手。

学派带头人
刘红霞介绍

她医德醇厚，真儒抱道，事务繁忙而临床诊疗从不或辍，是以精于皮肤病之辨证论治，疗效显著，求诊者应接不暇，深得新疆各族患者信赖。尤其在传承古今皮肤病治法时，将临证经验融合其中，以期惠泽广施。她将众法众方，依病所宜，分别门类，集腋成裘，勒为一编。尤其在皮科顽症银屑病、特应性皮炎、白癜风、痤疮等病的治疗上开展了30余种中医外治项目，潜心钻研符合新疆地域特点的诊疗技术，创新性地提出了用健脾祛湿、滋阴除湿法治疗皮肤病的学术观点。医学执业，可专一科；而其治学，却不可为之所囿。博而后专，方得其专；能专之博，始称其博。是以业外科者，曷其无问内科所事哉！若刘师者，于外科技法运用自如，治疗皮肤病得心应手，盖合内

科、外科为一治也。内治之妙，借外治运用而益显；外治之妙，非内治溶入无所彰。

她孜孜以求，诲人不倦，以积极进取的求知精神影响科室的每一位医生。激发群体智慧，发挥团队作用，厚积薄发，春风化雨，以高屋建瓴的优秀思想引导每一位学生。她连续多年不定期至南、北、东疆地区的基层医院皮肤科，进行查房、会诊、讲学，以其崇高的学识风范和独特的人格魅力感染人、熏陶人、影响人，培养了当地皮肤科中医人才，引领了当地皮肤科的发展。师者之道，在爱，在智，在行，在喧嚣背后的宁静，在浮华背后的淡泊，在困顿背后的坚守，这就是师者、医者的初心。这份初心是一份付出，滋养着社会的发展；这份初心是一种感染，浸润着人类的精神世界，深入而长久。

刘红霞曾任新疆医科大学附属中医医院（新疆维吾尔自治区中医医院）医务部主任，现任该院皮肤科主任，二级教授，主任医师，博士生导师，享受国务院政府特殊津贴专家，全国首届岐黄学者，新疆首届中医名医，第五批、第六批、第七批全国老中医药专家学术经验继承工作指导老师，新疆维吾尔自治区人民政府参事。从事中医皮肤病医、教、研工作41年。主要研究方向是银屑病、白癜风等疑难病的中医、中西医结合治疗。对皮肤病的治疗提出了"调理脾胃为重"的学术观点。在临床工作中，重视非药物疗法的运用，先后开展了30余种中医外治项目，并推广普及到全国。承担国家自然科学基金4项、新疆维吾尔自治区科技计划项目等各级科研项目30余项。发表学术论文200余篇，参编国家统编教材8部，出版专著10余部，带教研究生60余名。

兼任中华中医药学会皮肤科分会名誉副主任委员，中华中医药学会中医美容分会副主任委员，中国中药协会皮肤病药物研究专业委员会副主任委员，中国中医药信息研究会中西医结合皮肤病分会副会长，中华中医药学会中医外科分会常委，中华中医药学会火针专业委员会常委，中国民族医药学会皮肤科分会副会长，中国女医师协会皮肤病专业委员会副主任委员，新疆中医药学会皮肤科分会主任委员，新疆中西医结合学会第一届皮肤性病专业委员会主任委员等职，同时还是《中华中医药杂志》《皮肤性病诊疗学杂志》《中国中西医结合皮肤性病学杂志》《皮肤科学通报》等多个杂志的编委、审稿专家。

（二）学术思想——唯实励新，奋楫笃行

1. 独具匠心的辨证思路

刘红霞教授在继承前辈学术经验的基础上，对常见皮肤病进行了深入研究。皮肤病的发病受到多基因控制，存在显著的种族差异、性别差异、年龄差异，

以及巨大的地域差异。新疆年降水少，气候干燥，燥邪伤津耗气，易伤及脾肾；冬季漫长，饮食以肉食为主，易生湿化热，伤及脾胃。据此，她提出新疆地区的皮肤病患者多为脾虚湿盛之证，创新性地提出了健脾祛湿法，拟定了健脾解毒汤治疗寻常型银屑病、除湿止痒汤治疗湿疹皮炎等方案，取得了良好的临床疗效。此外，刘红霞教授结合西北燥证的地域特点，总结出了新疆地区的皮肤病患者内湿外燥的体质特性，提出用滋阴除湿法治疗皮肤病的辨证思路，运用于临床，疗效显著。刘红霞教授将辨病、辨证、辨体结合，既前后相继又有所长，分别适用于疾病过程中的不同阶段。总之，刘红霞教授用健脾祛湿、滋阴除湿法治疗皮肤病的辨证思路，辨病、辨证、辨体相结合的辨证体系，在临床中不能相互取代，必须有机结合，才能相得益彰，提高临床疗效。

2. 别具一格的中医特色外治疗法

刘红霞教授非常重视中医外治法的运用，强调在中医理论指导下，重视选方用药的安全性和中医特色外治法的有机组合与综合运用。将中医药外治法从单纯的"药物性外治"，拓展为"非药物性外治"，如针刺、火针、拔罐的临床协同作用，先后开展了30余种中医外治项目，如中药药浴、中药熏蒸、中药溻渍、中药淋洗、热熨、中药面膜、中药涂擦、刺络拔罐、走罐、闪罐、敷脐、围针、毫火针、梅花针叩刺、穴位埋线、耳穴疗法等，在门诊和病区建立了中医特色治疗室，内外治结合，使皮肤疾病得到更为及时有效的治疗，特别是对顽固难治性皮肤病，快速显效，降低复发。并进行相关的系列规范化临床研究，将这些简、便、廉、验的中医外治法不断推广到天山南北及全国各地。

3. 中西医结合诊治疑难性皮肤病

刘红霞教授具有系统扎实的中西医基础理论和中西医皮肤病专业知识。对特殊类型银屑病、白癜风、系统性红斑狼疮、天疱疮、硬皮病、皮肌炎等疑难病开展中西医结合治疗。主张在疾病的不同阶段，合理运用中、西药物，尤其在疾病的后期注重滋补脾肾，可明显减少西药的毒副作用，提高治疗好转率及患者生活质量。

（三）初心如磐，焚膏继晷

刘红霞教授深深知道，她所取得的业绩是源于党的培育、社会的关爱，她多次婉拒内地医疗条件较好的医院，甚至国外的优越环境，扎根新疆，勤恳工作，努力钻研业务。随着刘红霞教授医疗技术水平的提高，她的声望也与日俱增。很多疑难病患者辗转许多地方的大医院后，又慕名来新疆向她求治。在她出诊的日子里，许多患者坐飞机、火车、汽车赶来看病，门诊大厅早早就排起了长队，有时直到下班后很晚，还有不少患者久久守候不肯离去。面对患者渴求治疗的目光，刘红霞教授一次次地选择了患者高于一切。于是，加班加点就成了她的家常便饭。多年来，她每天都是提前1个多小时上班，又常常拖延数小时下班，不管时间多晚，工作多累，她都要耐心细致地为每个患者做完每一个检查或治疗，体现了一个医生的最高境界和无私的品格。她始终把"尊重生命，关爱病人"作为神圣职责，待各族患者如亲人，精心治疗呵护每一位患者，尽心竭力为患者排忧解难，被患者称为"吴登云式的好医生"。刘红霞教授以患者的需求为工作的首要职责，多年来一直坚持在皮肤病临床一线工作，热情服务患者、攻克疑难杂症，积累了丰富的诊断和治疗经验，在各种癣病等皮肤病治疗方面独树一帜，被新疆中医学界称为"癣病克星"。

二、流派传承者

（一）周光

周光，男，1961年12月出生，祖籍山西，医学博士，新疆医科大学教授、主任医师、教学名师、中医外科学教研室主任、博士研究生导师。

周光教授
（教学人才）

周光30余年来致力于中医皮肤病及其特色外治方法理论基础与临床研究，获得国家自然科学基金2项，发表学术论文60余篇。主要学术思想如下：

1. 肺主皮毛之"肺－皮毛"功能轴

"皮毛微环境"与"肺－皮毛"功能轴：中医"皮毛微环境"研究是对皮毛"卫外"功能内涵和医家经验的挖掘、继承与理论的创新。其对临床常见皮肤病病机、组方用药和特色外治法机制的诠释更具科学性和临床指导性。皮毛"疏泄"功能障碍和"润泽"状态改变在皮肤病证候与病机方面具有普遍性和特征性。诸多名家医案在对皮毛"疏泄"与"润泽"的微环境立法与组方用药调控方面也有明显的趋同性。中医皮毛"疏泄"与"润泽"状态和功能是"皮毛微环境"的主要特征，也是"皮毛卫外功能"的具体反映。

"肺－皮毛"功能轴是"脏腑－皮毛"表里相关整体性理论核心内容之一，是对"肺主皮毛"理论内涵的挖掘与诠释，也是"肺、营卫、脉络"对"皮毛微环境"共同作用机制和关键环节的概括，肺、营卫、脉络、皮毛是"肺－皮毛"功能轴的共同要素。

中医皮毛"疏泄"与"润泽"微环境功能及状态与西医学"表皮通透屏障

功能"具有趋同性，其功能障碍是临床皮肤病的共性机制；中医"皮毛微环境"及其"肺－皮毛"功能轴调控经验与经典方药、特色外治法为"表皮通透屏障功能"调控研究和临床治疗提供了思路和方法。

2. 特色组方之"疏泄与濡养"并重

周光就中医外科皮肤病内治、外用方剂及皮肤病名家临证立法与组方用药规律进行了大量系统文献与方剂计量学研究，概况总结出"疏泄通透，散结，通利，濡润滋养"之"四组"组方用药特点和治法规律，"疏泄肌表"与"濡养润泽肌肤"在皮肤病证及中医美容抗衰老防治中的普遍性规律，进行了方剂筛选及临床与实验研究，开展"华佗外敷麻药神方加减方""七白膏加减方""小儿没食子湿疹膏"动物实验研究与临床试验，取得了预期的实验效果。

（二）张成会

张成会
（青年岐黄学者）

张成会，男，1976年3月出生，主任医师，副教授，博士研究生导师，新疆医科大学附属中医医院皮肤科党支部书记、皮肤科副主任，第五批全国老中医药专家学术经验继承工作指导老师刘红霞教授学术经验继承人，国家中医药管理局青年岐黄学者，新疆维吾尔自治区第三期天山英才，新医名医。兼任中华中医药学会皮肤科分会第五届委员会常务委员，中华中医药学会慢病管理分会第一届委员会常务委员，中国民族医药学会皮肤科分会常务理事、副秘书长，中华医学会皮肤专业委员会第十五届毛发学组委员，中国医师协会皮肤科分会第五届委员会痤疮专业委员会学组委员，新疆中医药学会中医外治法专业委员会副主任委员，新疆医学会第八届皮肤病与性病学专业委员会委员，新疆中西医结合学会第一届皮肤性病专业委员会常务委员。从事皮肤科医、教、研工作25年。主持省级课题5项，参与国家自然科学基金5项，于核心期刊发表论文20篇。擅长白癜风、斑秃、银屑病、痤疮、大疱类皮肤病及结缔组织病等常见疑难皮肤病的中医、中西医结合诊治。其主要学术思想如下。

1. 调脾理胃，扶正解毒

在临床实践的基础上，张成会谨遵刘红霞教授学术观点，在皮肤病的辨证上注重脏腑辨证，尤重脾胃，治疗上以调理脾胃为重，顽疾多从"毒"论治，强调扶正以解毒。临证重视辨病、辨证、辨体结合的辨证体系。

2. 疏肝健脾，补益脾肾

在刘红霞教授启迪引领下，提出了"从肝脾肾论治白癜风、脱发"的学术思想，注重疏肝健脾法，发现寒热错杂证在皮肤科多见，因此注重"泻心汤类方"加减在皮肤科的应用。善用非药物疗法，强调中医外治法的综合运用。

（三）刘朝霞

刘朝霞（刘红霞工作室负责人）

刘朝霞，女，1978年3月出生，主任医师，硕士研究生导师，第五批全国老中医药专家学术经验继承工作指导老师刘红霞教授学术经验继承人。现任全国首届岐黄学者刘红霞教授工作室负责人，全国名老中医药专家刘红霞传承工作室负责人。从事中医皮肤科医、教、研工作近20年，发表论文20余篇，主编著作1部，参编著作3部，主持新疆维吾尔自治区自然科学基金1项，参与多项国家级、自治区级课题。兼任中国中医药研究促进会皮肤与美容分会常务委员，中华中医药学会皮肤科分会第五届委员会委员，中国中西医结合学会第八届皮肤性病专业委员会青年委员，中华中医药学会专科专病合作发展平台委员，新疆中医药学会中医外治法专业委员会常务委员。

1. 守正创新，内外结合

在继承岐黄学者刘红霞教授学术思想基础上，对于皮肤科顽疾，如银屑病、特应性皮炎、结节性痒疹等，延续了刘红霞教授皮肤病内外同治、内病外治、同病异治、异病同治综合治疗的学术观点及诊疗思路，总结了刘红霞教授治疗常见皮肤病的中医综合方案，如用药－针－罐组合开门祛邪治疗痤疮、带状疱疹；用药－浴－针组合除湿解毒治疗湿疹、结节性痒疹；用药－针－罐组合温通化瘀治疗白癜风、黄褐斑；用药－浴－罐－养组合防治银屑病。

2. 教学相长，医、教、研协同推广

在刘红霞教授的引领下，确定临床与科研相结合的发展方向，围绕新疆地区高发疑难性皮肤病，如银屑病、特应性皮炎、聚合性痤疮、带状疱疹、白癜风等开展了大量的临床及科研工作，在此基础上形成常见皮肤病的中医综合方案。这些治疗方案疗效好、疗程短、复发率低，赢得了同行及患者的认可、赞誉，并作为中医适宜技术连续11年在全疆推广。

（四）丰靓

丰靓（第六批师承弟子）

丰靓，女，1979年12月出生，硕士研究生，主任医师，第六批全国老中医药专家学术经验继承工作指导老师刘红霞教授学术经验继承人。兼任老年医学学会老年病学分会皮肤病与皮肤衰老防治专业委员会委员，新疆中西医结合学会皮肤病与性病专业委员会委员，新疆医学会皮肤科分会实验学组委员。

临床擅长用中医综合治疗银屑病、痤疮、湿疹、荨麻疹、白癜风等皮肤病，中西医结合治疗红斑狼疮、皮肌炎、硬皮病、干燥综合征等结缔组织病。

（五）李斌

李斌，男，1983 年 3 月出生，副主任医师，第七批全国老中医药专家学术经验继承工作指导老师刘红霞教授学术经验继承人。
兼任中华医学会皮肤性病学分会第十五届委员会儿童皮肤病学组委员，中华中医药学会皮肤科分会第四届委员会青年委员，中国医师协会皮肤科医师分会第五届委员会儿童皮肤病专业委员会（学组）
委员，中国中药协会第一届儿童健康与药物研究专业委员会委员，中国康复医学会第一届皮肤病康复专业委员会儿童皮肤病康复学组委员，新疆中西医结合学会皮肤性病专业委员会常委，新疆医学会第八届皮肤性病专业委员会青年委员及疑难病学组委员。主要研究方向是总结刘红霞教授诊治皮肤病的学术经验，用中医药诊治特应性皮炎的理论及基础研究。

李斌（第七批师承弟子）

三、传承过程中的著名医家（团队）

天山刘氏皮科流派在天山南北均有流传与推广，源于新疆地广人稀，交通不便，医疗资源相对匮乏的特点和皮肤病中医外治法的独特性，为了更好、更快地进行推广，让基层的医生和患者受益更为便捷和普及，刘红霞教授采用了团队打包组合、循环进修、下乡帮扶、继续教育的方式进行基层人员培养、团队建设，将流派的学术经验及方法进行传承与推广。比如成立刘红霞名医工作室分站，科室学术带头人一般为学术思想传承弟子，定期短期跟诊学习，导师从理论及实践层面进行教授及指导；弟子们回到临床工作中，遇到临床疑难问题，刘红霞教授及其团队成员亲自赶赴南北东疆各地，就临床面临的实际问题，亲自进行面授及指导，以期面对现有问题，解决实际困难；刘教授团队每一年的继续教育学习班均及时推陈出新，结合流派最新研究经验及临床成果，进行面对面的分享，不断提升团队的整体诊治水平；基层工作室分站所带领的医护团队，按梯队进行医护组合，循环进入刘红霞教授工作站进行系统性培训和考核，医护共同学习，相互配合，提升团队整体素质。刘红霞教授的学术思想及临床经验的传承与推广主要是以在天山南北建立刘红霞工作室分站的形式进行的。因此，在天山南北形成了众多的刘红霞教授学术思想的建设团队，以期让流派传承更快，辐射范围更广，受益人数更多。

天山刘氏皮科流派在新疆的传承发展过程中，也受到了民族医药治疗皮肤病方法的影响，例如结合学习新疆阿尔泰山脉野生植物，哈萨克医常用植物药材，传承民族医药对皮肤病的治疗方法；开发民族特色治疗方法，传承民族兽皮浴等传统有效的皮肤病治疗方法，中医、民族医两者常常兼容并蓄，取其精华，去其糟粕。帮助其在发展过程中，使工作室分站的皮肤病治疗的经验尽可能地得到验证，并进行临床研究，鼓励其推广与应用。

（一）克拉玛依市人民医院（北疆）传承工作站

克拉玛依市人民医院（中西医结合医院）皮肤风湿免疫科成立于 19 世纪 80 年代中期，1999 年建立单独的病区，实际开放床位 30 张。2005 年开展风湿免疫病诊疗，是新疆地州级医院建科最早、发展最快，有一定规模的专门诊治皮肤风湿免疫病的特色科室。2018 年 10 月刘红霞全国名老中医药专家传承工作室克拉玛依站在该科挂牌，2019 年成立银屑病专病研究室，2020 年获批新疆维吾尔自治区重点学科，目前已成为以中西医结合为基础，中医外治为特色的本地区最大的中西医结合皮肤病专科，是集临床、科研、教学、预防、保健于一体的省级中医临床重点专科，并承担新疆第二医学院的本科生教学工作。

1. 学术带头人

丁玲加提，新疆克拉玛依市人民医院皮肤风湿免疫科主任，主任医师，全国首届岐黄学者、全国名老中医专家刘红霞教授传承弟子，刘红霞名医工作室成员，中华医学会新疆中西医结合学会风湿病专业委员会常委，新疆中西医结合学会皮肤性病专业委员会副主任委员，新疆中医药学会第一届风湿病专业委员会副主任委员，新

丁玲加提
（基层师承弟子）

疆中医药学会第二届风湿病专业委员会常委，中华医学会皮肤科学会新疆皮肤科分会第五、六、七、八届委员，新疆中医药学会中医外治法专业委员会委员，克拉玛依市中医药学会理事，克拉依市医学会医疗事故技术鉴定专家库成员。从事皮肤风湿免疫科的临床医疗工作 39 年，擅长中西医结合治疗及辨识各种面部皮炎（激素依赖性皮炎、脂溢性皮炎、酒渣鼻、痤疮）、常见皮肤病、风湿病等。擅长各种顽固性皮肤病（湿疹皮炎、银屑病等）、皮肤肿瘤疾病的中西医结合辨证治疗以及系统性红斑狼疮、强直性脊柱炎、类风湿关节炎、干燥综合征等多种风湿性疾病的中西医结合诊治。

2. 与刘红霞教授团队的渊源

2012 年以前科室医生均为西医医师，并未开展中医治疗，丁玲加提主任外出学习交流后，尝试在科室开展中药药浴治疗，并观察其临床治疗效果。丁主任邀请刘红霞教授为科室提供了 3 个药浴的协定方，分别具有清热除湿、养血润肤、软坚散结等不同作用，可用于多种皮肤病的治疗，临床疗效良好。在使

用初期也出现过各种问题，如有些面部皮炎患者使用中药溻渍治疗后颜面肿胀加重，经过与刘红霞教授的询问及沟通，发现问题所在，如外用溻渍的药液温度不能过高、溻渍时的溻渍垫与皮损部位贴合不紧密等操作不熟练的问题。为了熟练掌握中医外治操作方法及使用适应证、禁忌证，科室自2016年至今先后派了6名护士到新疆医科大学附属中医医院皮肤科进修学习，主要学习各种中医外治法。2022年至今，先后将科室5名医生轮流派往新疆医科大学附属中医医院皮肤科进行临床及理论学习。通过进修医护人员返院后的培训，科室逐渐开展了中药药浴、中药溻渍、拔罐、走罐、火疗、火针、放血、中药淋洗、穴位贴敷等10余种中医外治方法，大大提高了临床疗效。

伴随着医院的发展，2017年6月3日克拉玛依市中医医院挂牌成立，医院与新疆医科大学附属中医医院等多家医院签订了对口帮扶协议。此后，刘红霞教授坚持每月一次到该科坐诊、查房，与科室员工交流中医学习中、工作中遇到的问题，指导大家如何更好地学习中医。同时，医院为了提高中医诊疗水平，开设了"西学中"培训班，参与此次西学中培训的医生均取得中医执业资格。2018年10月，刘红霞全国名老中医药专家传承工作室克拉玛依站在该科挂牌，科主任丁玲加提和医师薛莲有幸拜刘红霞教授为师，通过师带徒的学习，更好地为北疆地区培养了中医皮肤科诊疗专业人才。通过几年的跟师学习，能够更及时解决临床中遇到的问题，中医水平有了显著提高。目前，科室对皮肤病的中西医结合治疗水平居克拉玛依市前列，周边塔城、奎屯、禾丰等地不少北疆患者慕名前来就诊。

（二）伊犁州察布查尔县中医医院（北疆）传承工作站

伊犁州察布查尔县中医医院皮肤科于2013年5月成立，是该县成立最早的中医皮肤专科，建科之初无独立的皮肤科病房，当时在内科病区设置开放床位3张。2019年5月开始张金凤医师兼皮肤科主任，皮肤科和治未病科病房共6张病床，2018年全年收治皮肤病患者87人。为积极响应国家《中共中央 国务院关于打赢脱贫攻坚战的决定》《关于实施健康扶贫工程的指导意见》，2019年7月，新疆医科大学附属中医医院皮肤科选派李鹏英主治医师至察布查尔县中医医院皮肤科任职皮肤科主任，进行医疗扶贫对口支援工作1年。

察县皮肤病以常见病为主，其中湿疹、银屑病、荨麻疹、丘疹性荨麻疹、疥疮、粉刺、带状疱疹等为常见病，而且察布查尔县为国家级贫困县，医疗设备有限，也正是这个背景给了中医药治疗皮肤病的合适契机。

1. 学科带头人

学科带头人：张金凤，女，40岁，察布查尔县中医医院皮肤科主任，主治医师，从事临床工作15年。2022年成为刘红霞教授师承徒弟，擅长湿疹、荨麻疹、带状疱疹、痤疮、银屑病、疔疮等皮肤科常见疾病的诊断及治疗。

2. 与刘红霞教授团队的渊源

察布查尔县中医医院皮肤科致力于中医中药治疗皮肤病的临床研究，李永生医师在2012年3月参加新疆维吾尔自治区骨干医师培训班，在被分配到新疆维吾尔自治区中医医院心内科进修学习期间，听到刘红霞主任的"皮肤病的中医外治疗法"讲课，被内容深深地吸引。当时考虑察县中医皮肤科还是空白，他就下定决心要学好皮肤病的中医治疗，造福察县皮肤病患者。于是他向新疆维吾尔自治区中医医院医务科提出申请，调配到皮肤科学习。在学习期间跟随住院部刘朝霞医师查房、书写病历，一切从最基本学起，跟刘红霞教授上门诊、查房，听刘教授详细讲解每位患者的病因、病机分析，从中医四诊辨证分析到中医内、外法治疗，深得刘红霞教授的教诲。看到刘红霞教授对待每一位患者，都是用暖心的话语和认真的态度，使其深深地体会到什么是"医者仁心"，内心对刘主任产生由衷的敬仰。此外，科室里的各位老师也给他传授了许多皮肤病治疗的丰富经验。这段学习经历让李永生医生终生难忘。他之后也是这样带领团队的，李医生生病后，张金凤医生接任第二任主任。张金凤排除各种困难，自学皮肤病知识，上网查资料，参加继续教育培训班，学习刘红霞教授的课程，通过自己的努力，带领察布查尔县中医医院皮肤科一直向前发展。

2019年7月新疆维吾尔自治区中医医院脱贫攻坚医疗组对口支援察县，其中成员之一就是皮肤科李鹏英主治医师，李鹏英也是刘红霞教授团队成员。李鹏英被任命为察布查尔县中医医院皮肤科主任后，带领医护人员从中医基础理论开始，学习专业理论知识，建立皮肤科门诊治疗室，改善患者就医环境，带头去各乡镇卫生院义诊，组织医生下基层进行皮肤病知识的防治讲座等。使皮肤科人员的精神面貌焕然一新，科室医护凝心聚力，使越来越多的患者前来求医问药，病床数发展至20张，门诊量大幅度增加。

（三）焉耆县人民医院（南疆）传承工作站

焉耆县人民医院中医皮肤科成立于2009年2月，科室目前拥有医护人员21人，其中主任医师1名，副主任医师1名，主治医师2人，住院医师8名，护理人员9人，编制床位35张。

作为刘红霞全国名老中医药专家传承工作室焉耆站、新疆维吾尔自治区中医医院皮肤科技术协作科室、新疆地区银屑病中西医诊治联盟成员单位、新疆皮肤性病学专科联盟成员单位，科室以突出中医中药优势、继承传统医学疗法、引进西医学先进诊疗技术为特色，走出了一条中西医结合的道路，现已发展为具有明显中医特色的专科。

科室临证注重整体观念，坚持辨证论治为本、辨病与辨证相结合，以传统中医药为特色，进行多途径、多环节、多靶点的整体调节，以痤疮、银屑病、带状疱疹、湿疹、黄褐斑、特异性皮炎等疾病为主要优势病种，并在治疗变态反应性皮肤病、血管炎类皮肤病、结缔组织病方面积累了丰富的经验。临床诊疗中，突出"中药内服＋中医外治"的学术特色，疗效独特、作用迅速、历史悠久。根据疾病不同的发展过程，辨证施治，选择不同的治疗方法，目前可开展火针、毫针、拔罐、中药封包、穴位埋线、中药熏洗、中药渍渍、耳穴压豆、中药面膜、梅花针扣刺、刺络放血等20多项具有中医特色的外治技术。结合西医学，中西并重，引进强脉冲光治疗仪、红蓝光治疗仪、CO_2激光射频仪、308准分子光治疗仪、全身紫外线光疗仪、皮肤镜、伍德灯等现代医疗设备，积极开展色素痣、纤维瘤、皮脂腺囊肿等皮肤科常见肿物切除术。

科室在传统诊治的基础上，不断创新与发展，将传统中医与现代技术不断融合，传承创新，优势互补，内外兼治，为患者的皮肤健康保驾护航。

1. 科室带头人

代剑峰，毕业于河北医科大学中医学院，本科学历，中共党员，现任焉耆县人民医院党委委员、中医皮肤科主任，首届岐黄学者、全国名老中医药专家刘红霞教授学术思想传承弟子。擅长皮肤科常见病、多发病的诊治工作，立足临床，立志继承和发扬刘红霞名老中医学术思想，摸索出了一套运用中医特色疗法在治疗银屑

代剑峰
（基层师承弟子）

病、痤疮、湿疹、皮炎、带状疱疹、急性荨麻疹、慢性荨麻疹、黄褐斑等常见皮肤病等方面活学活用、行之有效的师承模式。同时，兼任中华中医药学会皮肤科分会第五届委员会委员、中国民族医药学会皮肤科分会理事、新疆中西医结合学会皮肤科专业委员会常务委员、新疆中医药学会中医外治法专业委员会常委。

2. 与刘红霞教授团队的渊源

2008年，医院院长余雪燕来到新疆维吾尔自治区中医医院参观考察，无意中发现该院一楼大厅挂号处等待着挂刘红霞主任门诊的患者已排起了长队，这一现象引起了余雪燕院长的注意，更让她震惊的是，经了解，新疆维吾尔自治区中医医院皮肤科每日门诊患者可达300～400人，而且患者来源广泛，不仅

有全疆各地的患者，还有其他省份，甚至还有来自国外的患者，这让她看到了中医治疗皮肤病的优势和疗效。在与新疆维吾尔自治区中医医院领导沟通交流中，当即提出"焉耆县人民医院没有皮肤科，患者只能辗转奔波到几十公里，甚至几百公里远的大医院就诊，我们需要刘红霞主任给我们帮扶"，面对基层医院的现实、面对广大患者的需求，刘红霞主任没有拒绝，毅然答应了这个要求。2009 年 2 月，焉耆县人民医院成立了中医皮肤科，填补了医院在皮肤病中医诊疗方面的空白。

创建之初，在焉耆县人民医院领导的支持和帮助下，中医皮肤科成立了独立门诊，并设置 6 张住院床位。科室在开始时发展比较缓慢，治疗手段单一，并且以门诊患者为主，但皮肤病临床需求却不少，面对这一境况，焉耆县人民医院领导再次赴新疆维吾尔自治区中医医院，与该院领导沟通、请求、协商，成功邀请到了刘红霞主任每月到焉耆县人民医院坐诊、指导。并于 2009 年 3 月 4 日与新疆维吾尔自治区中医医院签订了"'十一五'国家中医药管理局银屑病重点专病建设项目合作协议"，获得了新疆维吾尔自治区中医医院皮肤科刘红霞教授团队的对口帮扶。自 2009 年以来，焉耆县人民医院领导对中医皮肤科的发展给予了足够重视，从人才引进、设备购入、科室建设等各方面投入了大量的财力，并在医院的"'十二五'发展规划"中将中医皮肤科作为特色科室发展。其间，院长多次亲率分管院长及相关职能部门到中医皮肤科现场办公，了解中医皮肤科创建情况，对科室发展过程中遇到的问题，共同研究解决方案，并落实到位。在此期间，科室也得到了刘红霞教授及其团队的大力支持，对科室的发展起到了决定性的作用，使科室在发展过程中事半功倍。科室安排所有医护人员到新疆维吾尔自治区中医医院皮肤科进行轮训，在刘红霞教授的影响下，使焉耆县人民医院中医皮肤科从无到有，并成为南疆巴州地区县级医院中率先开展以中医为主治疗皮肤病的特色科室。

（四）喀什地区维吾尔医医院（南疆）传承工作站

喀什地区维吾尔医医院皮肤科是 1955 年建院初期就成立的专门科室。诊治各类皮肤病和皮肤顽症是维吾尔医学的传统优势。该院皮肤科是国家中医药管理局"十一五""十二五"重点专科、丝绸之路经济带维吾尔医国际医疗服务区、干部人才援疆统筹项目刘红霞专家工作室建设单位、中国湿疹皮炎皮肤过敏研究基地、新疆地区银屑病中西医诊治联盟成员单位、自治区皮肤病临床重点专科。2022 年，科室在刘红霞主任的帮扶下大力发展用中医外治法治疗皮肤病，建立了刘红霞名医专家工作室，并荣获 2022 年自治区级名老中医药专家传承工作室建设单位、2024年自治区中医优势专科皮肤科建设项目单位、国家中医优势专科建设单位。

该院皮肤科承担的科研项目有新疆维吾尔自治区中医药管理局中医民族医药青年科技人才专项1项，民族医药文献整理和适宜技术筛选推广项目1项，自治区重点研发计划项目1项，"一带一路"国际医疗服务中心中医民族医临床服务标准与规范研究项目1项，地区应用技术研究与开发计划项目6项。刘红霞名医专家工作室建设以来，举办国家级中医药继续教育项目4项，自治区级中医药继续教育项目3项。

1. 学科带头人

学科带头人阿依努尔·阿部都热依木，从事临床工作近40年，主任医师，喀什地区维吾尔医医院皮肤诊疗中心主任，国家中医药管理局第四批全国老中医药专家学术经验继承人，2011年全国名老中医药专家传承工作室成员，国家中医药管理局第七批全国老中医药专家学术经验继承工作指导老师，2022年自治区级名老中医专家传承工作室指导老师，原卫生部维吾尔医皮肤病重点专科学科带头人，新疆维吾尔自治区第十一批有突出贡献优秀专家，新疆维吾尔自治区卫生健康委健康科普专家，新疆维吾尔自治区中医优势专科皮肤科建设项目负责人，国家中医优势专科建设项目负责人。

兼任中国民族医药学会皮肤科分会第二届常委理事，新疆中西医结合学会第一届皮肤性病专业委员会常务委员，新疆医学会第八届皮肤性病学专业委员会委员，干部人才援疆统筹项目"刘红霞专家工作室建设项目"成员，主持或参与新疆维吾尔自治区重点研发计划项目4项、新疆维吾尔自治区科研项目2项、地区科技计划项目10项，举办国家级中医药继续教育项目6项、自治区级中医药继续教育项目5项。发表论文35篇，带教培养传统维吾尔医方向学生146人。

2. 与刘红霞教授团队的渊源

以加强维吾尔医药医疗质量内涵建设，进一步提高民族医药管理水平，加强各级人才队伍建设，着力打造一支政治坚定、业务精通的维吾尔医医疗诊治技术骨干，大力规范推广民族医外治法为目的，经喀什地区维吾尔医医院党委研究，医院邀请首届岐黄学者、名老专家刘红霞教授，建立了"刘红霞名医专家工作室"。根据"刘红霞名医专家工作室"工作程序采取"引进来，走出去"的模式，培养高端复合型人才，开展专业技术人员培养和交流项目，按专业方向进修学习。将喀什地区维吾尔医医院学科团队的优秀青年再米拉·热合曼、塔吉古丽·麦麦提等送至新疆维吾尔自治区中医医院皮肤科进行短期培训。两位学员在 2022 年 8 月至 2022 年 12 月在新疆维吾尔自治区中医医院皮肤科进修，2023 年 6 月至 2023 年 9 月又安排 2 名护士去新疆维吾尔自治区中医医院皮肤科进修。进修人员在进修期间跟随刘红霞主任查房、书写病历等，一切从最基础学起。每次跟刘红霞主任上门诊、查房、听刘主任详细讲解每位患者的病因病机，看刘主任对待每一位患者，都是用暖心的话语和认真的态度，深深地体会到了"医者仁心"，内心产生了由衷的敬仰之情，并收获了丰富的皮肤病诊疗经验。通过进修人员之后的培训，科室逐渐开展了多种中医外治方法，均在临床中取得较好的疗效。此外，刘红霞教授还坚持每月一次通过线上或线下的形式，在该科坐诊、查房或讨论疑难病例。

通过师带徒学习，更好地为南疆地区培养了中医皮肤专业人才。通过跟师学习，该院皮肤科团队的中医水平有了显著提高，目前科室在皮肤病的中西医结合治疗水平居喀什前列。

（五）和田市人民医院（南疆）传承工作站

和田市人民医院皮肤科门诊成立于 2020 年 1 月，皮肤科仅有 2 名医生，2 名护士，医疗力量薄弱，为积极响应《中共中央 国务院关于打赢脱贫攻坚战的决定》《关于实施健康扶贫工程的指导意见》，新疆医科大学附属中医医院皮肤科选派李斌主治医师至和田市人民医院皮肤科任职皮肤科主任，进行医疗扶贫对口支援工作。

和田市皮肤病以常见病和多发病为主，如白癜风、银屑病、荨麻疹、过敏性紫癜、疥疮、粉刺、湿疹、带状疱疹、类天疱疮等，由于地理环境和饮食结构的影响，皮肤病发病率高，给基层医生带来了重大挑战。而且和田市位于南疆，医疗水平较为落后，亟须提高与发展皮肤科。

1. 科室带头人

在李斌主治医师的带领下，培养了科室带头人热衣拉·买买提明，先后完善了普通诊室、中医综合治疗室，成立了"刘红霞名医工作室"，病房核定床位 24 张，实际开放床位 30 张。每年门诊诊治患者年均达到 7000 人次以上，住院收治年均 1200 人次以上，其中中医特色治疗项目占 95% 以上。科室现有医生 6 人，护士 8 人，其中副主任医师 1 名、主治医师 1 名、住院医师 4 名。

2. 与刘红霞教授团队的渊源

和田市人民医院属于新疆医科大学附属中医医院帮扶建设单位，皮肤科坚持应用中医中药治疗皮肤病，科室医生努尔麦麦提医师在 2021 年 3 月，到新疆医科大学附属中医医院皮肤科进修学习，在进修期间看到岐黄学者刘红霞教授团队致力于皮肤病的中医药临床应用与研究，尤其是中医外治法极具特色，且疗效卓著，对中医中药治疗皮肤病产生了浓厚的兴趣与坚定的信心。努尔麦麦提医师深受刘红霞教授的影响，对刘红霞教授严谨的治学态度由衷敬佩。科室里的其他老师也给他传授了许多皮肤病治疗的经验，这段学习经历让努尔麦麦提医生终生难忘。此后，新疆维吾尔自治区中医医院皮肤科将其科室骨干人才李斌医师派往和田市人民医院皮肤科进行业务帮扶，进一步将刘红霞教授的临床经验与学术思想在基层进行了推广应用。

（六）阿克苏地区第一人民医院（南疆）传承工作站

阿克苏地区第一人民医院皮肤科成立于1960年，经过多代人的努力，现已发展成为传统医学和西医学相结合，集医、教、研于一体的综合性科室，目前是阿克苏地区重点专科，2022年成立"刘红霞名医工作室"。科室擅长中西医结合治疗各种皮肤病，在诊治银屑病、特异性皮炎、真菌性皮肤病、重症多形性红斑、大疱性疾病、重症药疹等疑难皮肤病方面有独特的见解，目前收治银屑病、重症多形性红斑、天疱疮、大疱性天疱疮、重症药疹、红斑狼疮、大疱性表皮松解症型药疹、剥脱性皮炎型药疹、硬皮病、蕈样肉芽肿等疑难皮肤病，可熟练开展皮肤病理检查，常规开展慢性皮肤病的生物制剂治疗。

1. 学科带头人

顾煜，医学硕士，主任医师，现任中华中医药学会皮肤病分会第五届委员会委员，中国中医药信息学会中西医结合皮肤病分会第九届委员会青年委员，新疆中西医结合学会皮肤性病专业委员会委员，新疆医学会身心医学专业委员会青年委员，新疆皮肤病诊疗质控中心委员，阿克苏地区第一人民医院皮肤科主任。师承国家级名老中医刘红霞教授，从事中西医结合治疗皮肤病临床工作及科研工作15年。2013年至杭州市第三医院、2021年至浙江省人民医院皮肤科进修学习。主要研究中西医结合治疗常见皮肤病及疑难皮肤病，参加地区级、院级科研项目、主持参加课题2项，在国家级及省级期刊发表文章10余篇，参编专著1部。擅长中西医结合治疗难治性皮肤病，尤其对银屑病、白癜风、重症多形性红斑、天疱疮、大疱性天疱疮、大疱性表皮松解症型药疹、剥脱性皮炎型药疹、硬皮病、蕈样肉芽肿等皮肤病诊疗有丰富的临床经验。

2. 与刘红霞教授团队的渊源

阿克苏地区第一人民医院皮肤科顾煜主任作为刘红霞教授的研究生，毕业后始终秉承刘教授传承中医、将先进技术带到基层的初心，在科室开展中医治疗，如穴位埋线、放血疗法、火针及带状疱疹针灸治疗等治疗项目，在治疗慢性荨麻疹、湿疹、瘙痒症、银屑病、带状疱疹等疾病方面取得了非常好的疗效，尤其是运用火针治疗白癜风收获了可喜成绩，得到了患者的认可。2020年，刘红霞教授进行"基层带状疱疹中医综合诊疗方案培训"时，来到阿克苏地区。经过刘红霞教授团队1年多的培训，点对点的支持，阿克苏地区的皮肤病诊治水平得到显著提高。为推动全国名老中医专家学术思想和临床经验的传承及创新，促进基层中医药特色优势发展，提高基层皮肤科专业技术人员素质，刘红霞教授于2022年7月在阿克苏地区第一人民医院设立"刘红霞全国名老中医药专家传承工作室"，并在该科收顾煜及韩霞医师为徒，在线上及线下为徒弟传授皮肤病诊疗经验。同时，刘红霞教授每年都不辞辛苦亲至该科进行教学查房和疑难病例讨论，辅助该科室举办继续教育学习班，并举行义诊活动，受到大批患者的喜爱。

（七）阿勒泰地区中医医院传承工作站

阿勒泰地区中医医院（阿勒泰地区哈萨克医医院）皮肤科成立于1988年10月，2016被评为自治区级重点专科，并加入新疆地区银屑病中西医诊治联盟医院及新疆皮肤性病学专科联盟医院，与哈巴河县哈萨克医医院为医联体医院。该院注重挖掘传统医学理论精髓，开发、发展特色治疗技术。2023年，建立岐黄学者刘红霞名老中医药专家工作室，2023年成为阿勒泰地区皮肤与性病质量控制中心，2024年与新疆维吾尔自治区人民医院结为联盟医院。

阿勒泰地区中医医院皮肤科在对皮肤病的诊疗，以中医民族医结合西医治疗为原则、哈萨克医理论基础为指导，重视选用当地野生天然药材，进行科学论证和筛选，开展药浴、熏蒸、走罐、火疗、火针、穴位埋线、穴位埋针、穴位贴敷、湿敷、刮痧、热敏灸、针刺、皮损处放血、耳尖放血、贴敷治疗等特色治疗技术，同时开展光子嫩肤（M22）、308准分子激光、二氧化碳点阵激光、调Q激光、超短波、紫外线光、红蓝黄光、冷冻、电烧、中频电疗等外治法。具有治疗手段鲜明，诊疗方法多样、简易，疗效高、价格低的优势，前来就诊的皮肤病患者占全院门诊患者首位，为医院的哈医药特色治疗起到了示范作用。

科室目前围绕寻常性银屑病、湿疹、带状疱疹等优势病种建立诊疗方案，进行特色治疗，取得了良好的疗效，并对阿勒泰地区常见、多发皮肤病，如湿疹、特应性皮炎、荨麻疹、玫瑰糠疹、瘙痒症、过敏性紫癜、多形红斑、白癜风、头癣、疥疮、酒渣鼻、痤疮、斑秃、寻常疣，以及梅毒、淋病、尖锐湿疣等性传播病疾病的诊断与治疗有丰富的临床经验和独到的见解，临床疗效显著，为众多患者解除了病痛。该院院内制剂达10余种，协定处方近50种，还有近20种自制药膏、酊剂，如马油膏、金银花斯拉玛、当归斯拉玛、苦参酊剂等。开展真菌荧光检测、伍德灯检查、过敏原检测、真菌检测、淋病、梅毒等皮肤常规检查项目。有新疆地产中药民族药新药研发、新疆少数民族科技人才特殊培养计划科研、国家中医药管理局审批的重点科室服务能力建设、哈萨克医优势病种诊疗方案指南等多个科研项目。

1. 学科带头人

木尼热阿·卡马里，女，哈萨克族，主治医师，毕业于乌鲁木齐职业大学，曾任新疆阿勒泰地区哈萨克医医院皮肤科主任、学科带头人、地方名医，兼任新疆医学会皮肤性病学专业委员会成员、世界中医药学会联合会哈萨克医药专业委员会第一届理事会理事、中国民族医药学会皮肤科分会理事、新疆中西医结合学会第一届皮肤性病专业委员会委员、中国民族医药学会民族医药标准研究推广基地工作委员会委员、中国民族医药学会外治疗法分会理事、阿勒泰地区专家库成员、临床实践教学皮肤科组负责人。

从事皮肤科临床、教学、科研工作30多年，积累了丰富的临床工作经验，突出中医、民族医治疗特色，擅长运用中医、民族医、西医相结合的方法治疗各种皮肤病、性病，如湿疹皮炎类皮肤病、红斑鳞屑性皮肤病、血管性皮肤病、细菌性皮肤病、遗传性皮肤病、代谢障碍性皮肤病、结缔组织病、免疫相关性皮肤病及性传播疾病等。

木尼热阿·卡马里从事皮肤科临床诊疗实践、临床科研和理论研究多年，在皮肤科病的诊断及治疗方面具有扎实的理论功底和丰富的临床经验，对各类皮肤科疾病总结并形成了较为完整的理论体系和中医、民族医诊疗规范，开发多项药物及特色治疗，且在临床使用多年疗效显著。目前，正在参与国家中医药管理局审批的"重点科室服务能力建设""哈萨克医优势病种诊疗方案指南""哈萨克医名词术语、诊疗方案标准化"等项目。已编写完成哈萨克文《哈肤铁克斯尔哈特纳玛（皮肤与性病学）》，供中等专业学校学生应用。在地方医药杂志发表专业论文数十篇，在国家级、省级医学期刊发表专业论文6篇。

参与的"哈萨克医病症分类与代码""哈萨克医临床诊疗术语"标准制订项目获2021年中国民族医药协会科学技术进步奖二等奖、"哈萨克医药名词术语汉哈对照标准"获2021年中国民族医药协会科学技术进步奖一等奖、"哈萨克医切尔蔻恩（秦艽）加普斯尔玛（贴敷）治疗带状疱疹神经痛临床推广与应用"2023年中国民族医药协会科学技术进步奖二等奖。

2. 与刘红霞教授团队的渊源

2015年以来，阿勒泰地区中医医院领导支持下，该院皮肤科人员积极参加由新疆维吾尔自治区中医医院皮肤科组织举办的全国、自治区级各种学术会议、活动，并担任相关医学会理事、委员等职务。2017年12月8日至2018年3月8日科室派出2名护士前往新疆维吾尔自治区中医医院皮肤科进修学习，主要学习中医火针、中医皮肤护理、皮肤理疗、耳尖放血、走罐、火疗、热敏灸等特色治疗。返回后，在科室积极开展相关治疗项目，在治疗痤疮、湿疹、银屑病、带状疱疹等疾病方面取得了良好的疗效，尤其是运用火针、刺络放血等治疗化脓性痤疮效果显著。2018年9月2日至2019年3月1日科室派1名医生前往新疆维吾尔自治区中医医院皮肤科进修学习，主要学习中医穴位埋针、穴位埋线、放血疗法、火针及带状疱疹针灸治疗等。返回后在科室积极开展相关治疗项目，在治疗慢性荨麻疹、湿疹、瘙痒症、银屑病、带状疱疹等疾病方面取得了非常好的疗效，尤其是运用火针治疗白癜风的成绩喜人，得到患者及医院领导的认可。2019年11月21日刘红霞教授团队到阿勒泰地区中医医院进行"带状疱疹中医治疗自治区适宜技术推广"，并对该科室进行调研指导工作。2023年建立了岐黄学者刘红霞全国名老中医药专家工作室。

（八）伊犁哈萨克自治州中医医院（北疆）传承工作站

伊犁哈萨克自治州中医医院皮肤科成立于2011年10月，秉承"大医精诚，仁术厚德"的院训，以患者为中心的服务理念，传承祖国传统医学对皮肤病的辨病辨证论治，通过中药内服、外用治疗皮肤病，充分发挥中医特色及优势治疗皮肤病，同时结合西医学的先进医疗设备对疾病进行诊治，全面开展皮肤科临床、教学、科研以及皮肤医疗美容工作，诊断和治疗手段齐全，达到地区先进水平。目前，承担伊犁地区大部分疑难重症皮肤患者的救治工作，为伊犁皮肤病患者提供了优质的专科医疗服务。并应用科室医疗美容中心的激光、光子平台、水光注射、化学换肤、微整形等医疗服务为求美者解除烦恼，重新带来皮肤的健康美丽。

该院皮肤科重点开展具有临床应用价值的转化医学研究，如银屑病，白癜风、病理性瘢痕、皮肤老化问题等。自建科以来，成绩卓著，科室人员积极参与全国学术会议，与同行进行交流与合作，推动了传统皮肤医学逐渐向皮肤病治疗、单病种健康管理与皮肤美容、皮肤科研与实践、皮肤分级诊疗的立体皮肤医学模式的转换。

可在门诊进行真菌免疫荧光检查、伍德灯检查、过敏原定量检测、免疫学检验等皮肤专科检查，为诊断和疗效判定提供依据。特别设立银屑病、白癜风、特应性皮炎、瘢痕等单病种预约门诊，方便患者随访与关联，创建多中心、多治疗方法，建立单病种随访及健康管理：针对多种慢性病进行单病种健康管理，结合临床、科研、科普等多种手段对患者进行闭合式管理，坚持专业医师负责制，大幅度地提高了患者生存质量、依从性和满意度。

伊犁哈萨克自治州中医医院皮肤科是目前除自治区级医院皮肤科外，地州级医院皮肤科内最大的皮肤美容专科，同时还是岐黄学者刘红霞工作室成员单位、自治区级中医皮肤病重点专科、全国银屑病医联体成员单位、全国皮炎湿疹规范化诊疗基地、中国2型炎症皮肤临床研究与均质化诊疗联盟单位、自治区化妆品不良反应监测点单位，以及新疆皮肤专业、中医皮肤、中医外治医联体成员单位。

协助完成自治区级科研课题2项，伊犁州级课题1项。目前在研院内科研课题1项。科室内现有22名医护人员，其中主任医师1名、副主任医师2名、主治医师5名、住院医师2名，分别来自新疆医科大学、北京中医药大学、青海大学、湖北中医药大学等知名医学院校，多名医师多次赴内地医院进修学习。

1. 学科带头人

马壮年，副主任医师，皮肤科主任，2010年毕业于新疆医科大学，硕士学位。从事皮肤科医、教、研工作14年，在研期间系统学习性病皮肤病专业，研究方向是中西医结合治疗皮肤病，擅长银屑病、特应性皮炎、白癜风等疑难皮肤病的诊断治疗。2018年5月2日至2019年5月31日于中国医学科学院整形外科医院进修整形美容外科。

马壮年
（基层师承弟子）

兼任新疆中医药学会中医外治法专业委员会副主任委员，新疆中西医结合学会皮肤性病专业委员会常委，中国中西医结合学会皮肤性病专业委员会青年委员。发表学术论文10篇，协助完成自治区级科研课题2项，主持伊犁州级课题2项，目前在研院内科研课题1项。

2. 与刘红霞教授团队的渊源

马壮年主任师承首届岐黄学者刘红霞主任，继承导师刘红霞主任"补益脾肾""内外兼治"的学术观点，进一步完善皮肤病常见病内、外治系列协定方，配合针刺、放血、拔罐等外治法治疗皮肤病及其他难治性皮肤病，开展了中药药浴、湿敷、穴位封闭等疗法治疗各种皮肤病，结合伊犁地区特殊地域、饮食、民族性，围绕辨证论治这一中医学的核心思想，借鉴循证医学的原则和方法，结合中医药的特点开展临床研究。以方测证进行传统经典方剂与经验方剂、民族医药相结合的研究，借鉴循证医学的原则和方法，结合中医药的特点开展临床研究。根据前期研究基础，筛选中医内治的有效方剂及中医特色疗法，进行规范化临床辨证分型，形成规范化操作规程以供推广使用。皮肤科住院患者100%采取中医治疗方法，广泛开展包括中药熏洗治疗、中药涂擦治疗、中药贴敷治疗、放血治疗、拔罐治疗、针灸治疗等，充分体现了治疗皮肤病的中医特色。

2023年5月在该科室成立了"刘红霞岐黄学者全国名老中医传承工作室"。传承工作室的成立，推动了刘红霞名老中医经验方的收集整理工作，并据此形成理论依据，通过临床运用和观察，形成了适合本地区的中药及复方成药。同时，科室开展膏方门诊，促进了本地区夏病冬治及中医药养生理念的推广，为辐射中亚国家，推广中医药养生治病思想提供了理论依据和科研结果支撑。

（九）新疆哈密辛氏中医皮肤医院（东疆）传承工作站

新疆哈密辛氏中医皮肤医院是由新疆生产建设兵团第十三师卫生健康委员会批准成立的哈密唯一一家集临床、科研、教务为一体的中医皮肤病特色专科医院。医院目前设有银屑病专科、白癜风专科、痤疮专科、祛斑专科、敏感肌专科、瘢痕专科、荨麻疹专科、毛发管理专科十大专科，为皮肤病患者提供全方位的医疗服务，并设立激光美肤中心、PRP抗衰中心，目前已成为全疆最大的皮肤病专科医院，全院一致秉承首届岐黄学者刘红霞教授的治疗思路与理念，并设立刘红霞名中医工作室。

1. 学术带头人

辛利成，毕业于新疆中医学院，从事中医皮肤科专业20余年，是辛氏中医皮肤医院的创始人，师承全国名老中医、首届岐黄学者刘红霞教授。兼任美国河洛医科大学客座教授、中华临床医学会皮肤医美专业委员会副会长、中华中医药信息研究会中西医结合皮肤病分会理事。传承发展30余种中医外治皮肤病项目，擅长用中医外治法治疗各类顽固性皮肤病，在新疆率先开展穴位埋线疗法治疗皮肤病。他多次参加全国学术研修班，把皮肤病治疗的先进理念、思想及方法带回新疆，发展壮大了医院技术实力，将皮肤科特色病种细化，做到专病专诊、专科专治，优化了特色病种的诊疗方案，保证了治疗效果。

2. 与刘红霞教授团队的渊源

刘红霞教授是全国知名中医皮肤病学专家，她和她的团队是全国皮肤病专业领域顶尖的精锐之师，一直以来刘教授及团队都毫无保留地给予该院最全面、最专业的技术支持及业务指导。七年来，刘红霞教授和她的团队常不辞辛苦来到哈密，定期来该院坐诊，教学查房，教学讲学，参与指导并培训医院技术骨干。新疆哈密辛氏中医皮肤医院2019年成立了刘红霞教授名医工作室，用来传承并发扬她的学术思想及临床实践，惠院惠民。

新疆哈密辛氏中医皮肤医院采取"走出去，引进来"的发展战略，将大批院内中医骨干医护派往新疆维吾尔自治区中医医院学习、参会、交流，接收全国皮肤病领域最先进的信息和治疗理念。先后共派出 20 人次进行学习交流，专业涉及中医外科、中西医结合治疗皮肤病，皮肤病中医内调、外治，皮肤病临床诊断，这些医护人员回来后完善并整合了医院现有治疗方法，如中药溻渍、火针治疗、走罐、拔罐，开展了药物罐在临床上的运用，并取得很好的社会声誉。

附 流派传承谱

流派创始人：刘红霞。

（一）国家级师承弟子

第一代：张成会，刘朝霞。

第二代：丰靓。

第三代：李斌，李鹏英。

（二）教学传承弟子

第一代：周光。

第二代：韩晓冰，罗小军。

第三代：吉燕。

第四代：姚乐，乔莉。

第五代：任成茵，孜乃提。

（三）科室骨干弟子

第一代：文谦，姚尚萍。

第二代：欧韵，韩海军。

第三代：徐优璐，左永杰。

（四）工作室传承弟子

第一代：丁玲加提，薛莲。

第二代：辛利成，魏紫颖。

第三代：代剑峰，石庆荣。

第四代：顾煜，韩霞，马壮年，马强良，宋阳阳。

第五代：热依拉，杨海涛，塔吉古丽，再米拉。

第六代：阿米娜，米尔别克，张金凤，庞君君。

（五）疆内传承弟子

第一代：尕丽娜，黄海斌，魏建华，马玲。

第二代：高源，郭姗姗，周煜。

第三代：马芳玲，张珊。

第四代：杨敏，左文慧，周蔓钰，于琴。

第五代：高雪雯，许明明，赵雪琪，徐婉莹。

第六代：姚文汇，罗艳，祖丽娅·吐尔地。

第七代：张思源，马飞

（六）疆外传承弟子

第一代：邹玲，郭菲。

第二代：张孟杰，杨蕊，华青措。

第三代：符海燕，邓昕。

第四代：高俊生，李雪，宋红玲。

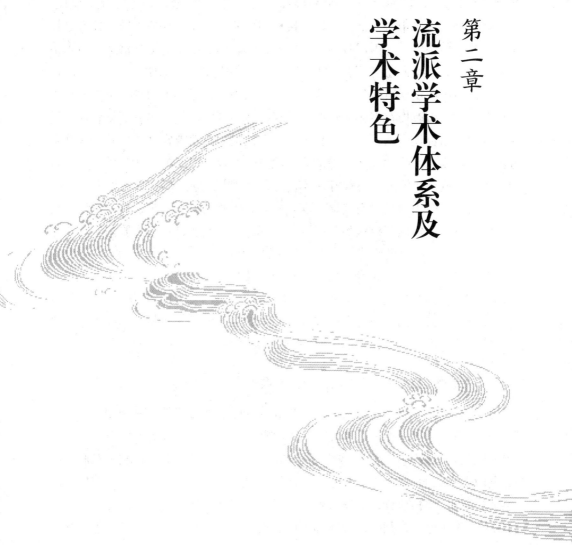

第二章　流派学术体系及学术特色

第一节　学术体系

　　皮肤病泛指发生于人体皮肤、黏膜及皮肤附属器的一大类疾病，病种多达2000余种，且因其发病率高、病因复杂、反复发作，严重影响患者的生活质量。皮肤病表现于外，中医外治法可以直接作用于病灶部位而快速奏效；并通过作用于穴位、经络，达到内调脏腑、气血的目的。单独使用中医外治法或与内治法配合应用常可取得立竿见影的临床疗效，是中医外科学中最具特色的部分。目前，许多中医皮肤科医生对中医外治技术的临床运用不够重视，不能彰显中医优势。刘红霞教授在多年的临床中发现新疆地区的皮肤病患者多见脾虚湿盛证，因此创新性地提出了"健脾祛湿"法，拟定了治疗寻常性银屑病的健脾解毒汤、治疗皮炎湿疹的除湿止痒汤等经验方，取得了良好的临床疗效。并结合西北燥证的特点，提出以"滋阴除湿法"治疗皮肤病的辨证思路，运用于临床，疗效显著。同时，通过对新疆地区皮肤病患者体质的分析，将辨病－辨证－辨体相结合，分别运用于疾病的不同阶段。刘红霞教授非常重视皮肤病非药物疗法的运用，将皮肤病中医药外治法从单纯的"药物性外治"，拓展为"非药物性外治"，先后开展了30多种中医外治项目。临床上创新性提出"辨病－辨证－辨体"相结合的辨证模式，"药－针－罐－养"内外同治、开门祛邪治疗模式，疗效显著，赢得了同行及患者的高度认可。其独到的学术思想、诊疗思路、治疗方法、治疗技术，形成了天山刘氏皮科流派体系。

一、脏腑辨证尤重脾胃的辨治体系

　　皮肤病是发生于肌表的疾病，但与五脏六腑、气血津液等密切相关，即所谓"有诸内，必形诸外"。《脾胃论》载："脾胃之气既伤，而元气亦不能充，而诸病之所由生也。"脾胃为气血生化之源，胃主受纳，脾主运化。食物在脾胃的共同作用下化为水谷精微，化生气血，保障机体正常功能的发挥。若脾胃的运化功能减退，津枯血燥，肌肤失养，就会出现皮肤干燥、脱屑、瘙痒；气虚推动无力，瘀血停滞，则会出现面部色斑、皮肤黧黑，甚则肌肤甲错。脾胃是人体气机升降的枢纽，参与人体的水液代谢，若脾胃运化功能失常，水液输布障碍，就会产生水湿痰饮等病理产物。金元四大家之一李东垣就提倡重视脾胃在疾病发生发展过程中的重要作用，据此创立"补土派"，著《脾胃论》。中医外科三大流派之首陈实功亦强调脾胃的重要性，其在《外科正宗·痈疽治法总论》

曰："盖疮全赖脾土，调理必要端详。"而今较多医生治疗皮肤病多以清热解毒凉血为大法，用药多损伤脾胃。刘红霞教授临证多以调理脾胃为切，往往从脾胃入手，扶正而祛邪，取得较好疗效。

（一）脾胃健则气血生

脾胃为后天之本，气血生化之源，具有消化吸收和转输水谷精微的功能，将人体摄入的食物腐熟、消化、吸收，将营养物质转运至其他脏腑，或营养脏腑肌肉，或化生为气血。刘红霞教授指出临证需注意以下三方面：一是对于难治性皮肤病，如结缔组织病、免疫性大疱病一定要调脾胃、补气血，尤其是在疾病后期，给予健脾养胃之品，既可以防清热之品伤胃，又可以补益脾胃，补益气血，以免正气损伤，恰如《疡科纲要·论溃后养胃之剂》所说："外疡既溃，脓毒既泄，其势已衰……其尤要者，则扶持胃气，清养胃阴，使纳谷旺而正气自充。虽有大疡，生新甚速。"二是刘红霞教授认为皮肤病如银屑病、湿疹，多为本虚标实之病，病久必耗伤气血，而气血的补充有赖于后天脾胃，给予补益脾胃之品，既可缓解不适症状，也可恢复脾胃运化水谷之功能，脾胃运则气血充，气血足则邪气去。三是很多常见的皮肤病，比如特应性皮炎、老年皮肤瘙痒症、皮肤淀粉样变、慢性荨麻疹等，往往反复发作，多为脾胃功能失常，气血不足所致，常伴有纳差、腹胀、便溏、舌淡、脉弱之症，此时治当以补益脾胃为本。选方用药时应根据具体病情而辨证用之，临床常用健脾解毒汤、除湿止痒汤、参苓白术散，用药以清淡为主，不可用过于滋腻或温燥之品，恐"炉火虽熄，灰中有火"。

（二）脾胃运则水湿去

脾主运化，运化水液即是其重要功能，是指脾能吸收、转输和布散吸入的水液。可见在生理上脾与水液密切相关，脾健则湿运；病理上若脾虚则水液不运，产生痰液、湿浊、水肿等病理变化，或凝聚于脏腑经络，或弥漫于体表皮肤发生各种疾病，正如《素问·至真要大论》曰："诸湿肿满，皆属于脾。"湿邪为患，有外湿与内湿之别。外湿侵袭人体，易困阻脾胃，则脾胃运化无权，水湿不运，停聚于内，则产生内湿；再则脾胃为气机升降之枢纽，湿邪停聚中焦，气机升降失常，使清阳不升，浊阴不降，导致各种病变，使病情缠绵胶着，疾病难愈。湿邪为病，往往与寒邪、风邪、热邪相互为患，其临床表现主要是包块、红斑、水疱、渗液、糜烂、肿胀、瘙痒、反复发作、缠绵难愈，常见疾病如湿疮、脓疱疮、天疱疮、白疕、臁疮、脱疽等。只有从脾胃出发，健脾和胃，恢复脾胃运化水湿功能，才能使痰去湿除水消，疾病痊愈。治疗上则以健脾运湿为主，可佐以理气、解毒、清热、止痒等法，选方如四君子汤、平胃散、除湿胃苓汤、四妙丸、健脾解毒汤等。

（三）脾统四脏，脾胃和则五脏安

"脾统四脏"为清代名医沈金鳌提出，其《杂病源流犀烛》谓："脾统四脏，脾有病必波及之，四脏有病亦必有待养脾。故脾气充，四脏皆赖煦育，脾气绝，四脏安能不病。……凡治四脏者，安可不养脾哉。"刘红霞教授推崇"脾统四脏"之说，强调以脾胃为核心调摄五脏、治脾胃以安五脏，擅长运用"脾统四脏"理论治疗难治性、疑难性皮肤病。现将刘红霞教授运用"脾统四脏"理论治疗皮肤病的经验介绍如下。

1. "脾统四脏"的理论内涵

"脾统四脏"理论发端于《黄帝内经》，《素问·玉机真脏论》云："脾脉者，土也，孤脏以灌四傍者也。"李东垣认为，"元气之充足，皆由脾胃之气无所伤，而后能滋养元气；若胃气之本弱，饮食自倍，则脾胃之气既伤，而元气亦不能充，此诸病之所由生也"。在此基础上，进一步强调"内伤脾胃，百病由生"，认为脾胃乃元气之本，而元气又是五脏六腑之本，若脾胃强健，元气充沛，则身健而无疾；脾胃内伤，不能抵御病邪之侵袭，则百病由生。张景岳着重发挥了"治五脏以调脾胃"观点，与李东垣调脾胃以安五脏之说各有侧重，互为补充，即所谓"能调五脏，在以治脾胃也"。沈金鳌将"脾胃既为后天之本，又为诸病之源"明确概括为"脾统四脏"，"盖脾统四脏，脾有病，必波及之；四脏有病，亦必待养脾，故脾气充，四脏皆赖煦育，脾气绝，四脏不能自生……凡治四脏者，安可不养脾哉"。至此，"脾统四脏"具备了完整的理论体系。刘红霞教授总结"脾统四脏"主要包含以下三层含义：其一，脾胃为气血生化之源，五脏六腑、四肢百骸之精皆源于脾胃。其二，脾胃乃气机升降出入之枢纽。脾土居五行之中，上交于心肺，下连于肝肾，脾升胃降则清阳之气上升，浊阴之气下行，五脏六腑气机得以正常运行。其三，脾胃与心、肝、肺、肾关系密切，脾胃有病，可影响其他脏腑，其他脏腑有病，亦可影响脾胃。如脾失健运，气血生化乏源，或统摄无权而失血过多，可致心血亏虚；另一方面，若思虑劳神过度，不仅暗耗心血，还可影响脾的运化。脾虚运化功能减退，宗气、元气等生成不足，可导致肺气虚弱；肺主一身之气，肺气久虚，又可引起脾气亦虚。若肝失疏泄，气机不畅，可横逆犯胃克脾，形成肝胃不和、肝脾失调的病变；反之，若脾失健运，生湿蕴热，熏蒸肝胆，也可影响肝的疏泄。脾为后天之本，肾为先天之本，相互滋养，相互为用。脾虚化源衰少，则五脏之精少而肾失所藏；肾虚阳气衰弱，则脾失温煦而运化失职。

2. "脾统四脏"与"脾胃转枢"的内涵

气化运动是生命的最基本特征，气的升降出入运动贯穿于生命过程的始终。所以在生命过程中，"非出入则无以生长壮老已，非升降则无以生长化收藏"（《素问·六微旨大论》），没有升降出入就没有生命活动，故曰："出入废则神机化灭，升降息则气立孤危"（《素问·六微旨大论》）。脾主升清，胃主降浊，同居中州，通上连下。脾气升则清阳之气上输，肝肾之气并之而上行；胃气降则浊阴之气下运，心肺之气随之而下达。可见脾胃为脏腑气机升降的轴心。因此，脾胃调和，气机升降出入有序，气血阴阳相得，则五脏六腑气机运动正常，可维持其正常的生理活动。"脾胃转枢"侧重于对气机运动平衡协调的认识，其首层意义即指脾胃居中，脾升胃降，是全身气机升降的枢纽。心、肝、肺、肾位于四旁，脾胃斡旋气机居中，构成五脏气机协调的基本模式。张介宾所著《类经·运气类》说："形气之相感，上下之相临，皆中宫应之而为之市。故人气从之，万物由之，变化于兹乎见矣""夫所谓枢者，开阖之机也。开则从阳而主上，阖则从阴而主下，枢则司升降而主乎中者也"。其次是脾胃对全身气机的调节作用。《医学求是》谓："脾以阴土而升于阳，胃以阳土而升于阴。土于中而火上水下，左木右金，左主乎升，右主乎降，五行之升降……而升降之权，又在中气，升则赖脾气之左旋，降则赖胃气之右转也，故中气旺则脾升胃降，四象得以轮旋，中气败则脾郁胃逆，四象失其运行矣。"可见脾胃不仅能促进各脏腑气机的正常运转，使之不至于停滞为病，同时又可制约各脏腑气机的过度升降以维持其调和状态。翟双庆等说"转枢"即转输，是"中土"的一个特殊功能，其对维持人体内阴阳、水火、脏腑之气的正常运转、升降交通、相济为用等有着重要作用，这种作用与一般所说的脾主升、胃主降概念有所不同，脾主升主要是指脾使清阳之气上升后布达周身之意，胃主降主要是指使浊阴之气下走、传导化物之意。"转枢"指脾胃居中焦，通过其回旋运转、变化与中和作用，使其他脏腑之气、阴阳水火维持上下升降、内外出入的正常运动。

3. 脾与肾、心、肺、肝四脏关系密切

（1）脾与肾：脾为后天之本，肾为先天之本。肾中精气有赖于脾胃运化的水谷精气加以补充，才能充盛。张景岳说："脾胃为水谷之海，得后天之气也。何也？盖人之始生本乎精血之；人之既生，由乎水谷之养，非精血无以立形体之基，非水谷以成形体之壮。"（《景岳全书》卷十七《脾胃》）

（2）脾与心：脾为气血生化之源，心主血脉。心血靠脾气转输的水谷精微化生，脾气健，化源充足，心血充盈。所以说："脾气化液而生血……故曰生

化之源。心统血者，脾气化液入心而变见为血也。故虽心之所主，亦借脾气化生。"（《济阳纲目》卷一《调经门·论心脾为经血主统》）

（3）脾与肺：脾为生气之源，肺为主气之枢。肺主气，脾益气，两者相互促进，形成后天之气。肺之津气，要靠脾运化水谷精气来供应，故脾能助肺益气。正所谓："肺为气化之源，又寄养于脾土也。"

（4）脾与肝：脾主运化，为气血生化之源；肝藏血，主疏泄。脾气健运，饮食精微充足，才能不断滋养于肝，肝才得以发挥正常的作用。所以说："肝为木气，全赖土以滋培，水以灌溉。"脾胃功能健全，其他四脏的生理活动才能正常。正如《证治汇补》卷四《胸膈门·消渴》中说："五脏之精华，悉运乎脾。"又如《丹溪心法附余》中说："脾为五脏之源。"

4. "脾统四脏"的临床运用

（1）未病先防护中气：《金匮要略》强调脾胃的作用，首篇即指出"四季脾王不受邪"，其含义不仅是指肝病易传脾土，更重要的是指中焦脾气旺则邪不易侵，认为脾气健旺是人体抗病的基础。《丹溪心法》也说："脾具坤静之意，而有乾健之运。故能使心肺之阳降，肾肝之阴升，而成天地之交泰，是为无病。"刘红霞教授认为，现代社会生活节奏快，工作压力大，许多人处于亚健康状态，顾护中气、调理脾胃是必需的。

（2）既病论治重中气：疾病的发生与脾胃中气转枢相关，因而治疗应注重脾胃中气。李东垣所著《脾胃论·脾胃胜衰论》说："其治肝、心、肺、肾有余不足，或补或泻，惟益脾胃之药为切，善治者，惟在调和脾胃。"唐容川所著《血证论》指出"血生于心火，而下藏于肝；气生于肾水，而上主于肺，其间运行上下者，脾也。""脾……其气上输心肺，下达肝肾，外灌四旁，充溢肌肉，所谓居中央，畅四旁者如是。血即随之，运行不息。所谓脾统血者，亦即如是。""血之运行上下，全赖于脾。"对气血运行失常者，治疗尤重脾胃，言"故治血者，必治脾为主""故治疗气者，亦必知以脾为主"。《伤寒论》治少阴下利用白通汤，其中附子温下焦之阳，葱白引上焦之火，而用干姜温中焦脾土，发挥其转枢之功能，使心、肾之阳恢复而达治病目的。其次，脾胃功能的健强是药物赖以吸收与发挥作用的基础。张介宾在《类经》中就说："凡治病必先借胃气以为行药之主，若胃气实者攻之则去，而疾常愈，以此胃气强而药力易行也。"

（3）疑难病求治寻中气：疑难病常须从瘀、从痰而论治。殊不知，从"脾胃转枢"与"脾统四脏"角度来看，脾胃健则气机得以运行，血与水液流行通畅，痰瘀自然得以消融而不生。周慎斋在《慎斋遗书》中谓："诸病不愈，必寻到脾胃之中，万无一失。"提示五脏气机升降失常的病症往往可以通过治疗脾胃而获效。刘红霞教授在治疗疑难杂病时亦主张抓住脾胃轴心，及时调养脾气，认为气机调畅、升降复常是治疗疾病、促进机体康复的关键，并说为医者知此则临床上不少奇难杂症可迎刃而解。另一方面，脾健则四脏皆健，脾衰则四脏亦衰。他脏病变，可从脾论治，寓有治病求本之义。平素喜用苍术运脾、白术健脾，同时以升麻、葛根与香附、降香等为伍升降气机以治疗全身性疾病，疗效尤为显著。

二、"调理阴阳，以平为期"的辨治体系

《素问·生气通天论》云："阳强不能密，阴气乃绝。阴平阳秘，精神乃治，阴阳离决，精气乃绝。"概括了阴阳是相互关联现象或事物对立双方的属性，阴阳相互维系，相互资生，阳虚及阴，阴虚亦及阳，阴阳内涵的实质关键在于阴平阳秘，治疗的根本在于调理阴阳。刘红霞教授深刻理解西北的地域特征及饮食习惯，首辨阴阳，提出"调理阴阳，以平为期"的观点，并运用于皮肤病的治疗中，临床常获良效，现将其辨证思路总结如下。

（一）阴平阳秘，以平调之

《素问·阴阳别论》中提出"和本曰和"的纲领，前一"和"字为调和之意，"本"指阴阳，后一"和"字为和的状态，指出中医的治疗应调和阴阳使其和谐。攻补要恪守"中和"之道，正如《素问·至真要大论》所言："谨察阴阳所在而调之，以平为期。""阴平阳秘"是阴与阳最佳质态的和合，也包含着最佳量态的和合。《素问·阴阳应象大论》所言"阴胜则阳病，阳胜则阴病"，即"阴阳失调"。中医诊疗皆不离"阴阳"二字，阴阳为总纲的八纲辨证，中药之"寒热温凉"本于"阴阳"二字，中医治疗均以人体达成"阴平阳秘"的状态为原则，即调整阴阳平衡。《素问·阴阳应象大论》云"东方生风""南方生热""西方生燥""北方生寒""中央生湿"。西北属于典型的干旱少雨区，气候状况是燥邪淫盛的基础。饮食多以鲜美多脂的肉类乳酪为主，且多喜饮酒，故民众多形体肥胖，肌腠致密，卫外抗邪能力强，久之则生内湿。在六淫中，燥与湿是相互对立的，属阴阳对立的两个方面。湿，多由气候潮湿、久居潮湿、淋雨涉水等外在湿邪侵袭人体所致，或多因脾失健运、体内水湿停滞而出现水湿不化的病证。燥邪侵犯人体，最易耗伤人体阴津，人体津液亏损，而出现内燥的证候。湿属阴是定论，而燥的特性与湿邪特性相对，费晋卿曰："燥者干也，对湿言之也。"根据阴阳对立制约法则，能耗阴伤津者多为阳邪。这类病证既有

伤精耗液阴亏的一面，又有水湿淫邪内停的一面，病机较为复杂，因此，刘红霞教授总结西北地区皮肤病患者多具有外燥内湿、燥湿相兼的体质特点，在辨治寻常性银屑病过程中，往往滋阴除湿并重，扶正祛邪同用，标本兼治，总不离"平调阴阳"之法。

（二）灵活运用"滋阴除湿"法则，"平调阴阳"辨治皮肤病

刘红霞教授认为，西北地区皮肤病患者多阴虚与湿热表现并见，虚实夹杂，辨证需注意四诊合参，紧扣舌脉表现，从整体把握患者的气血阴阳情况，提出滋阴除湿法治疗皮肤病的辨证思路，运用临床，疗效显著。

1. 从"调理阴阳"探讨滋阴与除湿的辨证关系

石寿棠所著《医原》中提出"水流湿，火就燥，故水火二气，为五行之生成，燥湿二气，为百病之纲领"的观点，认为"夫燥郁则不能行水而又夹湿，湿郁则不能布精而又化燥"，又提出"阳气虚，则蒸运无力而成内湿；阴血虚，则荣养无资而成内燥；思虑过度则气结，气结则枢转不灵而成内湿；气结则血亦结，血结则营运不周而成内燥""阳伤及阴，气不化精，湿转为燥"，说明因燥可致湿、因湿可致燥，从阴阳互根及气血相关的角度论述了燥、湿形成及其相互转化、兼容并存的机制。西北地区长期处于燥邪侵淫之中，当地居民外燥证候不唯多发，且较严重，外燥经久不除，势必内侵，伤及阴津精血而致虚；"胃主纳，脾主消，脾阴亏则不能消，胃气弱则不能纳"，脾主运化从脾阴和胃气两个角度来认识，更加准确地揭示了脾胃之间阴阳相应、燥湿相济、纳运相得、升降相因的对立统一关系。刘红霞教授认为燥、湿两种病机在消长变化过程中相持、并存的特殊阶段，多见于病情复杂的寻常性银屑病病程中，其本质是对阴、阳二气消长变化的反应。由于燥、湿两种证候互见，化湿则伤阴，养阴则助湿，治疗上较为矛盾和棘手。刘红霞教授在皮肤病的辨证治疗上立足于脾胃燥湿互济关系，以温而不燥的健脾药与滋而不腻的养阴药配合使用，在健脾除湿和滋阴清热之间寻求平衡，对解决脾虚夹湿和阴津不足这两种性质相反证候共存的病证，具有重要的启示意义。

2. 谨守"调理阴阳"，选方用药

《灵枢·终始》早有明训："阴阳俱不足，补阳则阴竭，泻阴则阳脱。如是者，可将以甘药，不可饮以至剂。"刘红霞教授认为治疗皮肤病重点在中焦脾胃，若脾不健运，湿热内生，伤及阴血可致阴虚湿热证，故应以健脾为先，土能胜湿，脾胃健运，则水湿之邪得以运化，湿去而热孤，热邪亦不能久留，运用健脾益气之品时，无须顾虑其温燥助热之弊。其次，治疗气阴不足的关键也

在中焦脾胃，宜健脾益气助运，则水谷得以化生为气血精微，脏腑之气阴不足方能恢复，即益气养阴之意。临床上，为避免健脾益气药太过温燥而更伤阴液，用药常选用甘淡性平之品，如生白术、茯苓、山药、白扁豆、南沙参、生地黄、麦冬等甘寒濡润养阴之品，而绝不能单独使用熟地黄、阿胶等滋腻之品，此类甘淡性平的中药性冲和无毒，与土同气相感，故能入脾经而补脾。"冲和"源自《老子》"负阴而抱阳，冲气以为和"，是一种阴阳和谐、阴平阳秘的状态。

刘红霞教授临证治疗皮肤病常选清热养阴汤，体现滋阴清热、健脾除湿同施之法，益气祛湿与清热养阴两法同用，更可直接为燥湿相兼证治所用，健脾同时养阴，一则可以防止健脾益气药物温燥伤及阴血，二则以健脾为主，辅以养阴而不会碍湿。该方由生地黄、赤芍、白芍、天冬、麦冬、党参、茯苓、炒苍术等组成，其中党参、苍术、茯苓意在益气健脾燥湿，生地黄、麦冬、天冬则为养阴生津而设，方中苍术伍于甘寒滋阴之品中，易甘寒养阴之剂为祛湿补阴之方。刘红霞教授在治疗皮肤病时，指出湿热内蕴，缘于气机停滞，故在健脾滋阴除湿基础上，佐加升降之药调理气机，如桔梗、枳壳。除湿离不开活血，湿为阴邪，黏滞胶着，久病入血分，除一分湿气，即伤一分阴血，只有健脾益气，滋阴除湿，气行则血行，气行则湿气自然消散，如此方能除湿而不伤阴血。但在运用时不能随意加用活血药，以免耗伤气血而更伤阴液，可选用牡丹皮、赤芍、丹参等凉血散血之品，化有形为无形，即阴阳相互转化，而达到临床治疗目的。

综上所述，皮肤病的治疗要综合考虑，使阴阳平衡，刘红霞教授采用平调阴阳法，标本同治，进行细微的中医药调理，使人体达到新的平衡状态，取得了较为满意的疗效，值得推广应用。

（三）"调理阴阳"在中医外科中的运用

1. 辨治首重阴阳，以消为贵

局部的气血凝滞，营气不从，经络阻塞，以致脏腑功能失和，是中医外科总的发病机制，但概而言之，脏腑、经络、气血均寓于阴阳之中，阴阳平衡失调是外科疾病发生、发展的根本原因。因此，诊治外科疾病，首先必须辨清它的阴阳属性，才能抓住疾病本质，在治疗和预后的判断上就不会发生或少发生原则性错误。同时，疾病在发展过程中，出现的证候不是绝对的纯阴证或纯阳证，常有阳中兼阴，阴中兼阳，真阳假阴，真阴假阳，先见阳证后见阴证，先见阴证后见阳证等错综复杂的变化。临证贵在详审，应以局部证候为主，结合全身证候，并从疾病发展的整个过程着手，立足于整体来分析局部征象，以抓住疾病本质及反映其本质的主证，并结合六经辨证、八纲辨证、脏腑辨证、气血津液辨证、卫气营血辨证、三焦辨证、病因辨证、部位辨证、经络辨证、局部辨证、善恶顺逆辨证等互参辨证，才能精准辨证，既分清阴阳之所常，又辨别阴阳之所变，同时治疗上也不为成法所拘，随着阴阳转化而灵活变化，才能在临床取得良效。

《外科证治全生集》云："以消为贵。"有观点认为消法仅适用于疮疡初期未成脓者，凡疮已成有脓者禁用。刘红霞教授认为，消法既能消散有形之症，也能消散无形之邪，既适用于疮疡，又适用于外科诸病。对疮疡，消法不仅适用于早期，能消散未成脓的早期肿疡，也适用于中期、后期，或以消为主，或消托结合，或消补兼施，或消、托、补三法同用。对脓将成，或脓成未熟的中期脓疡，用托消法，以消为主，以托为辅，能促其消散，使患者免受溃脓、手术之苦，即使不能完全吸收，也能促使毒邪移深就浅，化大为小，转重为轻，为尽早脓泄肿消或溃后早敛创造条件，可防止邪毒内入脏腑呈现恶逆之症而危及生命。对溃疡后期，邪毒未尽，疮周肿硬者，用补消法，以补为主，以消为辅，可清解余毒，消散余肿。临证时，当首辨阴阳、邪正盛衰变化、患者体质，以及疾病发病部位及其与脏腑、经络关系等，审证求机，灵活应用，使邪毒从表而解，或随二便而出，或因气血流通而散，或因脏腑调和而消。一般来说，阳证多因热而成，可用凉血清热、泻火解毒之品清消，内服方用仙方活命饮等，外用金黄膏、红灵丹等；阴证多因寒、因痰、因气滞、因血瘀等凝结而成，可用温经通络、疏肝理气、活血化瘀、化痰软坚之品温消，内服方用阳和汤等，外用冲和膏、黑退消等。

2. 外病内治，调理脾胃

《丹溪心法》云"有诸内者形诸外"，外科疾病多发生于体表局部，但其发生与内在的脏腑功能失调密切相关，局部病变往往是脏腑内在病变在局部的反映。外科疾病若不早治，亦可内传脏腑。顾筱岩先生云："疡医务必精内，疮疡大症治内更不可缺，治外而不治其内，是舍本求末，及其所治，岂可舍于内而仅治外乎。"外科疾病的诊治，必须着眼于局部，立足于整体，求其本源，应注重从内而治，尤其是慢性疾病、疑难复杂疾病，应局部与整体兼顾，外在表现与脏腑内在病变结合辨证，才能取得良好疗效。外科疾病多发生于人体肌表及四肢，而脾胃是后天之本，气血生化之源，气机升降之枢，脾主肌肉，脾主四肢，脾胃功能失调与外科疾病的发生、发展、顺逆转化密切相关。脾胃失调，如脾失健运、脾气不升、中气下陷、元气不足、脾不生血、脾不统血等或因脾胃失调致使湿、浊、痰内生，停聚于某一部位，或停留于某一脏腑、血脉、经络，而产生各种外科病证。顾氏外科非常推崇《外科正宗》所述观点："外科尤以调理脾胃为要"，在对外科疾病的论治中，十分重视脾胃，尤其在外科重症的七恶辨证中，更注重脾胃功能是否衰败，认为脾胃功能未败，乃"得谷者昌"，尚有转机；若脾胃功能已败，则百药难施，为"绝谷者亡"，证情多凶险难治。唐汉钧教授认为调理脾胃是外病内治的重要环节，提出防病护脾、治病顾脾、防变固脾的学术思想，善以六君子汤为基础方调理脾胃，治疗慢性皮肤溃疡等外科疾病，疗效显著。

外科疾病的发生，以"火毒""热毒"多见，苦寒的清热解毒药物在临床上使用非常广泛，但大量或长期使用会损伤脾胃及阳气，或冰凝血脉，毒邪无路可泄，必致僵持不化，或毒邪内攻，或变生他证等，增加治疗难度。外科疾病，多行手术，手术伤正，脾胃功能常受到损伤；同时，外科慢性疾患，疗程长，而药物入口，全赖脾胃受纳运化。脾胃功能健旺，气血生化有源，利于药物最大程度地吸收，及时转输至病所，以制病邪。因此，治疗时必须贯穿调理脾胃法，处方用药处处注意健脾和胃，慎用碍脾妨胃之品。刘红霞教授倡导药疗与食疗结合，借助食疗恢复胃气，促使正气来复，截断毒邪传变入里的进程，以达正盛邪却，疾病遂愈的目的。

治疗外科疾病，有内治和外治两大类。在患者全身情况较好之际，病情轻浅者，有时纯用外治疗法即可获效，但对大部分外科疾病，尤其是慢性疾病、疑难复杂疾病及危急重症者，必须重视内治，立足整体，外治与内治并举，在内治整体调节以改善局部的情况下，用外治直达病所，改善局部，才能明显提高疗效，缩短疗程。

"外科之法，最重外治"。刘红霞教授继承中医传统的外治技术，临床上尤其重视挖掘传统外治疗法在皮肤病的应用，特别是非药物疗法的运用，如针刺、拔罐、刺络放血、毫火针、梅花针、穴位埋线、耳穴等中医外治方法，使皮肤病得到及时有效的治疗，深受患者和同行的赞誉。

3. 审证求机，善用活血化瘀、顾护阴津

整体观和辨证论治是中医学治疗疾病的基本原则。辨证论治的核心在于"审证求机，审机论治"。机为疾病之机要和关键，是病证发生、发展和变化的机制，外科疾病的发生发展过程极其复杂，常有邪正盛衰、标本缓急、虚实夹杂等问题，要从整体和动态方面去分析疾病的各种复杂征象，治疗疾病强调审证求机，就是强调要把握疾病重点的关键病机，以揭示病变的本质，从疾病的本质入手，从根本上加以治疗，使治疗有更强的针对性，疗效也能更显著。外科疾病虽有其各种致病因素，但气血凝滞、营气不从、经络阻塞是其总的发病机制，血脉瘀阻是其关键病机。外科疾病导致血脉瘀阻的原因主要有气机不利、寒邪凝滞、热邪壅遏、津液亏耗，创伤及各种出血，正气不足，久病、怪病等。因此，不能单纯地将活血化瘀法作为所有具有血脉瘀阻证的各种疾病全过程的治疗法则，必须从整体出发，病证相参，审证求机，审机论治，分清邪正盛衰、虚实寒热、标本缓急、主证与兼证的关系、瘀血轻重、病位等，恰当灵活地运用活血化瘀法，掌握"有是证用是法"的原则，即使中医辨证无血瘀证，而微观改变有血瘀证者，也可酌用活血化瘀法，同时注意与其他疗法相结合应用，方能进一步提高临床疗效。

刘红霞教授临证善用活血化瘀的治疗法则，常以四物汤合血府逐瘀汤为主方，并随症加减，取得良好疗效。一般血瘀轻症，瘀血不畅或新病、病位浅者，用当归、丹参、川芎等作用和缓的活血化瘀之品。血瘀重症，形成癥瘕结块或久病、病位深、怪病、顽症者，用三棱、莪术、石见穿等破血逐瘀；水蛭、虻虫、土鳖虫、地龙等虫类搜剔以及忍冬藤、丝瓜络、路路通、橘络等藤络类通络；对固定部位疼痛者，加乳香、没药、玄胡、五灵脂等活血理气止痛。外科疾病的发生，尤以"热毒""火毒"最为常见，而火热之毒最易灼津伤阴，多用苦寒药物治疗，易化燥伤津；外科疾病，多有创面，久不愈合，脓水淋漓不尽，势必耗伤气血阴津；大面积烧伤，局部大量渗出，均可导致阴虚。因此，在皮肤科疾病的治疗过程中，必须时时顾及阴液的变化。凡见口干咽燥、舌质红、舌苔光剥、脉细数者，皆可用养阴法。养阴法主要有甘寒养阴、酸甘化阴、急下存阴、清热保阴、扶阳化阴等法。常用生地黄、玄参、石斛、芦根等甘寒养阴，以生津护阴；白芍、乌梅、甘草等酸甘化阴；龟甲、鳖甲等咸寒养阴；大黄、玄明粉等釜底抽薪，急下存阴；白虎汤等清热存阴；熟附子、干姜、肉桂、桂枝等扶阳化阴，以阳生阴长。尤其是颜面部疔疮、烂疔、有头疽、锁喉痈、走黄内陷、糖尿病性坏疽等急性疮疡，具有来势急骤、变化迅速、病势严重等特点，毒热之邪势猛力峻，极易入侵营血，灼阴耗津，其发生发展变化符合温病卫气营血的辨证规律，其治疗原则可按卫、气、营、血辨证立法。刘红霞教授主张根据温病传变规律，先安未受邪之地，即病在卫分和气分时，为了防止深入营血，应提前应用生地黄、赤芍、牡丹皮、犀角等凉血散血药物，截断邪毒传变深入营血，扭转病势的发展，达到缩短病程、避免疾病传变或加重的目的。并宗温病学"温病下不厌早"及"存得一分津液，便有一分生机"的学术思想，主张"急下存阴"，早用大黄、玄明粉等通腑攻下，使毒从下泄，邪有出路，釜底抽薪才能熄火；应用生地黄、玄参、石斛、天花粉等滋阴保津。

三、辨病、辨证、辨体相结合治疗皮肤病的辨证模式

（一）辨证与辨体

在中医诊治疾病的过程中，我们常强调辨证论治的重要性，因为辨证论治最能体现中医特色，是中医理论体系的精髓。然而我们常常会发现，临床所辨之证型同，又给予相同的治法与方药，却未必得到相同的治疗效果。原因就在于存在个体差异，即每个人的体质都不尽相同，这是诊治疾病前首先应该考虑的问题。《景岳全书》云："当以因人为先，因证次之。"可见辨证当先辨体。

1. 何为体与证

所谓体是指体质而言，即个体生命过程中在先天遗传和后天获得的基础上表现出来的形态结构、生理功能和心理状态方面综合的、相对稳定的特质。由此定义可见，体质是在遗传基础上，在外界环境因素的持续作用下，在生长、发育和衰老过程中逐渐形成的个体特殊性。证是指机体在疾病发展过程中某一阶段多方面的病理特性的概括。其多方面病理特性包括疾病的起因，病变的部位、性质、程度，邪正之间的关系，是对疾病全局的一种把握。疾病发生、发展和转归的过程，集中表现为证的演变过程。通过证的辨析，可以大致把握疾病的病理变化，了解疾病可能的转归。其中，起主导作用的因素是邪正之间的斗争，是患者素体（体质）与致病因素相互作用的结果。

2. 体与证的关系

在中医辨证论治的整个过程中，都不应该离开对患者体质状况的分析和把握，原因就在于体质和证之间有着密不可分的联系。首先，体质是证形成的物质基础和基本条件。个体体质的特殊性，往往导致机体对某种致病因子的易感性。具有相似性质的事物间存在一种相互类聚、相互亲合、相互同化、相互融合的现象，古人称这种现象为"同气相求"。特殊体质（病理性体质）与相应病邪之间就存在这种同气相求现象。比如"肥人多湿，瘦人多火"。具有某种病理性特征体质的人，未发病时体内即已蕴含一定的病理基础，是隐性的病理性体质。在病邪作用下，机体代偿失调，病理性产物超过一定限度，便形成相应的证候。可以说，病理性体质处于量变的隐性阶段，而证则处于质变的显性阶段。在一定条件下，证的形成与病邪的质和量密切相关，但主要取决于机体的体质特征。体质决定了证的形成，它是证得以产生的背景和重要的物质基础。在证的形成过程中，有时不同的疾病会出现相同的证，而有时同样的疾病又会表现出不同的证，上述"同病异证"的出现在很大程度上是以体质为依据的。当不

同的疾病为体质共性所左右时，就会产生相同的病理转机，表现为相同的证；而同一种疾病，由于患者体质各殊，就会产生不同的病理变化，表现为不同的证。其次，体质决定证的传变与转归。在中医学中，疾病的发展过程突出表现为证的发生、发展和转变过程。如由表及里、风寒化热等皆是这一过程的形象描述。在这一过程中，体质状况仍然起着非常重要的作用。

"证"作为一种与疾病并存的客观实在，有其发生、发展及消失的一般演变历程，体质状况决定着疾病的进程；另一方面，体质状况对疾病的转归有很大影响。由于病邪和机体相互作用，原本存在着的体质偏颇就会影响证的转归，突出表现为"从化"现象。如因人体阴阳、寒热、虚实、燥湿属性的不同，同是感受湿邪，正常体质若发病，则表现为湿证；阳热之体得之，则从阳化热，而为湿热；阴寒之体得之，则从阴化寒，而为寒湿。其治疗就非单除湿邪可统括。古代医家对此早有论述，并制订不同的处方用药，如气虚感冒之参苏饮证，阴虚感冒之加减葳蕤汤证，阳虚感冒之再造散证，血虚感冒之葱白七味饮证等，即是依体质而辨证用药的典范。正是由于体质状况的差异，才会出现"同病异证"和"异病同证"的现象。

（二）体质与皮肤病

体质是指人生命活动过程中，在先天禀赋和后天获得的基础上所形成的形态结构、生理功能和心理状态方面综合的、相对稳定的固有特质，是人类在生长、发育过程中所形成的与自然、社会环境相适应的人体个性特征。中医体质与皮肤病发生的论述最早见于《黄帝内经》。人的体质不同，其所受风、寒、暑、湿、燥、火的病理结局也不同。如白疕（银屑病）患者平素阳盛，外感风寒后，从阳化热，则出现热证的表现；若平素阴盛，外感风寒后，从阴化寒，表现为寒证。另外，体质学说的应用还体现在皮肤病发生的急性期、发作期、缓解期和恢复期。急性期、发作期，或病邪轻浅时，体质尚未改变，如夏季皮炎；体质的形成是缓慢的，一旦形成后则能保持一个相对稳定的状态，如缓解期和恢复期红蝴蝶疮（系统性红斑狼疮）患者，其阴性体质是常态体质。体质学说不仅是皮肤病治疗的基础，也是皮肤病预防的基础。个人体质的不同，疾病发生、发展的不同，其最终防治方法则迥然而异。因此，体质学说是治未病理论在皮肤病防治中的前提基础。

（三）独特的天人合一"辨体论治"理论

不同的地域，由于气候、水质、土质、物产、生活习惯、饮食结构各不相同，民众在此长期居住，便形成了地域性体质，从而导致易患疾病不同，因此患病时的治疗方法也不相同，应因地辨体施治。《素问·异法方宜论》指出东方之人易患痈疡，其病在肌表，热毒血壅，故宜取砭石宣泄热毒，排出脓血；西方之人多内伤，宜服药物调治；北方之人多脏寒腹满，宜用艾火烧灼，以温经散寒；南方之人易生筋脉拘挛、肢体麻木，宜用针刺，以疏通经络气血，祛除湿热之邪；中央之人，生活安逸，易发生肢体痿弱、厥逆、寒热等病证，宜用导引、按跷等方法，以活动肢体，疏通经脉气血。说明我国古代人民在与疾病做斗争的过程中，结合各自的自然条件，创造出适宜各种不同体质病证的治疗方法。从中医望、闻、问、切四诊入手，详细制订了诊断病理体质的五大原则，即整体性原则、相对稳定性原则、抓特有"体质要素"原则、望而知之的直觉诊断原则，以及"审质求因"原则。刘红霞教授认为，五大原则之间存在着一定的逻辑关系，可概括为：通过望诊的"望而知之"的直觉诊断，在诸多纷繁复杂反映体质状态的症状和体征中，牢牢抓住个体的体质要素，并结合长时间的、相对稳定的症状体征来确定其体质类型，以个体整体性的综合反应为前提，从个体功能、结构、代谢三个方面，进一步探讨体质形成的缘由。如此，有了主要诊断原则的指导，辨别判定病理体质必定化繁为简，从容不迫。

1. 因地辨体用药

由于地域性体质差异的存在，药物的应用应考虑其体质特点。《医门棒喝》卷二《方制要妙论》记载："吴人气质薄弱，略感微邪即病。质弱，则不胜重药；邪浅，止可用小剂。此所以多用轻清小剂，即有里邪，亦不须大黄之厚重也。"《本草正义》卷之二柴胡记载："东南之人，体质多薄，阴液本虚，而在膏粱之家，又复多逸少劳，嗜欲不节，肝肾阴虚，十恒八九，而脾胃阳虚，十不一二，则治虚热而不辨阴阳，浪用柴胡者，真杀人惟恐其不速矣。"《本草崇原》记载："西北之人，土气敦厚，阳气伏藏，重用大黄，能养阴而不破泄。东南之人，土气虚浮，阳气外泄，稍用大黄，即伤脾胃，此五方五土之有不同也。又，总察四方之人，凡禀气厚实，积热留中，大黄能养阴，而推陈致新，用之可也。若素禀虚寒，虽据证，当用大黄，亦宜量其人而酌减，此因禀质之有不同也。"

《中国医学源流论·地方病》记载："吾国地大物博，跨有寒、温、热三带，面积之广，等于欧洲。是以水土气候、人民体质，各地不同，而全国医家之用药，遂亦各适其宜，而多殊异。即以长江流域论，四川人以附子为常食品，医家用乌附动辄数两，麻黄、柴胡动辄数钱，江南人见之，未免咋舌，然在川地则绝少伤阴劫津之弊者，则以长江上游，由青海西康雪山中急流入川，寒性正盛，川人饮此寒水，故用乌附热药适得其平，解表亦非多量麻柴无能为力。迨长江既出巫峡，徘徊于两湖之间，平流数千里，经赣皖至江苏以入海。水质经日光之蒸晒，寒气已退，则需用遂少。且江苏土性，滨海而多湿，平原而多热，湿热交蒸，腠理松懈，故乌附在四川为常食品者，至江苏则罕用，麻黄、柴胡在四川以钱计者，至江苏则以分计。彼旅沪川医，讥苏医为庸懦，苏医斥川医为狂妄，是皆一隅之见，不明了地方性质者也。"

因地域性体质差异，患同一疾病治疗所用药物不同。如治疗便秘，《格致余论·脾约丸论》中云："今以大黄为君，枳实、厚朴为臣，虽有芍药之养血，麻仁、杏仁之温润，为之佐使，用之热甚而气实者，无有不安。愚恐西北二方，地气高厚，人禀壮实者可用。若用于东南之人，与热虽盛而血气不实者，虽得暂通，将见脾愈弱而肠愈燥矣。后之欲用此方者，须知在西北以开结为主，在东南以润燥为主，慎勿胶柱而调瑟。"

药物的剂量也应随地域性体质差异而调整。如《医学衷中参西录·风温兼喘促》治疗风温兼喘促时："仿《金匮》小青龙加石膏汤，再加贝母开豁清泄，接方用二石蒌仁等清镇滑降而痊。先开后降，步骤井然。惟五岁小儿能受如此重量，可见北方风气刚强，体质苗实，不比南方人之体质柔弱也。正惟能受重剂，故能奏速功。"

若误用药物，因体质不同则预后也不同。《王孟英医案》卷一《霍乱》记载："误服青麟丸钱许……脉微弱如无，耳聋目陷，汗出肢冷。音哑肌削，危象毕呈……可见浙人禀赋之薄。若幽冀之人，即误服青麟丸数钱，亦不至如斯之甚也。"

2. 因地辨体施针

采用针灸的方法预防养生，也应考虑地域性的体质差异，否则将会产生不良后果。如《幼科类萃》卷之一《芽儿戒灸》中云："小儿初生，世人多于头额前发际穴灸之，盖取其可以截风路也。殊不知地有南北之分，其河洛土地多寒，儿生三日灸囟以防惊风固宜也。今者东南土地多湿，气禀薄弱，岂堪灸炳？若执以关中地寒为论，自取危困耳。"

综上所述，人体体质存在着地域性的差异，因此在疾病治疗过程中应该考虑地域性的体质因素，根据不同地域体质的差异选择药物、明确药物剂量及精准的选穴施针，做到因地辨体，天人合一辨证施治，防病治病。当然，随着我国社会进步和经济发展，物产日趋丰富，人口流动性增加，人们的生活习惯和饮食结构等不断进行交流和糅合，这些因素对地域性体质差异存在着哪些方面的影响，仍需进一步地研究。

（四）新疆地区皮肤病患者的体质特点

1. 新疆地区银屑病患者体质多为虚、郁、瘀

新疆地区银屑病患者中医体质特征及分布规律：刘红霞教授团队运用《中医体质量表》对新疆维吾尔自治区 583 例寻常型银屑病患者，在其知情的情况下进行了中医体质类型调查，分析其中医体质特征及分布规律。结果：583 例寻常型银屑病患者中的体质分布频率从高到低依次为气虚质（63.81%）、气郁质（44.8%）、瘀血质（33.28%）、特禀质（27.79%）、湿热质（15.95%）、痰湿质（14.41%）、阳虚质（10.63%）、阴虚质（8.58%）和平和质（4.79%）。气虚体质是以中气的虚弱、机体脏腑功能状态低下为主要特征的一种体质状态。由于一身之气不足，脏腑功能衰退；气虚不能推动营血上荣，气血生化乏源，机体失养，面色萎黄，毛发不泽；卫气虚弱，不能固护肌表。气虚卫外失固，故不耐寒邪、风邪、暑邪，易患感冒，诱发本病兼有过敏倾向。气虚者机体恢复较慢，病情迁延，病程较长。而在气虚质的形成过程中，尤其是以先天之元气和后天脾胃之气的亏损为主，元气是健康之本，脾胃是元气之本，脾胃伤则元气衰，元气衰则疾病所由生。特别是脾胃为气血生化之源、脏腑经络之根，是人体赖以生存的基础，为后天之本。同时脾胃又是人体抵御病邪的重要防卫机构，在预防和治疗上起着重要的作用。

2. 新疆地区皮肤病外燥内湿的体质特点

燥证多由感受外界燥邪而成，《素问·阴阳应象大论》曰："燥胜则干。"《素问·经脉别论》曰："饮入于胃，游溢精气，上输于脾，脾气散精，上归于肺，通调水道，下输膀胱，水精四布，五精并行。"津液的生成与输布主要依赖脾的运化输布，肺的通调水道，肾的气化蒸腾。燥邪袭表，卫气受阻，腠理开阖失职，汗液不得发散，津液积而不化，则可化为湿邪，故可同时兼见燥邪束表的外燥证候及湿邪内蕴的内湿证候。西北地区地势高，气温低，燥邪因其清冷、收敛等特性，易寒化，寒性收引，影响气血津液的运行，津液运行受阻，而津液的生成与输布，主要依赖脾的运化，肺的通调，肾的气化，脏腑功能失调，津液输布失常，则湿邪内生。肺主一身之气，气为燥郁，不能行水，水停体内则出现饮水即吐、烦闷不宁等湿邪内生的症状。若表现为外燥内湿，则出现皮肤干燥、肌肤甲错、龟裂等症状。

四、内外结合，针、罐、线协同的皮肤病防治体系

俗话说"内科不治喘，外科不治癣"，由于皮肤病的发病原因和社会因素较

为复杂，往往受多方面因素的影响，内因和外因及其相互作用在皮肤病的发生中起重要的作用，导致在治疗皮肤病的过程中常常存在许多困难。治疗上难点多，易反复，属于顽固性疾病。刘红霞教授根据多年临床经验及新疆"西北燥证"的地域特点，内治提出"健脾祛湿""滋阴除湿"的辨治思路，外治提出了"内外同治""内病外治""异病同治""同病异治"的治疗原则。临证时重视辨病、辨证、辨体、辨皮损、辨颜色、辨虚实等结合的辨证体系，不断总结经典方、经验方、特殊用药心得等，取得很好疗效。

刘红霞教授学术思想的形成，源于严谨的治学之道，踏实的治学之风，通过深研《内经》《伤寒论》《金匮要略》《脾胃论》等经典著作，强化整体观念及辨证论治的认识，谨遵《内经》及仲景所论，同时撷取诸家之长，并在临床实践中不断探索思考总结，形成了学术思想的核心；在临床实践的基础上，溯本求源，寻求理论支撑，在皮肤病的辨证上提出脏腑辨证尤重脾胃，治疗上以调理脾胃为重，顽疾多从"毒"论治，强调扶正以解毒，重视辨病、辨证、辨体相结合的辨证体系；主张皮肤病内外同治、内病外治、同病异治、异病同治综合治疗，形成了天山刘氏中医皮肤科学术思想特色。

临床上尤其重视挖掘传统外治疗法在皮肤病的应用，特别是非药物疗法的运用，如针刺、拔罐等协同治疗，刺络拔罐、走罐、闪罐、敷脐、围针、毫火针、梅花针叩刺、耳穴疗法等中医外治法使皮肤病得到及时有效的治疗，深受患者和同行的赞誉。并大胆将火疗、梅花针叩刺、刮痧、毫火针、闪罐、走罐、刺络拔罐、穴位埋线等治疗内科疾患的方法运用到皮肤病的治疗及巩固预防中，取得良好的临床疗效。

1. 新疆地区皮肤病的特点

新疆位于亚洲大陆中心，气候干燥，年日照时间长，并且新疆是一个多民族聚居的地区，共有40多个民族，具有典型的地域性、民族性。银屑病受环境、地理、种族因素的影响。刘红霞教授认为新疆地区银屑病的发生以脾虚为本，外燥之邪与内生之湿浊相合，以湿浊内阻为其特点。内外所感，皆由脾土虚弱，湿邪乘而袭之，脾胃中阳不振，无力化湿，水湿内聚，郁结肌表，则生外证湿疮。脾为后天之本，气血津液生化之源，脾失健运，可导致气血亏虚，阴阳失衡，正不胜邪，使病邪久留而不去，病程延长，不易治愈。

《素问·阴阳应象大论》云"东方生风""南方生热""西方生燥""北方生寒""中央生湿"。《素问·五运行大论》亦云：地有高下，气有温凉，高者气寒，下者气热。亦即是说东方风气较盛，南方热邪较盛，西方易生燥邪，北方易生寒邪，中央则湿邪较盛，地势高者寒气偏胜，地势低者热邪较盛。六气亢盛，反常便成为六淫，形成致病因素。新疆地处西北，以燥气气化为主。从方域、地势、气候论，新疆民俗所尚，亦有内燥滋生条件，是燥邪淫盛的基础，故燥邪必盛于此地而成为另外一个主要的致病因素。所见的皮肤疾病特点常表现出以干燥症状为特征的临床证候。初期，皮肤呈现干燥不润泽的外观，逐渐转为粗糙、肥厚，状如苔藓，形似席纹；斑疹多数为淡红色，或者为淡褐色；肤表干枯颇似干鱼之皮，上覆糠秕状鳞屑，严重时还会发生长短不一、深浅不等的隙裂；自觉瘙痒剧烈，夜间尤重，搔之则抓痕遍布，结有血痂；爪甲干枯失去光泽；伴有神情倦怠，气短乏力，大便秘结；舌质淡红有裂纹，苔少或苔净如镜，脉虚细数。可见面生褐斑、痒疮、白疕、干癣等。

2. "脾虚湿盛，燥邪伤阴" 病因病机的由来

皮肤病是发生于肌表的疾病，但与五脏六腑、气血津液等密切相关，即所谓"有诸内，必形诸外"。西北地区气候多风沙，气温低，相对湿度小，人体蒸腾量大，需要消耗较多盐分，故口味亦偏咸。人们饮食多以鲜美多脂的肉类乳酪为主食，且多喜饮酒，故多形体肥胖，肌腠致密，卫外抗邪能力强，久之则生内湿。脾气充足，运化水液功能健旺，人体水液代谢才能协调平衡；若脾虚失运，则水液难于转输排泄，导致水湿内停，瘀而成痰，产生多种病症。痰是诸多病的致病因素，古人有"百病皆因痰作祟""怪病皆兼痰，百病皆兼痰"的说法。皮肤科疾病多胶着，缠绵难愈，反复发作，符合痰性黏滞的特性，常使病情缠绵、病证迁延难愈。

如《脾胃论》云："脾胃不足之源，乃阳气不足。"脾阳虚损，不能运化水湿，脾喜燥恶湿，水湿困脾，久病者水湿生热，或炼热为痰，痰热内扰，或出现"阴火"之证，加之新疆年降水量少，气候干燥，燥邪伤津耗气，燥邪易伤及脾肾。以上因素导致脾胃虚弱，脾气不足，百病乃生，是由虚至虚、由虚至湿的病理变化。再如新疆民众饮食以肉食为主，加之现代工作紧张，生活节奏快，情志内伤、劳逸失调等诸多因素，内外湿邪、燥邪共同为患，故"痰湿内生、燥邪伤阴"既为新疆地区皮肤疾病的致病因素，又是发病机制。

3. 辨证及治疗思路

中医学经典著作《灵枢·海论》中载"夫十二经脉者，内属于脏腑，外络于肢节"；《素问·生气通天论》中又说"九窍、五脏、十二节皆通乎天气，阳气者，若天与日，失其所则折寿而不彰……故强不能密，阴气乃绝；阴平阳秘，精神乃治"。说明体表和内脏之间有着息息相关的联系。中医学认为，人体是一个有机的内外统一的整体，体表与内脏，由于经络的纵横交错而遍布全身，在大脑皮质的指挥下，全身各器官系统既分工负责，又互相协调，来维持各种生

理活动；既有运行脏腑气血的作用，又有调节脏腑阴阳平衡的功能。因此，人体如果受外感或内伤，影响了脏腑的阴阳平衡，而发生病变，治疗就可按照平衡阴阳的基本原则来进行补偏救弊，调理气血，使人体各种功能趋向平衡，以恢复健康。

中医内病外治也是中医学中最宝贵的疗法之一，以其使用安全、方便、效果明显而著称。顾名思义，中医内病外治疗法就是采用中药制剂，施药于皮肤九窍，通过皮肤反射、渗透、吸收及输布，进入脏腑，快速实现局部与整体同时治疗的效果，且无口服药物之弊端。刘红霞教授总结多年临床经验，广泛开展中医内病外治方法，临床上尤其重视挖掘传统外治疗法在皮肤病的应用，特别是非药物疗法的运用，如刺络拔罐疗法、走罐疗法、闪罐疗法、敷脐疗法、围针疗法、毫火针疗法、梅花针叩刺疗法、穴位埋线疗法、耳穴疗法等，并且将它们有机结合，综合运用，使正气得扶、邪气祛除，达到标本兼治的目的，使皮肤病得到及时有效的治疗。

刘红霞教授根据新疆多燥证、多脾虚、多痰湿的特点，内治上提出"健脾祛湿""滋阴除湿""怪病多痰湿瘀毒"的辨证思路，外治上提出"内外同治""内病外治"的治疗原则。刘红霞教授认为，外治法在皮肤科的治疗中占有非常重要的地位，配合内治法可以提高疗效，一般轻浅之症，可以专用外治收功；而危重症，尤非配合外治不可。其临床疗效不可替代，外治方法众多，具有作用迅速、疗效显著、不良反应少、运用方便、操作简单、取材容易、能够直接观察、随时掌握等多种优点，特别是在一些常见难治性皮肤病的诊治中摸索出了许多宝贵经验。

4. 形成独具特色的皮肤病内外结合治疗方案

（1）药－针－罐开门祛邪治疗痤疮、带状疱疹：痤疮是一种好发于颜面、胸部、背部，累及毛囊皮脂腺的慢性炎症性疾病，具有一定的损容性。中医学称之为"肺风""粉刺"。痤疮是一种多因素疾病，其发病机制尚未完全明确。中医学认为本病多为素体阳热偏盛，痰湿、痰瘀互结等所致，临床上多以清热解毒、化痰祛瘀、软坚散结治之。带状疱疹多为情志内伤，肝郁气滞，久而化火，肝经火毒；或饮食不节，脾失健运，湿邪内生，蕴而化热，湿热内蕴，外溢肌肤而生；年老体虚者，常因血虚肝旺，湿热毒盛，气血凝滞，以致疼痛剧烈，病程迁延。

痤疮往往经久不愈，反复发作，可化脓成脓肿，结节、脓肿、囊肿者愈后留下凹陷性或增生性瘢痕，影响外貌。带状疱疹剧烈的神经痛，短时间内难以消除，老年体弱者易遗留神经痛，有时可持续数月甚至数年。我科配合中医内外同治综合运用，通过毫火针、拔罐、中药汤剂等综合治疗手段，疗效确定。

毫火针疗法借"火"之力通经活络，通过灼烙人体腧穴腠理而开启经脉脉络之外门，给贼邪以出路，达到开门驱邪之功。拔罐疗法主要施于痤疮的囊肿、结节皮疹处，以达解毒祛瘀功效，且可配背俞穴拔罐以健脾祛湿解毒。在临床中，我科针对囊肿、结节、丘疱疹类皮疹，施以毫火针针刺治疗，然后在针孔处拔火罐，通过刺络和负压产生的机械刺激，加速毒素、废物的清除与排泄，具有泄热解毒、通瘀化滞、调和气血等作用。

用毫火针配合拔罐治疗痤疮、带状疱疹意为"开""排"祛邪，使邪毒有出路。毫火针"以热引热，引邪外出"，使湿热得热而散，气得热而行，壅结的火毒直接外泄（火郁发之）。盖因毫火针性热，善温通，具针刺、艾灸之功效于一体。毫火针点刺肌肤，能使局部毛细血管扩张，促进血液循环，加快局部新陈代谢，有激发经气、温经通络之功。针后拔火罐加强了毫火针开门祛邪之力，达到祛瘀新生之功。刘红霞教授认为中重度痤疮、带状疱疹患者多为肺胃蕴热、气血瘀滞，采用辨证、辨病、辨体相结合，强调内调与外治并重，提出了以"清泻肺胃湿热，消痈散结，解毒化瘀，行气通络"为主要治则，常采用中药内服，并配合针罐等外治法，简便易行，疗效显著且安全可靠，体现了中医中药的特色，临床治疗取得满意疗效。

（2）药-浴-针除湿解毒治疗湿疹、痒疹：皮肤科的临床疾病常见外湿、内湿相合且夹热、夹寒、夹风为病者。《医宗金鉴·外科心法要诀》中描述的"湿淫症"即西医的"急性湿疹"。临床表现为皮疹多形性，糜烂渗出倾向。痒疹病因病机多为体内蕴湿，外感风毒，或昆虫叮咬，湿邪风毒，聚结肌肤而成结节作痒。临床上以健脾除湿为法，常有良效。治湿时，当辨明寒热虚实，表里上下，湿邪侵袭因素体不同，毒邪各异，而应辨证有别，内服药物在治疗上以健脾除湿、健脾燥湿、疏风除湿、清热除湿等为法。

湿疹急性者以湿热为主，亚急性者多与脾虚湿困有关，慢性者则多病久耗伤阴血，血虚风燥，肌肤甲错。病情多迁延反复，瘙痒剧烈，影响患者生活质量。痒疹亦具有此特点。故刘红霞教授在治疗急性湿疹糜烂、渗出明显时选用马齿苋、连翘等煎汤行中药溻渍疗法以清热除湿止痒，配合耳尖放血、膀胱经拔罐加强泄热解毒祛湿止痒之功。当急性湿疹红肿、渗出明显减轻，皮疹以丘疹为主，间有轻度糜烂、少量渗出，且伴有少许结痂或鳞屑时，宜采用中药熏洗疗法以健脾解毒祛湿，中药常选用黄柏、土茯苓、白鲜皮、茯苓、白术等，通过熏洗疗法使药物透过皮肤、孔窍、腧穴等直接吸收而达到治疗效果。倘若病情迁延不愈，演变为慢性湿疹，出现皮肤肥厚、呈苔藓样变时，可配合鸡血藤、白芍、黄芪、当归、丹参等养血润肤中药行中药熏洗疗法、中药熏蒸疗法，局部肥厚皮损可予毫火针、刺络拔罐、走罐等疗法，以加强局部活血化瘀、解毒通络之效。

整个湿疹的治疗过程，采用药－浴－针的综合个体化治疗，充分体现了根据不同病情及皮损变化，辨证选用相应药物和适当外治方法，临床上内服外治有机结合起来，才能相得益彰，提高临床疗效。

（3）药－针－罐温通化瘀治疗白癜风、黄褐斑：白癜风是一种常见的色素性皮肤病，以局部或泛发性色素脱失形成白斑为特征，根据《灵枢·五色》的中医五色辨证"青黑为痛，黄赤为热，白为寒"，常辨证为肝郁气滞、肝肾不足、脾肾两虚，以虚证较多。黄褐斑多为肝郁、脾虚、肾虚，脏腑功能失调，气血失和或瘀滞，颜面失于荣养而发病。

白癜风、黄褐斑多影响患者外貌，并且往往治疗周期长、疗效慢，严重影响患者心身健康及生活质量。刘红霞教授认为白癜风、黄褐斑的治疗需内外同治，尤其是配合毫火针疗法、闪罐疗法、拔罐疗法可以明显提高疗效，缩短病程。

中药内服以调理阴阳气血为法，重视调理脾胃，自拟健脾益肾汤加减治疗白癜风、黄褐斑。肾为先天之本，脾为后天之本，方以党参、炒白术、白扁豆、砂仁、山药等以补脾胃后天之本，肉苁蓉、补骨脂、菟丝子以滋补先天之本，加当归、鸡血藤、僵蚕以活血通络，黄芪益气。

同时关注特色外治法在白癜风、黄褐斑中的应用，配合毫火针、闪罐、拔罐等特色外治法共同达到补益脾肾、中和气血之效。毫火针可温热助阳、激发经气、调气活血，西医学研究认为，毫火针可促进毛细血管扩张，改善局部血液循环，激发酪氨酸酶活性，促进黑色素生成。同时，在皮损处行闪罐法可促进局部气血运行，配合膀胱经拔罐，有助于调和气血。在治疗白癜风、黄褐斑的治疗过程，刘红霞教授将药－针－罐结合，内治、外治方法联合应用，在临床上取得了满意的疗效。

（4）药－浴－罐－养防治银屑病：中医学在治疗银屑病时发挥了很大的优势，刘红霞教授又根据新疆地区银屑病患者的特点以及多年的临床实践，发现新疆地区很多患者易出现脾虚湿盛证的相关症状。在这个学术思想的指导下，提出了银屑病"脾虚湿盛"理论，自拟健脾解毒汤治疗银屑病，取得了较好疗效，缩短了病程，为中医治疗银屑病开辟了新的思路和方法。但银屑病复发率极高，因此如何巩固疗效，提高患者生活质量，也是目前临床需要解决的问题。

刘红霞教授多年来一直以银屑病等常见病为主要诊治及研究病种，坚持中医学整体观念和辨证论治，突出中医药特色，建立了银屑病中药内服、外洗、外擦、针灸、拔罐等联合治疗的中医综合治疗方案。如进行期银屑病患者，皮损不断出现，炎症明显，周围可有红晕，鳞屑较厚，可予凉血解毒作用较强的中药行中药熏洗疗法或中药溻渍疗法以清热解毒止痒，配合耳尖放血以泄热；待病情稳定后，可将熏洗方调整为清热解毒除湿的药物，并增加中药熏蒸疗法、膀胱经拔罐以加强清热解毒除湿之效；如皮损呈斑块状，浸润肥厚者，可将中药熏洗疗法、中药熏蒸疗法的中药调整为养血润肤药物，配合走罐、闪罐、火疗等外治法，以加强活血化瘀、软坚散结、调和气血之效。

银屑病的复发为本病的治疗难点，故经中医综合治疗皮疹消退后，刘红霞教授主张通过膏方、穴位埋线等方法巩固治疗、预防复发。膏方，又叫膏剂，以其剂型为名，属于中医丸、散、膏、丹、酒、露、汤、锭八种剂型之一。膏方一般由20~25味中药组成，具有很好的滋补调理作用。膏方具有平衡阴阳、调和气血、扶正祛邪和培补五脏的功效。利用药物的偏胜之性，补其偏衰，抑其偏盛，纠正人体阴阳的不平衡，也是制订膏方的主要原则。穴位埋线疗法是一种非药物疗法，此法可调理脾肾，调和阴阳平衡，以达到治疗疾病的目的。刘红霞教授将此法运用于银屑病的治疗及预防复发中，获得了很好的临床疗效。

通过中药辨证内服，配合中药熏洗疗法、走罐、坐罐、毫火针、火疗等中医特色外治技法，可较快地控制病情，待病情稳定后，再结合中药膏方口服、穴位埋线疗法，形成了独具特色的药－浴－罐－养全程式防治模式，明显提高了银屑病的临床疗效，并延长了复发时间，降低了患者的经济负担。

第二节　学术特色

中医外治法具有作用迅速、疗效显著、不良反应少、运用方便、取材容易、能够直接观察、随时掌握治疗状况等多种优点。刘红霞教授认为中医外治法在皮肤科的中医治疗中占有非常重要的地位，可以配合内治法提高疗效，一般轻浅之症，可以专用外治收功；而危重症，尤非配合外治法不可。中医外治疗法众多，具有简、便、廉、验等多种优点，刘红霞教授在继承前人临床经验基础上，通过大量临床实践，提出皮肤病中医外治应尤重辨证，且用法用药安全有效，据此建立了皮肤病中医外治体系。

（一）刘红霞教授外治体系构造

中医外治大师吴尚先在《理瀹骈文》中明确指出："外治之理，即内治之理；外治之药，即内治之药。所异者，法耳。"刘红霞教授重视外治法辨证运用的思路，即源于此。外治与内治在辨证上的医理是相同的，只是给药方法、给药途径不同而已。吴师机还特别强调，中药外治要"先辨证，次论治，次用药"，并指出辨证有五："一审阴阳，二察四时五行，三求病机，四度病情，五辨病形，精于五者，方可辨证分明。"这些精辟的论述对中药外治技法的正确运用起着重要的指导作用。段馥亭所著《中医外治证治经验》中指出："外治技法与内治法相同，亦须按八法立方用药……不外以热治寒，以寒治热，有风散风，有湿除湿。"临床上，应整体与局部相结合，分析局部病变特点，综合皮损辨证、部位辨证、颜色辨证、脓液辨证等，来选择外治技法和方药。

吴尚先在《理瀹骈文》中首先明确提出八纲辨证在外治领域中的应用。吴尚先说："形症昭著，务细核其六变（即寒热、表里、虚实之变）。"在用药上，"有表里寒热虚实之分"。八纲辨证是中药外治辨治的总则，是中医辨证论治的总纲，在中医外治领域也起着提纲挈领的作用。吴氏在《理瀹骈文》里说："《灵枢》《素问》而下，如《伤寒论》《金匮要略》以及诸大家所著，不可不读。即喻嘉言、柯韵伯、王晋三诸君所阐发，俱有精思，亦不可不细绎。"对中医理论典籍的阅览理解达到"通彻之后"，方能"诸书皆无形而有用，操纵变化自我"，明"虽治在外，无殊治在内也"之理，在施外治之法时才可以"补内治之不及"而"与内治并行"，达到治疗的目的。《理瀹骈文》中也提到这一机制，即"内外治殊途同归之旨，乃道之大原也"。

1. 整体与局部辨证并重

在整体观念指导下的辨证论治是中医的特色和优势，准确的辨证是临床立法、处方和用药的依据。中医皮肤科临床辨证有独特的理论体系，整体与局部辨证相并重。除遵循八纲辨证和脏腑、经络、气血等辨证方法外，还要结合局部肿、痛、脓、痒、麻木、溃烂及溃疡形色等皮损特征，如斑（红斑、紫斑、白斑、黑斑）、丘疹、水疱、脓疱、风团、结节、囊肿、鳞屑、糜烂、痂皮、抓痕、皲裂、苔藓样变、瘢痕、萎缩、溃疡等进行辨证。既重视全身脏腑、经络、气血在皮科病发病中的作用，也注意局部部位，如上部或下部、局限或泛发、暴露或皱褶部位、挤压或摩擦部位、多汗部位、口腔或外阴等黏膜部位的病变对全身脏腑、经络、气血的影响，以达到辨证的完整性。

2. 病因辨证重视六淫与情志内伤

综合历代文献所述，皮肤科疾病病因大致有外感六淫邪毒、感受特殊之毒、外来伤害、情志内伤、饮食不节、房劳过度6个方面。致病因素不同，引起的皮肤科疾病及症状就有差异，治疗原则也不同。因此，通过掌握各种致病因素的性质、特点及各自引发的皮肤科疾病的特殊表现，以"审证求因""审因论治"，对指导辨证论治有非常重要的作用。刘红霞教授在辨证过程中，尤其重视火毒与情志内伤两个方面。火毒之邪是皮肤科疾病最常见的原因，临床表现为红、肿、热、痛、脓5个证候，以八纲辨证分析多属阳热实证，故清热解毒法贯穿了阳证疮疡的整个治疗过程。内服方以五味消毒饮为代表方剂，有清热解毒、消肿散结的作用，临床应用时要注意区分热在气分、血分之不同，同时根据发病部位、病程的差异，外用方剂中也可酌加石膏、知母或生地黄、牡丹皮等。若证有肿块者，可加川芎、乳香、没药、浙贝母、炮甲片等；病发于上部者，加金银花、连翘、桔梗；病发于中部者，加柴胡、香附、青皮、川郁金；病发于下部者，加黄柏、苍术、牛膝、防己等。若为情志内伤所致者，如郁怒伤肝、思虑伤脾，则肝郁气滞、肝脾不和，以致气滞、血瘀、痰凝等，其发生部位多在肝胆经的循行部位，如乳房、胸胁、颈项两侧等区域，其症状多见肿块明显而质硬，皮色、皮温多正常，并伴有胸胁胀闷、疼痛、易怒等。临床多先用疏肝理气、化痰散结药物，如柴胡、香附、夏枯草、海藻、昆布、生牡蛎、三棱、炮山甲、浙贝母等。

3. 病机辨证重在详察各阶段的病理变化

外科疾病一般可分为初、中、后3个时期，从而确立消、托、补3个总的治疗原则。初期为邪毒蕴结、经络阻塞、气血凝滞，治以消散毒邪、疏通经络、行气活血，用于疮疡初起及外科非化脓性肿块性疾病。但由于致病因素不同，临床应用时必须针对不同病因病机，选用不同治法。疮疡初期除以清热解毒法为主外，还要佐以和营行气通络之品，如当归、赤芍、川芎、炮山甲等，从而使热毒清解、经络疏通，气血凝滞消散而恢复正常。

中期为瘀滞化热、热胜肉腐为脓。热盛是病情进一步发展的原因，脓是热盛肉腐的病理产物，因此，刘红霞教授临床辨证时将此期分为两个阶段。①热盛阶段，即脓肿初期，此时脓将成或部分已成，临床表现为脓疡半软半硬、边界不清、疼痛不缓解，外治选用中药渍渍疗法、中药涂擦疗法、放血疗法等；或脓已成时，局部按之灼热，疼痛加剧，中央已软，四周仍硬，指起即复，可伴全身症状加重。此期的治疗以消散为主，选用托毒法，外治法可选用艾灸疗法、中药熏药疗法、拔罐疗法等。治以清热解毒泻火为主，较初期药力要加大，可加黄芩、黄连、山栀等，辅以适量的理气活血通络之品，如川芎、当归、赤芍、乳香、没药等。托则选用如天花粉、白芷、陈皮、桔梗、浙贝母等既能消散，又能托毒之品。炮山甲、皂角刺因其透托之力峻猛，可促使早日液化成脓及溃破，此阶段不宜用，仅用于早期脓未成，肿硬无波动感时，且剂量宜偏小。②热腐阶段，即脓已成熟阶段，表现为局部已软，边界已分，疼痛缓解。此时，热盛肉腐脓已成，消之不应，托散未已，应当促使脓成速溃，以免毒邪旁窜深溃变生他证。此阶段可用拔罐、毫火针等中医外治方法，内服方用透脓散加金银花、蒲公英、连翘、白芷、天花粉等药物，既加强清热解毒、托毒消肿作用，又及时使毒随脓泄，可有效地控制毒邪发展和并发症的发生。

后期为脓毒外泄，血气耗损，以虚证多见。治拟补益调治，扶助正气，助其新生。同时要注意正虚邪毒未尽的情况，可用清热解毒、消肿排脓药物治疗，勿过早运用补益剂，或以扶正祛邪并用。

4. 外治注重辨证用药

（1）灵活多变：外治的给药部位不拘于一处，途径多，方法灵活多变，目前中药外治法有中药熏洗、中药蒸气浴、中药封包、中药涂擦、中药硬膏热贴敷等。如现在临床上经常运用的穴位贴敷法，即根据不同病情选择不同药物和不同部位的经络穴位给予治疗，剂型多样，有散剂、糊剂、药饼、软膏等。

（2）气厚力专：外用药与内服药的区别在于药物的选择上要气厚力专，气味俱厚。这些药物一是性味浓烈，容易透入皮肤，二是含有大量芳香性物质，能促进药物的透皮吸收。《理瀹骈文》中说："膏中用药必得通经走络，开窍透骨，拔病外出之品为引……""外治用药必得气味俱厚者"。因为外用药在吸收时要克服皮肤屏障作用，一般药物难以透达，一些药性猛烈之品内服易损伤正气，在外用时则刚好起到过关斩将之功。如生南星、生半夏、甘遂、大戟、生附子、密陀僧、川乌等皆是常用之品，生姜、葱、蒜、槐枝、柳枝、桑枝等则是必备之品。在治疗选药时，如果是两个作用相似的药物，要考虑两者药性、药味的厚薄，一般选择性味俱厚之品，所以说："炒用、蒸用皆不如生用，勉强凑用，不如换用。"不管是《理瀹骈文》之前还是之后的外治方的选药都可看到这样的思路。如《外科大成》中的家传西圣膏中运用了南星、半夏、川乌、草乌、青皮、芫花、细辛、穿山甲等大量性味浓烈之品。《医学入门》中的万应膏、《万病回春》中的益寿比天膏等都用了大量气味俱浓之品。

（3）热者易效：外用多热法，熨敷、熏、洗等皆热法，正所谓："膏药，热者易效，凉者次之，热性急而凉性缓也……热证亦可用热者，一则得热则行也，一则以热引热，使热外出也。"

（4）各行其经：外用方中的药物少则可单用一味，多则可多方相合，如《续增略言》说："视本方有加味者而加焉，酌取各其半，参诸偶方、复方，更增累其剂。"虽然有些方中药物众多，少则七八十味，多则上百味，但各行其经，外治给药的这个特点也决定了其治疗病症不像内服药那样局限。

（5）治症广泛：外治方治疗病症广泛，小可专主一病，大可统治百病。在唐代孙思逸的《备急千金要方》中已将外用方法运用于内、外、妇、儿等临床各科，如"治小儿口疮，不得吮乳方，矾石如鸡子大，置醋中，涂儿脚下，二七遍愈"。《续增略言》中云："盖汤主专治，分六经，用药一病一方，日可一易，膏主通治，统六经，用药百病一方，月才一合，故其数广而多。"如清阳膏"统治四时感冒，头痛发热……又风热上攻，赤眼、牙疼、耳鸣。一小儿内热，妇人热如血室。妇人血结胸，妇人热结血闭，外症痈毒红肿热痛者并治"；金仙膏"治外感寒湿……黄疸、浮肿……妇人痛经、妇人产后儿枕痛、小儿风寒积滞皆可用，外症如胁痛等未破者，亦可用"。民国时成书的《中国医学大辞典》中也说："药膏之粘贴于皮肤作外治用者，一以治表，一以治里。治表，如呼脓去腐、止痛生肌……治里，如驱风寒、和气血……使药力从毛孔透入肌腠……较服药尤为有力。"

（6）流通则补：促进气血流通即是补，是外治补虚的独特理论。内治给药在治疗虚证时，一般不大量运用行气及发散走窜之品，防止耗气伤津，但外治给药治疗虚证时，却刚好相反，需要大量用辛香走窜之物，以鼓舞气血运行，达到气血流通的目的，《理瀹骈文》中说："须知外治者，气血流通即是补，不药补亦可。"如大补延龄膏中用了厚朴、青皮、苏子、枳实、木通、香附、乌药、酒当归、川芎、丹参、丹皮等行气活血之品；滋阴壮水膏中用了丹参、当归、丹皮、川芎、红花、香附、枳壳、青皮、郁金、延胡索等行气活血之品；扶阳益火膏用川芎、酒当归、红花、厚朴、香附、乌药、延胡索等行气活血之品，还有健脾膏等都运用了很多行气活血之品。一方面补而不滞，另一方面也达到气血流通即是补的作用。刘红霞教授在治疗虚证时根据气血流通即是补的原理，还给予点刺放血，通过点刺放血，达到活血通络、通行气血的目的，收到很好的疗效。虽方法不一样，但原理一样。

5.注重经络辨证更助疗效

口周属脾、前额属胃、颊部属肝、胸部属任脉、背部属督脉，在选择药物时，适当地选用相应归经的药物，可以增强疗效。

6.注重内外兼施，标本同治

皮肤病的局部表现，常是全身脏腑、经络、气血、阴阳失调的外部表现。

应从整体出发，全身调节，结合外部症状，辨证施治。药物透皮吸收的主要障碍来自皮肤角质层，人们已进行了多种尝试，其中透皮吸收促进剂的研究和使用效果明显。目前多采用氮酮、亚油酸、二甲基亚砜类等皮肤渗透剂，来增强药物的穿透性和提高药物的透过率。中药透皮促进剂具有效果好、副作用小等特点。

中医外治法是中医药的特色疗法，其特点如下：一是通过对机体特定部位的刺激，调动机体的内在调控机制，恢复内环境的稳定状态，较之内服药物具有简、便、廉、验和毒副作用少等诸多优点；二是中药作为外治法的主要手段，疗效确切，应用广泛。中医外治法源远流长，是中医学家们经过长期实践而逐渐发展建立起来的具有特色的疗法，其治疗疾病的范围也越来越广泛。由外症外治、内症内治发展到了内外症皆可外治。不仅用于痈疽疔肿、风湿痹痛、跌打损伤等外科疾患的治疗，还广泛地用于内、妇、儿、外、五官等各种疾患的治疗。有些古法可以直接采用，有些我们进行了有效的改良后，收到良好效果。

外治法是中医药的优势疗法，在中医治疗中占有非常重要的地位，可以配合内治法以提高疗效，一般轻浅之症，可以专用外治收功；而危重症，尤非配合外治不可。其临床疗效不可替代，如何继承与发展创新是我们首要的任务。

（二）刘红霞教授对部分外治法的改良

刘红霞教授在继承的基础上，结合现代临床疾病特点和患者体质，对部分外治技法进行了有效改良，收到良好效果。

中药熏药疗法是我国劳动人民在长期临床实践中，在灸法的基础上发展起来的治疗外科、皮肤科疾病的一种外治技法，在群众中流传用桑枝、谷糠、草纸等加以各种中药配方点燃后烟熏治疗疾病的方法。赵炳南医生在早年行医时，曾看到一位老太太用草纸熏治顽癣（相当于神经性皮炎）疗效很好，引起他的注意，在中医古籍中也有不少类似这方面的记载，于是，赵老加以总结完善，在临床上应用了这一独特的疗法。

刘红霞教授继承了赵老的熏药疗法，并经过大量临床观察，发现中药熏药疗法对慢性肥厚性皮肤病疗效确切。慢性肥厚性皮肤病是以干燥、粗糙、增厚、角化、浸润较深、脱屑和苔藓样变为主的一组皮肤病变。临床上常见于神经性皮炎、慢性湿疹、斑块状银屑病、皮肤淀粉样变、结节性痒疹、掌跖角化症、鱼鳞病、肥厚性扁平苔藓，多因病史较长，或治疗不当，反复刺激引起。其皮损较厚，治疗困难，且复发率较高，病情缠绵难愈，对患者生理、心理、社会等方面造成严重的影响。

刘红霞教授在临床工作中，对该疗法的剂型、制作过程进行了改良，她使用中药免煎颗粒剂，通过辨证遣药配方。将中药免煎颗粒剂混合一定比例的艾绒，用黄纸卷至直径约1.5cm的圆柱状，点燃后熏皮损处，每日2次，每次、每块皮损按其厚薄程度熏15~30分钟，熏时接触皮损的温度一般在40~80℃。常用免煎颗粒剂有黄芪、当归、三棱、莪术、乳香、没药、细辛等。常用协定方如下：

益气通络方：黄芪、当归、丹参、枳壳、地龙等；活血化瘀方：鸡血藤、桃仁、丹参、鬼箭羽等；软坚散结方：三棱、莪术、乳香、没药等。

在治疗慢性肥厚性皮肤病方面，有些学者通过临床观察发现，中药熏药疗法具有一定优势，易于操作，费用低廉，疗效明显，可广泛应用于此类疾病的治疗。

（三）刘红霞教授关于外治技法的探索和创新

刘红霞教授在临床实践中不断挖掘和整理皮肤科外治技法，并结合临床大胆实践，大胆探索和创新，将新的外治技法运用到顽固性皮肤病的治疗中，取得满意疗效。

1. 毫火针疗法治疗白癜风

火针疗法是我国传统医学宝库中一种独特的针刺治疗方法，在民间广泛流传，有着悠久的历史，具有疗效好、见效快、施治简便的特点。火针疗法，古称"焠刺""烧针"等，是将针在火上烧红后于病变部位或穴位速刺疾出，以治疗疾病的方法。火针疗法早在《黄帝内经》中就有所记载，《灵枢·寿夭刚柔》云："刺布衣者，以火焠之。"《灵枢·官针》云："焠刺者，刺燔针则取痹也。"

刘红霞教授在临床上常选用毫火针。毫火针是用普通25mm毫针作为火针针具，又称之为"改良火针"，是在火针的基础上发展起来的，临床应用中既克服了传统火针的缺点，又突出了火针的治疗优势。其特点如下：①针体细，对皮肤损伤轻；②易于燃烧，在火焰下一烧，针体即通红；③易于操作，对病变面积较大者可多针同时治疗，减轻患者痛苦（原始多头火针烧针时间长）；④针孔小，降低了局部感染的危险；⑤针体细小，烧针易烧红，减轻了针刺后的疼痛；⑥针后出血少，患者基本不晕针；⑦针体短小，易于操作，减轻了患者的恐惧心理；⑧一人一次性使用，避免原始火针一针多人、多次使用的交叉感染风险；⑨用普通针灸针做火针，便于普及应用，是火针功能的发展与延伸，扩大了用火针治疗顽固性皮肤病的范围，具有安全、无痛、奇效、微创等特点。

毫火针操作步骤：选取皮损处，局部皮肤常规消毒，左手持止血钳夹95%

酒精棉球，右手持 1~3 根 25mm 毫针在 95% 酒精棉球外焰加热针尖，烧红后迅速刺于皮损处，操作过程要求"稳、准、快"。治疗结束后，以消毒棉球擦拭局部皮肤以预防感染。毫火针治疗频率：前 1~4 周每隔 3 天治疗 1 次；第 5~8 周每隔 5 天治疗 1 次；第 9~12 周每隔 7 天治疗 1 次。

白癜风是一种常见的色素性皮肤病，以局部或泛发性色素脱失形成白斑为特征，严重影响美观，易引起患者严重的心理障碍。近年来，刘红霞教授在中医外治技法的不断探索中，发现用毫针替代传统的火针针具，并将其应用于白癜风这一皮肤科顽疾的治疗中，可明显提高患者的依从性。通过治疗前后皮损图像及伍德灯检查的对比，发现毫火针治疗白癜风可有效促进皮岛生成。

西医学对毫火针疗法的研究成果：①火针直接针刺病位及反射点，能迅速消除或改善局部组织水肿、充血、渗出、粘连、钙化、挛缩、缺血等病理变化，从而加快局部血液循环，促进代谢，使受损组织和神经重新恢复；②火针点刺具有消肿散结，促进慢性炎症吸收的作用，可破坏病变组织，激发自身对坏死组织的吸收；③火针治疗除了可以增强局部血液供应外，还可促进白细胞渗出和提高其吞噬功能，进而帮助炎症的消退。

2. 走罐疗法治疗斑块状银屑病

走罐疗法是中医临床常用的特色治疗方法，因其操作简便，疗效显著，多年来在临床中一直被广泛用于多种内科疾病的治疗。刘红霞教授通过多年临床观察发现，将走罐疗法用于治疗斑块状银屑病，疗效确切。

斑块状银屑病是银屑病中较为难治的一种类型，多由病史较长，或治疗不当，反复刺激引起，其皮损较厚，浸润较深，治疗困难。斑块状银屑病尽管不会威胁患者的生命安全，但由于该病反复发作，病程迁延不愈，皮肤受损，顽固难消，常伴瘙痒，对患者的生理、心理、社会等方面会造成严重的影响，降低患者的生活质量，给患者带来极大的痛苦。刘红霞教授在斑块状银屑病治疗中运用走罐疗法，可使皮疹较快消退，疗程明显缩短。

走罐疗法是将 95% 酒精棉球点燃后，将罐内空气燃尽，通过罐内的负压吸附于肌肤表面，具有吸附力强、作用层次深的功效。加之快速在皮损处推拉罐体，推动脉中营血流动，激发其活力，可以起到加快血液循环，行气活血，祛瘀通脉，通经活络，引邪外出的作用。同时，走罐可以有效作用于人体自身的传控体系——经络系统，使肌肤表面对体内外环境物质及信息的交换能力提高。在引邪外出的同时，增强了肌肤表面对药物的吸收能力，促使药物吸收，从而达到治疗目的。

刘红霞教授一直以银屑病等常见病为主要诊治及研究病种，坚持中医学整体观念和辨证论治特色，以临床实践为基础，不断总结临床经验，开展了中药内服、中药浸浴、中药药膏、针灸拔罐等治疗方法。尤其从 20 世纪 90 年代起，将多种中医外治法运用在银屑病的治疗中，对不同中医外治法和西医治疗方法比较，发现中医药浴治疗银屑病的有效率为 84.38%，中药普连膏治疗银屑病的有效率为 80.26%，走罐疗法治疗银屑病的有效率为 85.00%。因走罐疗法操作简便，使用安全，可迅速使鳞屑变薄、瘙痒减轻，效果立竿见影，疗程明显缩短，得到广大同行及患者的认可。我科广泛使用走罐疗法治疗斑块状银屑病，并进行了临床推广。

刘红霞教授于 2010 年 10 月申报了新疆维吾尔自治区卫生厅课题"走罐疗法治疗斑块状银屑病临床疗效观察"，运用现代技术，探索传统疗法的作用机制，创新性地将传统走罐疗法与现代理论相结合，验证了走罐疗法治疗斑块状银屑病的临床有效性。2011 年申报了新疆维吾尔自治区科技支撑计划项目"以走罐疗法为主的斑块型银屑病中医外治技术规范化研究"，研究认为用走罐疗法治疗斑块状银屑病疗效确切，同时得出走罐疗法治疗斑块状银屑病频次以 30 次为宜的结论。

通过上述研究，刘红霞教授制订了走罐疗法治疗斑块状银屑病操作规范：速度宜每秒 10~15cm，走罐次数宜 30 次，每操作 5~10 次宜更换罐体，间歇时间不超过 10 秒，疗程为每天 1 次，1 周为 1 个疗程。

（四）刘红霞教授外治法的临床运用

皮肤病虽然发生在人体体表，但与人的整体有密切关系。因此在应用外治技法时，不仅应着眼于体表的局部病变，而且还应该贯彻整体观念。辨病与辨证相结合，取长补短，可以进一步明确疾病的发病原因、部位和性质，了解疾病的全部发病过程。临床上，通过皮损辨证、部位辨证、颜色辨证、脓液辨证等，辨别是阴证或阳证，来选择外治法和方药。同时注意选择适当的外用药剂型，这也与临床治疗效果有密切关系。

1. 辨皮损选法

临床应用依据皮损辨证的原则，如银屑病皮损颜色鲜红时，采用清热解毒止痒方浸浴，或溻渍以清热解毒止痒；当皮损颜色变暗，浸润肥厚，顽固不消时，配合中药熏药或毫火针治疗。

刘红霞教授针对发生在体表不同部位的皮损颜色、形态及性质选择不同的外治法。此外，除了局部病灶的寒热、表里、虚实、缓急、部位及肿、痛、痒、脓、麻木、溃疡等的辨证外，尚须与辨病相结合。较之传统的局部辨证法或皮损辨证法更广一筹。

2. 注重辨证遣方

（1）外治方选用注重辨证论治：外治与内治在病因病机、辨证用药等医理上是相同的，只是给药方法、途径不同而已。外治与内治均是以中医基本理论为指导，在临床运用上，医理与药性并没有很大的区别，"所异者，法耳"，即只是在方法上的不同。这些外治与内治机制统一的原则，一直有效指导着临床实践。

（2）刘红霞教授在用药时注重药物的安全性：传统中医外治法中多用有毒药物，以毒攻毒，如雄黄、朱砂、狼毒、斑蝥等，其临床疗效确切。但是现在有毒药物临床运用受限，为了将外治法更好地继承发展，刘红霞教授对其进行了创新发展。外洗方、熏药方中均采用临床常用的药性平和的中药，如黄柏、土茯苓、马齿苋、当归、丹参、鸡血藤、茯苓、白术、白鲜皮、三棱、莪术等。通过大量的临床实践已证明其安全性、有效性。

刘红霞教授主张外治尽量减少药物的毒副作用。从药物在皮肤局部的浓度来讲，外治施于局部组织的药物浓度显著高于内治。如果只用内治，为使药物在皮肤局部组织达到与外治同样足够的浓度，内用药剂量将加大，这样会加大全身性毒副反应的发生风险，因为内服药需要经过胃肠道吸收，剂量增大就可能加重对胃肠道的刺激和肝脏、肾脏的负担。而外用药作用于局部治疗时，除药物的化学作用外又兼有某些物理作用，故其所需药量远远小于内用药的剂量，其在患处形成较高的药物浓度，而血中药物浓度则甚微，如此会大大减少药物的毒副作用。有些外治药物虽然也能通过透皮吸收进入血液，但因为其是直接进入大循环，就在很大程度上减少了对肝脏的毒副作用。

（3）重视后天之本：刘红霞教授还重视补脾，屡言"膏药补法，在借胃气""诸虚不足，先健胃气"，故在外治法用药中常配白术、黄芪、党参、山药、干姜、豆蔻等补脾药。

（4）外用药多选药物厚重之品：在《理瀹骈文》中，吴氏提出外治用药须用药味厚重者，方能有效；药性平和之品，效能甚微，主张"运用药物组方，就中去平淡无力之味，易于他方厚味之品"，吴氏常用的厚味药有以下几种：生猛竣烈类，如川乌、草乌、生附子、生南星等。这些药物毒性大，药性峻猛，外用时能刺激穴位，有利于激励经气，如川乌外用溃坚祛腐，可用治痈疽肿毒、久生疥癣。辛辣温热类，如生姜、干姜、花椒等。这些药物无毒，但对体表有较强刺激作用，可直接刺激穴位，增加药物渗透力，用以助他药渗入体内。如花椒可治阴痒带下、湿疹皮肤瘙痒。芳香走窜类，如丁香、白芷、川芎、吴茱黄等。此类药物中大多含有挥发油，易入机体，使有效成分加速渗入，如丁香花蕾含挥发油，即丁香油，油中主要含有丁香油酚等成分，对致病性真菌和葡萄球菌、链球菌、铜绿假单胞菌等均有抑制作用。活血化瘀类中药对皮肤无刺激作用，且可以被很好地吸收，故也常应用，如红花、桃仁、大黄等。姜、葱、槐、柳、木鳖、蓖麻、石菖蒲、穿山甲、轻粉之类为许多外治方中的常用之药。酒、蒜、桃、芥、椒、艾之属，延胡索、木通、细辛、威灵仙、木香、苏合油及其他行气开窍走窜之品也常随症加用。在药性较为平和的外治方中，还要加上引药，"假猛药、生药、香药，率领群药，开结行滞，直达其所"。

综上所述，在刘红霞教授辨证运用中医外治法的指导下，我们结合临床实际，对中医外治法的"药物外治法"和"非药物外治法"，进行了相关的规范化研究，这也是对中医外治法传承与发展的具体体现。

在临床应用中，有些中医外治法确有很好的临床疗效，但用传统中医理论及西医学理论都无法阐明其机制，甚至可以完全搁置其机制，只能将之暂归于特色疗法范畴。但不能以特色为借口，放弃对其作用机制的探求。因为缺乏理论支持的方法是难以让人信服的，是违背循证医学原则的，故而是难以推广的。在对中医外治法进行规范化研究的同时，也要注重相关理论的研究。

在中医药学的发展历程中，中医医理及发展轨迹往往是沿着有利于中医内科学发展的途径前行，这也导致了中医内科学与其他学科的发展不平衡。中医内科学的经典著作数量和历代文献数量如汗牛充栋，其理论体系相对完善。相对而言，其他中医类学科及技能则缺乏理论指导及规范，中医外治法作为其典型代表自然在所难免。

对中医外治法的研究就是对一些指标和变量外在表现形式的研究，而中医外治研究的核心应该是研究其中的本源和机制，这才是其发展与推广的根本所在，一察所因，求其本，探其源，愈其疾。同时，以体现中医外治法"简、便、廉、验"特点为目的的中医外治研究，才是当下中医外治研究的主要方向所在，按照这个研究思路才可以发现和推广更多、更有效的中医外治法。

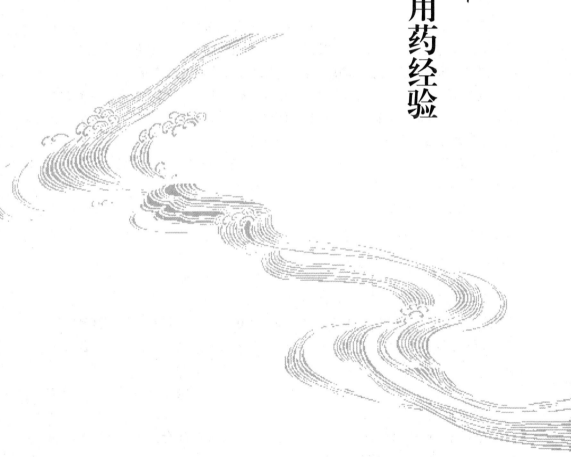

第三章

流派用药经验

第一节　解毒药

金银花

【一般认识】金银花来源于忍冬科植物忍冬的干燥花蕾或初开的花。忍冬最早入药以藤为主，称为忍冬藤，始载于《神农本草经》；首次以花蕾及花入药出现于周定王的《救荒本草》。因其初开花时呈现白色，而后转变为黄色，故被称为金银花。金银花味甘，性寒，归肺、心、胃经，其功效多以清热解毒、疏散风热为主。金银花的适应性较强，喜阳、耐寒、耐阴，在潮湿及干旱的地方均可生长，金银花的种植历史已超过200年，我国多分布于广东、山东、河南、河北、海南等地，其中山东的济银花、河南的密银花道地性最强。虽然金银花属于清热类药物，但其应用范围广泛，临床上对于金银花的研究也较为重视。

【皮科应用】金银花外用具有清热解毒、疏散风热、清热燥湿、止痒安神的功效。《滇南本草》载金银花能清热，解诸疮、痈疽、发背、丹毒、瘰疬。《本经逢原》载金银花能解毒祛脓，泻中有补，为痈疽溃后之圣药。

【配伍应用】金银花配连翘，为治温病、疮痈肿毒之常用药对，用于温病初起、外感风热表证，如银翘散，即金银花与连翘、荆芥等配伍使用。若热入气分，壮热烦渴，脉洪大者，常与石膏、知母、连翘等配伍使用。若邪在卫分、气分不解，内陷营分，将金银花与犀角、黄连、麦冬、丹参等配伍使用，如清营汤。

金银花配蒲公英，用于治疗热毒疮痈、红肿热痛之症。

金银花配菊花，用于治疗疔疮肿毒。

金银花配大青叶，用于热毒所致疔疮、丹毒、痄腮、喉痹、感染性高热等。

金银花与玄参、马勃、青黛等配伍，用于治大头瘟，头目胀大，面发疱疮者。

金银花与紫花地丁、连翘、土贝母等配伍，用于疔疮肿毒痈肿，如《急救痧证全集》的翘丁金贝煎。

金银花与野菊花、蒲公英、紫花地丁、紫背天葵配合使用，如《医宗金鉴·外科心法要诀》的五味消毒饮。

金银花配甘草，主治痈肿疔疮、喉痹、丹毒、热毒血痢、风热感冒、温病发热、痈疽发背之初起等，如《医学心悟》的忍冬汤。

金银花与黄芩相配，则加强金银花的清热之力；与黄连相配则清热燥湿力强，如银花解毒汤。

金银花与雄黄配合，治恶疮不愈。

金银花炒炭配赤芍，可清热解毒、凉血止痢、活血止痛，常用治热毒疮痈、热毒痢疾腹痛。

金银花配黄芪，有清热解毒消肿、扶正托脓生肌之效，用于痈疽久不敛口，或痈疽内陷，或疮疡初起不甚红肿属气虚者。黄芪治虚，金银花疗实，临床上凡疮疡一证，初起多实中夹虚，后期多虚中有实，两药配伍益气解毒、敛疮散结，可治早、中、晚各期的疮疡痈疽。

金银花与山楂、菊花、蜂蜜相伍即双花饮，用于治疗疗、疮、痈、疽等火毒内盛之症；外感风热之发热、头痛，或肝火上炎之目赤肿痛；老人暑热伤阴、发热口渴、胃口不开等之症。

金银花配生槐花、白茅根、土茯苓之银花解毒汤，主治寻常性银屑病进行期，特别是儿童急性点滴状银屑病。

金银花配乌梅，浸水煎液过滤去渣，涂擦手足患癣处，可使瘙痒消失痊愈。

【剂量特点】临床运用金银花虽安全范围较广，正常剂量下（10~20g）未见明显毒副作用，但应注意其不适用人群（体弱者、脾胃虚寒者、气虚疮疡脓清者、女性经期以及乙肝患者忌服）。外用：适量，捣敷。

【各家论述】《本草正》：金银花，善于化毒，故治痈疽、肿毒、疮癣、杨梅、风湿诸毒。

《本经逢原》：金银花，解毒去脓，泻中有补，痈疽溃后之圣药。

《滇南本草》言金银花：清热，解诸疮，痈疽发背，丹流瘰疬。

【常用方剂】四妙勇安汤、荆防败毒散、银翘散、托里消毒饮、五味消毒饮等。

连翘

【一般认识】连翘为木犀科植物连翘的干燥果实，为"疮家圣药"，归心、肺经，具有清热解毒、疏散风热、消肿散结等多种功效，在临床上运用广泛，可用于痈疽、瘰疬、乳痈、丹毒、风热感冒、温病初起、温热入营、高热烦渴、神昏发斑、热淋涩痛等。

【皮科应用】本品既可解疮毒，又能消散痈肿结聚，有"疮家圣药"之称。如普济消毒饮治大头天行，初觉憎寒体重，次传头面肿盛，目不能开，上喘，咽喉不利，口渴舌燥（《东垣试效方》）。

连翘有清热解毒、消痈散结、疏散风热之功效，属于清热药类。《神农本草经》云其"主寒热鼠瘘瘰疬，痈肿恶疮，瘿瘤结热蛊毒"。《本草征要》谓其"清热解毒，消肿凉血。诸疮痛痒，皆属心火，故为疮家要药"。本品苦寒，主入心经，既能清心火、解疮毒，又能散气血凝聚，兼有消痈散结之功。

【配伍应用】连翘配伍金银花、蒲公英、野菊花等解毒消肿之品，治痈肿疮毒。

连翘配伍穿山甲、皂角刺治疗疮痈红肿未溃。

连翘配伍牡丹皮、天花粉治疗疮疡脓出、红肿溃烂。

连翘配伍夏枯草、浙贝母、玄参、牡蛎，用治痰火郁结，瘰疬痰核。

连翘配伍赤小豆治疗皮肤瘙痒、水疱、糜烂、渗出等为特征的皮肤科疾病，如日光性皮炎、奶癣，连翘清热散结，赤小豆除湿解毒，使邪有出路。

连翘配伍金银花，治疗手足口病，二药配伍共奏解毒之效；治疗水痘，配伍金银花可加强消肿散结。

连翘配伍板蓝根，治疗手足口病。板蓝根清热解毒、透疹祛邪，治疗瘟疫热毒之证，板蓝根苦寒，二药配伍可加强清热解毒之效。

连翘配伍薄荷、荆芥等辛凉透表、疏散风热之品可加强疏散风热之效。

连翘配伍金银花、牛蒡子，共奏解肌散热、清热解毒之效，治疗疮疡肿毒、咽喉肿痛，其中连翘能清心火，解疮毒，助金银花、牛蒡子解毒消肿。

连翘配伍赤芍，可清热解毒、散血消疮，治疗痤疮（肺热证）。其中连翘清热解毒、透邪达表，既善清心火而散上焦风热，又能消痈散结，以助赤芍消散面部瘀结之痤疮。

连翘配伍金银花、天花粉、牡丹皮等治疗痈肿疮毒、瘰疬痰核。连翘苦寒，解疮毒，配伍金银花、天花粉以助消散痈肿结聚之效。

连翘配伍夏枯草、浙贝母、玄参、牡蛎等，用治痰火郁结，瘰疬痰核。

【剂量特点】常用量6~15g。

临床运用连翘虽安全范围较广，常用剂量下（6~30g）未见明显毒副作用，但应注意其不适用人群（脾胃虚弱，气虚发热，痈疽已溃、脓稀色淡者忌服）。

【各家论述】《神农本草经》：连翘，味苦，平。

《汤液本草》：连翘，气平，味苦，微寒，无毒。

《本草征要》："连翘，入心、胃、胆、大肠、肾五经……手少阴主药也。"

【常用方剂】银翘散、连翘败毒散、防风通圣散、保和丸等。

白花蛇舌草

【一般认识】白花蛇舌草为茜草科植物白花蛇舌草的干燥全草，性凉，味甘、淡，具有清热解毒、利尿消肿、活血止痛功效，常用于痈肿疮毒、咽喉肿痛、毒蛇咬伤、热淋小便不利，也可用于各种癌症。

【皮科应用】痈疖肿痛可与蒲公英、地丁同用，治疗毒蛇咬伤，用白酒煎服，余渣外敷。

【配伍应用】白花蛇舌草清热解毒、活血消肿力专。酒渣鼻属肺经热者，配地骨皮、桑白皮、黄芩等；属素体阴虚肺胃积热上蕴者，配生地黄、大黄等；属湿热蕴结、肝郁化火者，配苦参、黄连等。

白花蛇舌草能清热、凉血、活血。治疗雀斑属肺火郁于孙络，脉络瘀滞者，配生地黄、红花、鸡血藤等；属阳气郁伏，营卫不和者，配柴胡、白芍、半夏等。

白花蛇舌草苦、甘、寒，疏肝解毒功能强。对黄褐斑属肝郁气滞，冲任失调者，配香附、陈皮等；属肝脾不和，火燥郁滞者，配柴胡、茯苓、丹皮等。

【剂量特点】用量15~60g，治痈用量可以达到120g。

【各家论述】《新修本草》中有"蛇舌"的最早记载。其性寒，味苦、甘，归心、肝、脾经，具有清热解毒、利尿消肿之功效。

【常用方剂】紫葛蓝草汤、化毒消疣汤、加味养阴清热汤。

半枝莲

【一般认识】半枝莲为唇形科植物半枝莲的干燥全草。味辛、苦，性寒，归肺、肝、肾经，是中医处方和成药中的常用中药，具有清热解毒、化瘀利尿的功效。

【皮科应用】本品有清热解毒、利尿化瘀等功效，用于咽喉肿痛、蛇虫咬伤、跌仆伤痛。鲜药治疗是中医特色之一，半枝莲鲜药对蛇虫咬伤、外伤、热病有特殊功效，具有清热解毒、化瘀止血、利尿消肿的作用，直接作用于患处，止痛效果立显。

【配伍应用】半枝莲配合白花蛇舌草具有清热解毒、活血化瘀、消肿软坚等功效。

【剂量特点】口服15~30g。

【各家论述】《本草纲目拾遗》：性寒，消痈肿，治湿郁水肿。治诸毒及汤烙伤疔痈等症，虫蛇螫咬。

《南宁市药物志》：消肿止痛。治跌打、刀伤、疮疡。

【常用方剂】益气养阴解毒汤、加味利湿解毒汤、消斑汤等。

地榆

【一般认识】地榆始载于《神农本草经》，为蔷薇科植物地榆的根及根茎，味苦、酸，性微寒，入大肠经，有凉血止血、解毒敛疮之功，用于便血、痔血、水火烫伤等症。

【皮科应用】李时珍在《本草纲目》中说："宁得一斤地榆，不要明月宝珠。"这里所说胜过珠宝的地榆，是指地榆的根。其性寒，味苦、酸，入脾、胃经，有凉血止血、收敛解毒功效，是传统的凉血止血中药。地榆泻火毒并有收敛作用，可用于烫伤、皮肤溃烂、疼痛等证。如烫伤后，取生地榆研极细末用麻油调敷，可减轻疼痛、加速愈合，为治烫伤要药。

临床对局部某些潮红肿胀、灼热痒痛的皮外科病变，取地榆外治，能尽快促使局部肌肤热清毒解，炎症消散吸收，痒止痛消。因地榆含大量鞣质、三萜皂苷等，具有杀菌作用，可收缩血管，降低血管通透性，减少炎性渗出。

地榆膏（地榆粉30g，凡士林100g，充分调匀成膏）可使炎性肿块较快消散。对多发于小儿头皮、额部、颜面的暑疖，尤其是初起者，肿而光亮色红，中央突起，触之灼热微硬的结节，取地榆配马齿苋水煎待凉，每日数次溻渍，一般3~4日暑疖可完全消散。对红斑性湿疹，疹色潮红，触之灼热痒剧者，在除湿止痒药中佐地榆水煎待凉，浸泡或持续溻渍患处，临床观察，取效较捷。其他如血管神经性水肿、虫咬皮炎、接触性皮炎等病症，或取本品煎液待凉溻渍，或研粉配成洗剂外涂，均能收良效。

【配伍应用】地榆配伍白及可凉血止血解毒，《本草新编》谓白及属"阳中之阴"，地榆属"阴中阳也"，二药相伍，一阴一阳，阴阳相合，相须为用，辨证用药，效若桴鼓。

地榆和槐花配伍使用历史悠久，《医宗金鉴》中载有止痛如神汤方，方中提到，如血下，多加地榆、槐花〔（2~1）：1配伍〕等，用于凉血止血。

【剂量特点】口服9~15g。外用适量，研末涂敷患处。

【各家论述】《神农本草本经》：主妇人七伤，带下病，止痛，除恶肉，止汗，疗金疮。

《名医别录》：止脓血，诸瘘，恶疮，消酒，除消渴，补绝伤，产后内塞，可作金疮膏。主内漏不止，血不足。

【常用方剂】槐角丸、地榆汤、苍术地榆汤等。

马齿苋

【一般认识】马齿苋系马齿苋科马齿苋属一年生肉质草本植物，首载于《神农本草经》。马齿苋味酸，性寒，归肝、大肠经，具有清热解毒、凉血止血、止痢功效，用于热毒血痢、痈肿疔疮、湿疹、丹毒、蛇虫咬伤、便血、痔血和崩漏下血。现代研究表明，马齿苋具有解毒、消炎、止痒、消肿、促进溃疡愈合的作用。

【皮科应用】马齿苋擅清热解毒，凉血止血，主要用于治疗湿疹、癣状疾病、荨麻疹、蚊虫叮咬性皮炎等皮肤过敏症状。皮肤科主要取其清热解毒、除湿止痒之功效。《新修本草》认为其主诸肿瘘疣目，捣揩之；饮汁主反胃，诸淋、金疮血流；用汁洗紧唇、面疮。《食疗本草》亦曰其疗湿癣、白秃，以马齿膏和灰涂效。可见，古代医家早已将马齿苋用于皮肤病的治疗。现代常用于皮肤溃疡：鲜马齿苋1000g，白酒、水各500ml，煎煮取药汁400ml。早晚各食熟马齿苋120g，饮药汁50ml。小儿用量减半。服1剂未愈者。

马齿苋素有"天然抗生素"之美称，其抗菌作用早见于《名医别录》，唐代的《食疗本草》及明代李时珍的《本草纲目》中均有"清热解毒，散血消肿，止痢"功效的记载。

复方马齿苋片（马齿苋、木贼、山豆根、薏苡仁、败酱草、大青叶、甘草、露蜂房、党参、黄芪、黄精、麦冬、灵芝、白术）口服可以治疗尖锐湿疣、扁平疣。

马齿苋可以应用于湿疹各期。无论内服还是外用都可以取得令人满意的疗效。外用多以水煎液，溻渍于患处，每次5分钟，每天2~3次，或以温热煎液浸泡患处15~20分钟。内服可单独煎液，也可与龙胆草、苦参、车前子、白鲜皮、牡丹皮等为伍，起清热、解毒、利湿、消肿之效，可以明显减轻皮损的瘙痒程度及降低中医证候评分、血清总IgE水平。

清代鲍相璈所著《验方新编》记录："缠腰火丹用马齿苋捣烂涂之，均极神效。"西医学将缠腰火丹称之为带状疱疹。取鲜马齿苋，洗净捣烂榨汁，将汁液涂于患处，干则复涂，不计次数。病情较重者，用鲜马齿苋250g，煎汤内服，每日1剂或鲜马齿苋捣泥外敷，每日6次。中医学认为缠腰火丹系热毒郁于肌肤所致，西医学则认为是感染带状疱疹病毒所致。用马齿苋之所以获得佳效是因为本品具有良好的清热解毒作用，从现代药理分析，它含有丰富的苹果酸、枸橼酸、氨基酸及游离草酸，能有效地抑制带状疱疹病毒。

白癜风中医学称为白驳风，多发于面、颈、手背、躯干等部位。将鲜马齿苋洗净切碎捣烂，拧出汁液，装于有色瓶内备用（每100ml加硼酸2g，使pH保持在5.1，可久贮）。蘸药液涂患部，每日2次（早晚各1次）。配合患部日光浴每天10分钟，逐日增加至1~2小时，6个月为1个疗程。马齿苋配合日光浴之所以能治疗白癜风，可能是因为马齿苋含有生物激素，能激活组织，使其渗透性增高，促进皮肤对日光中紫外线的吸收，使人体表皮组织中所含的黑色素原变为黑色素沉着在皮肤表面，从而使患部皮肤逐渐变黑，直至恢复或接近正常肤色。

疣的病因为腠理不固，风热之邪搏结肌肤；或因血虚肝失所养，郁久后化毒致瘀，以致气滞血凝而成。故临床治疗多采用疏风、清热、疏肝、凉血、散结之法。取鲜马齿苋100g洗净捣泥，擦患部3~5分钟，擦至皮肤发红为止，每日早晚各1次。鲜马齿苋擦患部治疗扁平疣，疗效确切，且对皮肤无刺激、无损害、无瘢痕，尚未发现毒副作用和不良反应。

用鲜马齿苋400~600g水煎30分钟后，滤出液2000~3000ml代茶内服，亦可取鲜马齿苋捣汁涂敷于痤疮患处，每日数次。

【配伍应用】马齿苋配伍甘草。甘草，味甘，性平，归心、肺、脾、胃经，具有补脾益气、清热解毒、祛痰止咳、缓急止痛、调和诸药的功效。马齿苋，味酸，性寒，归肝、大肠经，具有清热解毒、凉血止血、止痢功效，其水提液湿渍具有清热解毒、散血消肿之功，可治疗多发性疖肿、脓疱疮、急性湿疹、过敏性皮炎、接触性皮炎等皮肤病。二者配伍取"酸甘化阴"之意，功在滋阴养胃，两者一敛一滋，起协同作用，用治阴虚不足证。

【剂量特点】口服9~15g。外用适量，捣敷患处。

【各家论述】《生草药性备要》：治红痢症，清热毒，洗痔疮痔疔。

《滇南本草》：益气，清暑热，宽中下气，润肠，消积滞，杀虫，疗疮红肿疼痛。

《本草纲目》：散血消肿，利肠滑胎，解毒通淋、治产后虚汗。

《唐本草》：主诸肿瘘疣目，捣揩之；饮汁主反胃，诸淋，金疮血流，破血癖癥癖，小儿尤良；用汁洗紧唇、面疱、马汗、射工毒涂之瘥。

《本草正义》：马齿苋，最善解痈肿热毒，亦可作敷药，《蜀本草》称其酸寒，寇宗奭谓其寒滑，陈藏器谓治诸肿，破痃癖，止消渴，皆寒凉解热之正治。苏恭亦谓饮汁治反胃，金疮流血，诸淋，破血癖癥瘕，则不独治痈肿，兼能消痞。苏颂谓治女人赤白带下，则此症多由湿热凝滞，寒滑以利导之，而湿热可泄，又兼能入血破瘀，故亦治赤带。濒湖谓散血消肿，利肠滑胎，解毒通淋，又无一非寒滑二字之成绩也。

【常用方剂】痢疾丸、马齿苋酒、马齿苋膏等。

狗脊

【一般认识】狗脊来源为蚌壳蕨科植物金毛狗脊的干燥根茎，又称金毛狗脊、金狗脊、金扶金、金丝毛、百枝等。《中国药典》记载，狗脊具有祛风湿、补肝肾、强腰膝的功效。

【皮科应用】在皮肤科主要用其清热解毒、散瘀、杀虫的功效。

外用可以清热解毒杀虫，治疗病毒性皮肤病，如寻常疣、跖疣。

【配伍应用】狗脊配伍补肾药物：狗脊归肝、肾经，有滋补肝肾之功效，多配伍补肾药物，如牛膝、杜仲、鹿角胶等，治疗肝肾亏虚、下肢乏力、腰膝酸软等症。

狗脊配伍沙参、玉竹、麦冬等滋阴药物：狗脊性温，可补益人体阳气，祛寒壮阳。与滋阴药物如沙参、玉竹、麦冬等药物配伍应用，既能补火壮阳，又可填补肝肾之精血，对于肝肾不足，精血亏虚所致的疾病尤为适宜。

狗脊配伍黄芪等健脾补气药物：狗脊对肝肾亏虚、下肢乏力、腰膝酸软者有较好疗效。黄芪具有补气健脾，和营通络的作用。

【剂量特点】口服6~12g，外用可15g。

【各家论述】《本草纲目》：强肝肾，健骨，治风虚。

《神农本草经》：主腰背强，周痹寒湿，膝痛。颇利老人。

《名医别录》：坚脊，利俯仰。

【常用方剂】防风汤、尪痹汤、五加皮散等。

第二节　燥湿药

黄芩

【一般认识】黄芩为唇形科黄芩属植物黄芩的根，味苦，性寒，入肺、心、肝、胆、大肠经。功能清热泻火，燥湿解毒，炭可止血，长于清肺热，泻上焦之火。皮肤科临床取其清肺泻火之功，常用于湿热引起的皮肤病，如湿疹、皮炎、红斑类疾患。

【皮科应用】清肺胃火之功能：本品专清肺胃上焦之火，可治疗痤疮、酒渣鼻等；同时对积热上熏之疾，如唇炎、唇部血管神经性水肿亦有治疗作用。

燥湿清热之功能：本品能泻大肠下焦之火，又治湿热疮疡之疾，如带状疱疹、湿疹等。

黄芩可清热燥湿、泻火解毒，外用治疗急性湿疹，不仅可凉血润燥、止痒止痛，其镇痛镇静作用还可避免患者抓挠皮肤，减少感染。

【配伍应用】黄芩与黄连配伍，治疗上焦热盛之目赤肿痛、牙龈肿痛、口舌生疮，其中黄芩苦寒泄热，二者合用使清热泻火之力倍增。

黄芩配伍柴胡调和表里、和解少阳，凡是肝、胆、胃、胰之疾患表现有少阳证者用之均有良效。

黄芩与荆芥配伍清热泻火，治疗寒包火。

黄芩配伍黄连、大黄、附子清热消痞、温阳扶正。

黄芩配伍栀子、牡丹皮共助清肝热。

黄芩配伍黄连、干姜、人参，此温补与清泄共用，扶正以逐邪。

黄芩与黄柏、栀子配伍可清热解毒。

【剂量特点】口服3~10g。外用适量，捣敷患处。

临床运用黄芩虽安全范围较广，正常剂量下（3~10g）未见明显毒副作用，但应注意其不适宜人群：脾肺虚热者忌之，凡中寒作泄、腹痛属寒、肝肾虚、血虚、血枯经闭、气虚小便不利、肺受寒邪喘咳及血虚胎不安者禁用。

【各家论述】《神农本草经》将黄芩列为中品，认为其味苦，性平，可以治疗"诸热黄疸，肠澼，泄痢"，同时可以"逐水下血闭、恶疮恒蚀、火疡"。

《本草新编》：黄芩味苦，性寒，可升可降，为阴中微阳，可退热除烦，泻膀胱之火，同时可止赤痢、消赤眼、安胎气，解伤寒郁蒸，润燥益肺。

《本草发挥》：利胸中郁滞之气，消膈上之痰。

【常用方剂】小柴胡汤、龙胆泻肝汤、葛根黄芩黄连汤、普济消毒饮等。

黄柏

【一般认识】黄柏为芸香科植物黄皮树干燥树皮，主要含小檗碱、黄柏碱、木兰花碱等生物碱、内脂、甾醇、黏液质等成分。临床常用生黄柏、盐黄柏、黄柏炭等。黄柏味苦，性寒，归肾、膀胱、大肠经，具有清热燥湿、泻火解毒、除骨蒸等功效。

【皮科应用】黄柏具有清热燥湿、泻火解毒、退虚热及消肿祛腐的作用。黄柏生品苦寒，清热燥湿力强，故湿热泻痢、黄疸、淋病等多用生品。黄柏酒炙后，引药上行，清血分湿热，故目赤、咽喉肿痛、口舌生疮等用酒黄柏。黄柏盐炙后，苦燥之性缓和，滋肾阴、泻相火、退虚热的作用增强，故阴虚发热、骨蒸劳热、盗汗等症用盐黄柏。

【配伍应用】黄柏配伍栀子，栀子可清三焦湿热，佐黄柏清热燥湿，适用于湿热夹杂、热重于湿证。

黄柏配伍苦参，二药均能清热燥湿，苦参又能杀虫止痒，相须为用。

黄柏配伍知母，二药均入肾经，有清热泻火之功。黄柏擅清热除骨蒸，知母以其滋润之性制黄柏之苦燥，去性存用，清热而不伤阴液。

黄柏配伍大黄，黄柏清热解毒燥湿，大黄通腑使湿热毒邪得以排出，二药相使一清一通，使邪去而安。

黄柏配伍苍术，二药相伍，使燥湿之力大增。黄柏又可清热，苍术入脾、胃经，有健脾之功，故二者相配可共祛中焦湿热。

黄柏配伍漏芦，二者皆能清热解毒。黄柏擅清下焦湿热，漏芦可通脉散结，助黄柏药力直达病所。

黄柏配伍龟甲，黄柏泻相火而补肾水，合龟甲滋阴潜阳，又能益肾养血补心，清中有补。

黄柏配伍砂仁，黄柏沉降而苦寒，入肾经；砂仁和中调气而性温。共用时取黄柏沉降之性，去其苦寒，纳气归肾。

【剂量特点】口服用量 3~20g，外用 9~30g。

黄柏尚无明确配伍禁忌及副作用，但黄柏苦寒易伤胃气，慎大量长期服用，脾虚泄泻、胃弱食少者禁服，且黄柏可能引起过敏反应。

【各家论述】《珍珠囊》：黄柏之用有六，泻膀胱火，一也；利小便结，二也；除下焦湿肿，三也；痢疾先见血，四也；脐中痛，五也；补肾不足，壮髓，六也。

《本草要略》云：黄柏，味辛，性寒，走少阴而泻火。今人谓其补肾，非也。特以肾家火旺，两尺脉盛为身热、为眼疼、为喉痹诸疾者，用其泻火，则肾也坚固，而无狂荡之患也。岂诚有补肾之功哉？故肾之无火而两尺脉微弱，或左尺独旺者，皆不宜用此剂。

《本草衍义》：治心脾热、舌颊生疮者，用蜜炙黄柏与青黛、龙脑同研掺疮上。

【常用方剂】二妙散、知柏地黄丸、当归六黄汤等。

蛇床子

【一般认识】蛇床子是伞形科植物蛇床的干燥成熟果实，别名野胡萝卜子、蛇米、野茴香。蛇床子味辛、苦，性温，有小毒，归肾经，功能杀虫止痒、燥湿祛风、温肾壮阳，主要应用于阴部湿痒、湿疹、疥癣；寒湿带下，湿痹腰痛；

肾虚阳痿，宫冷不孕。现代临床上蛇床子以外用为主，主要应用于外科、妇科及皮肤科。

【皮科应用】蛇床子被历代医家视为治疗皮肤病、瘙痒症的要药，具有外用燥湿杀虫止痒，内服温肾壮阳、驱寒燥湿之功效，《备急千金要方》单用本品研粉，猪脂调之外涂，治疗疥癣瘙痒，《药性论》中亦有"主大风身痒，煎汤浴之瘥"的记载。

瘙痒症、足癣湿疹、生殖器疱疹均系皮肤性病中顽固难愈之疾，通过接触后感染者居多。中医学认为其病机为肝胆湿热下注，外染秽毒侵袭于手足、外阴、肛周等处而致病。临床施药以蛇床子为主，取其祛风燥湿、杀虫止痒之功，与诸药相伍，运用在皮肤性病中收效甚捷。

【配伍应用】蛇床子与花椒、苦参、明矾配伍外用，治疗滴虫性阴道炎、外阴瘙痒及湿疹瘙痒、流水等症。

蛇床子与土槿皮、黄柏、地肤子、苦参、白鲜皮、枯矾等配伍外用，治疗足癣。

【剂量特点】《中华本草》《中药大辞典》提倡内服煎汤用3~9g；或入丸、散剂。外用适量，煎汤熏洗；或做成坐药、栓剂；或研细末调敷。

【各家论述】《本草蒙筌》：味苦、辛、甘，气平。无毒。所恶之药有三：牡丹、巴豆、贝母。入药取仁炒用，浴汤带壳生煎。治妇人阴户肿疼，温暖子脏；疗男子阴囊湿痒，坚举尿茎，敛阴汗却癫痫，扫疮瘀利关节。疗胯肿痛，祛手足痹顽。大风身痒难当，作汤洗愈；产后阴脱不起，绢袋熨收，妇人无娠，最宜久服。

《景岳全书》：味微苦，气辛，性温。乃少阳三焦命门之药。辛能祛风，暖能温肾，故可温中下气，和关节，除疼痛，开郁滞，疗阴湿恶疮疥癣，缩小便，去阴汗，止带浊，逐寒疝，漱齿痛。治男子阳痿腰疼，大益阳事；女人阴中肿痛，善暖子宫。男妇阳衰无子，小儿惊痫扑伤俱可服，去皮壳微炒用之。凡治外证瘙痒，肿痛风疮，俱宜煎汤熏洗，亦可为末掺敷，俱宜生用。

《得配本草》：恶牡丹、贝母、巴豆。入右肾命门、手少阳经气分。开郁滞，祛风湿，疗疮癣诸痹。煎汤洗浴，立除皮疮及大风瘙痒。得乌梅，洗阴脱阴痛；寒气散也。得川连、轻粉，吹耳风湿疮。配白矾煎汤，洗妇人阴痒，能杀虫。佐菟丝子，疗阳痿，寒湿去也。若作汤洗疮，生用。

【常用方剂】燥湿丹、追疮散、蛇床子丸等。

苍术

【一般认识】苍术为菊科植物茅苍术或北苍术的干燥根茎。味辛、苦，性温，归脾、肾、肝经。可燥湿健脾，祛风散寒，明目。用于湿阻中焦，脘腹胀满，泄泻，水肿，脚气痿躄，风湿痹痛，风寒感冒，夜盲，眼目昏涩等症。苍术是临床上较为常用的中草药，其药用价值最早记载于《神农本草经》，并且被列做上品。

【皮科应用】苍术在皮肤科的运用最主要是利用苍术的燥性，主要用于湿疹、接触性皮炎、皮肤瘙痒症等。苍术功效为燥湿健脾、和胃散寒、祛风湿、明目、解诸郁。主治湿阻于中焦，导致脾气无法运化所致的脘腹胀闷、胀痛、纳差、恶心、呕吐、乏力、体倦等；水湿停滞，无法运化，导致的水肿、泄泻、湿疹、痰饮等；湿热蕴结导致的头重身痛、肢节重着酸痛、痿躄等。

膏药风（接触性皮炎）：黄柏、苍术、马齿苋、生地榆各 30g，苦参、蒲公英各 15g。加水 1000ml 煎沸 20 分钟，去渣待凉后用于溻渍，每天 2 次，每 30 分钟，每剂用 2 天，第 2 天再加热 1 次待凉后续用。用上法 6 天后，肤色正常，肿胀瘙痒消失而痊愈。上方以二妙散清热燥湿，蒲公英、马齿苋清热解毒，生地榆、苦参解毒敛疮、祛风止痒。使毒邪得散，瘙痒得止而获痊愈。

黄水疮（脓疱疮）：黄柏、苍术、生地榆各 30g，苦参、青果、五倍子 15g，加水 1000ml 煎沸 20 分钟，去渣待凉后溻渍，每天 2 次，每次 30 分钟，用本法治疗 6 次痊愈。用二妙散清热解毒燥湿，苦参、青果清肺化痰、祛风止痒，生地榆、五倍子解毒敛疮而获效。

扁瘊（扁平疣）：黄柏、木贼草、香附、板蓝根、山豆根各 30g，苍术 9g。加水 1000ml 煎沸 20 分钟，去渣待温度至 40℃时擦洗患病部位，擦至皮肤发红，每天 4 次，每次 201000ml，每剂用 1 天。二妙散清热解毒，板蓝根、山豆根助其解毒之力，木贼草、香附散热祛风。

【配伍应用】苍术配伍白鲜皮清热解毒、健脾止带，治疗过敏性荨麻疹。其中，苍术可化湿行气、健脾理气，白鲜皮清热燥湿。

【剂量特点】常用量为 3~10g。

运用苍术时应注意其配伍禁忌及不良反应，如阴虚内热、气虚多汗者忌用。有报道服用化湿药较多的复方（含炒苍术），患者会出现"阿托品中毒"样现象，如面部潮红、口干舌燥、手掌发红或有紧胀感、身烦热、头昏头痛，严重的出现视物昏花，可能与苍术炮制有关。

【各家论述】《本草从新》：燥胃强脾，发汗除湿，能升发胃中阳气，止吐泻，逐痰水。

《珍珠囊》：能健胃安脾，诸湿肿非此不能除。

《本草纲目》：治湿痰留饮，或挟瘀血成窠囊及脾湿下流，浊沥带下，滑泻肠风。

《玉楸药解》：燥土利水，泄饮消痰，行瘀，开郁，去漏，化癣，除癥，辟山川瘴疠，回筋骨之痿软，清溲溺之混浊。

《本草求原》：止水泻飧泄，伤食暑泻，脾湿下血。

【常用方剂】平胃散、防风苍术汤、消风散。

第三节　利水药

土茯苓

【一般认识】土茯苓为百合科植物土茯苓的干燥根茎，别名禹余粮、仙遗粮等，味甘、淡，性平，无毒，归肝、胃经，功能解毒除湿、通利关节。用于梅毒及汞中毒所致的肢体拘挛，筋骨疼痛；湿热淋浊，带下，痈肿，瘰疬，疥癣。《本草纲目》又曰其"食之当谷不饥，调中止泄。健脾胃，强筋骨，祛风湿，利关节，止泄泻，治拘挛骨痛，恶疮痈肿。解汞粉、银朱毒"。

【皮科应用】治疗梅毒：明朝诸医家对土茯苓治疗梅毒的功用认识全面，《滇南本草》中明确指出"杨梅疮，服之最良"，《医学入门·本草》亦谓"善治久病杨梅痈漏及曾误服轻粉肢体废坏、筋骨疼痛者"，临床多以其单用或为主组方广泛治疗新久实虚之梅毒，以及梅毒所致的多种临床表现。

治疗疮毒：土茯苓除用于治疗梅毒外，还可治疗多种疮疡肿毒疾患，宋代《本草图经》指出本品可"敷疮毒"，对本品解毒疗疮功效有初步认识，继之《本草纲目》指出其治"恶疮痈肿"，《景岳全书·本草正》谓其"疗痈肿、喉痹，除周身寒湿，恶疮"。如《滇南本草》卷三记载，以土茯苓细末，好醋调敷患处，治疗大毒疮红肿，未成即烂者；《积德堂经验方》记载，将土茯苓切片或为末，水煎服，或入粥内食之，以治瘰疬溃烂者；《万氏家抄方》卷四的土茯苓酒，以土茯苓（不犯铁器）为细末，入糯米蒸熟，白酒药造成醇酒用，酒与糟俱可食，适宜于风气痛及风毒疮癣等；《丹台玉案》卷六的化毒汤，组成为川黄连、木瓜、金银花、苡仁米、肥皂子、皂荚子、土茯苓、猪胰子，治一切广疮；《仙拈集》卷四立四妙散，重用土茯苓，与天花粉、苦参、皂刺（炒黄）相合，共煎汤，当茶饮，主治病核，不拘久近，已破或未破者；《医林纂要》卷十的防苓汤，以土茯苓祛湿毒，配伍茯苓、防己、防风、木瓜等药，治疗臁疮。上述几方以土茯苓为主或为辅，剂型或汤或丸，为治癞、疮的例证。

【配伍应用】土茯苓配伍萆薢。两药均有淡渗利湿、利关节、祛风湿之功，但土茯苓偏于解毒；萆薢长于利尿。二者配伍有解毒除湿、通利关节之功效，用于治疗湿毒郁结之关节肿痛、小便浑浊不利等症。

土茯苓配伍金银花。土茯苓清热解毒以除湿；金银花清热解毒以消肿。二者配伍可增强解毒之效，用于治疗火热毒邪所致之阳性疮疡。

土茯苓配伍薏苡仁。土茯苓解毒祛湿，治筋骨挛痛；薏苡仁祛风湿，除痹痛。二者伍用可除湿蠲痹止痛，用于治疗湿热毒邪滞留经络、关节所致之关节疼痛等。

【剂量特点】口服：煎汤，15~60g；或入丸、散。也可煎汤含漱。治疗银屑病时应重用，剂量需30~50g。

【各家论述】《本草纲目》：土茯苓，有赤白二种，入药用白者良。按《中山经》云，鼓镫之山有草焉，名曰荣草，其叶如柳，其本如鸡卵，食之已风，恐即此也。……土茯苓能健脾胃，祛风湿，脾胃健则营卫从，风湿去则筋骨利。

《本草正义》：土茯苓，利湿祛热，能入络，搜剔湿热之蕴毒。其解水银、轻粉毒者，彼以升提收毒上行，而此以渗利下导为务，故专治杨梅毒疮，深入百络，关节疼痛，甚至腐烂，又毒火上行，咽喉痛溃，一切恶症。

《本草图经》：敷疮毒。

《滇南本草》：治五淋白浊，兼治杨梅疮毒、丹毒。

《本草纲目》：健脾胃，强筋骨，祛风湿，利关节，止泄泻。治拘挛骨痛，恶疮痈肿。解汞粉、银朱毒。

《本草正》：疗痈肿、喉痹，除周身寒湿、恶疮。

《生草药性备要》：消毒疮、疔疮，炙汁涂敷之，煲酒亦可。

【常用方剂】健脾解毒汤、皮肤解毒汤、土茯苓丸等。

茯苓

【一般认识】茯苓是多孔菌科真菌茯苓干燥菌核，味甘、淡，性平，归心、肺、脾、肾经，生用可渗湿利水、健脾和胃；制用可宁心安神。无毒。其功效广泛，与适宜的药物配伍，不论寒、温、风、湿诸疾，均能发挥其独特功效。茯苓傍松根而生，古称茯菟，首载于《神农本草经》，列为上品，主胸胁逆气，忧患，惊邪，恐悸，心下结痛，寒热烦满，咳逆，口焦舌干，利小便；《本草纲目》记载，茯苓气味淡而渗，其性上行，生津液，开腠理，滋水源而下降，利小便。

【皮科应用】茯苓利水渗湿有助于消除肌肤湿气浮肿：茯苓的基本作用就是利水渗湿。所谓利水，就是能使机体的水液加速代谢并得以排出；所谓渗湿就是使体内泛滥的水液复归正道，并使之加速代谢，得以排出。

茯苓健脾有助于生化气血，为全身各脏腑组织器官提供更多的气血。茯苓通过健脾作用，促进了脾的运化和吸收，能为机体的功能活动提供更多的精微物质，是各脏腑组织器官功能活动的基础。

茯苓具有宁心安神作用：茯苓能益心、脾、肾之气，养心、脾、肾之阴。由于心居于上焦，脾居于中焦，肾居于下焦，因此可以说茯苓上能益心气、养心阴，中能益脾气、养脾阴，下能益肾气、养肾阴。心气、心阴得到益养，则心宁神安。

茯苓健脾利水，补而不峻，利而不猛，在《神农本草经》《普济方》等中医文献中均有茯苓可以使"肌肤光泽，延年不老"，或"耐老，面若童颜"等记载。《本草纲目》记载以白茯苓末，蜜和，夜夜敷之，能够改善面部雀斑。

【配伍应用】茯苓配伍党参可益气健脾。脾虚气弱之证，治当补气健脾，恢复中焦的健运。党参补气健脾，偏于补中，茯苓甘淡与党参相配，不仅助党参补脾，且渗湿作用又照顾了脾喜燥恶湿的生理特点，通过茯苓的甘淡渗湿，使党参更能发挥补益脾气的作用。主要治疗脾气虚弱之倦怠无力，食少便溏。

茯苓配伍白术健脾渗湿。白术甘温，健脾燥湿、益气生血，偏于守中。茯苓甘淡渗湿，健脾止泻。两药配用，守中有通。白术能促进脾胃运化水湿，茯苓使水湿从小便而去，相使为用，相得益彰。

茯苓配伍山药补脾安中。山药补脾养阴，茯苓渗湿降浊；茯苓渗湿而不敛邪，山药补脾而不伤阴。两药配用，补渗兼施，相得益彰，使湿浊得降，脾胃得健，泄泻可止。

茯苓配伍猪苓利水渗湿。茯苓走气分，淡渗利湿，益脾宁心，兼有补益之性。猪苓入血分下降，利水之力大于茯苓，但无补益之性。茯苓善祛脾经水湿，猪苓长于祛胃经水湿。两药配伍，利水渗湿，扶正祛邪兼顾，主治脾胃水停之水肿、水泻等症。

茯苓配伍泽泻渗湿利水。茯苓淡渗利水，渗湿而健脾。泽泻渗湿而泄热，能泻肝、肾之火。茯苓有补有泻，而泽泻则有泻无补。两药配用，利水作用加强，使水道畅通无阻，小便自利，气分水湿热除、肿消、泻止。

茯苓配伍陈皮渗湿理气。茯苓渗湿利水，陈皮理气燥湿。两者药性平和，能行气滞，气行则水行，为利水消肿之常用药。

【剂量特点】生药多用于水肿、痰饮、热淋、呕吐，用量为10~15g。朱茯苓多用于失眠、惊悸、健忘，用量为10~20g。需要注意的是，治疗水肿严重者宜重用茯苓，为30~45g。

【各家论述】《世补斋医书》：茯苓一味，为治痰主药。痰之本，水也，茯苓可以行水；痰之动，湿也，茯苓又可以行湿。

【常用方剂】四君子汤、归脾汤、当归四逆汤、补中益气汤、保和丸、异功散等。

薏苡仁

【一般认识】薏苡仁是禾本科植物薏苡的干燥成熟种仁，又名菩提子、六谷米、胶念珠等。多生于屋旁、荒野、河边或阴湿山谷中。薏苡仁味甘、淡，性凉，归脾、胃、肺、肾经，功能利水渗湿，健脾止泻，除痹通淋，清热排脓，为清补淡渗之品。明代李士材认为本品"能燥脾湿，善祛肺热"。薏苡仁饮片可分生药、炒用两种：生药味甘淡，性微寒，以利水祛湿、排脓消痹力胜，多用于水肿、痹证、肺痈、肠痈；炒用味甘淡，性平，健脾止泻力强，多用于泄泻等。

【皮科应用】薏苡仁功效主要是利水渗湿、健脾止泻、除痹、排脓、解毒散结。其健脾利湿而不伤阴，清热排脓而不寒凉。治疗扁平疣重用薏苡仁，取其性寒清热之功效，能使毒邪得散，郁结得解而收效。治疗脂溢性皮炎重用薏苡仁取其健脾渗湿之效，能使脾胃得健，内湿得除而获效；治疗手足癣重用薏苡仁，取其利水渗湿之功效，使水湿得去而奏效。治疗银屑病方重用薏苡仁，取其健运脾胃，培补后天之意。

（1）病毒感染性皮肤病：薏苡仁甘淡微寒，内服具有祛湿健脾，清热解毒，增强免疫功能的作用，外用于疣体有杀毒祛疣散结的作用。

①扁平疣：中医学认为扁平疣是由于肝胆血燥，气血不和，复感风热之毒，蕴阻于肌肤所致。治疗上以散风平肝，清热解毒，活血平疣为主。有研究显示，用薏苡仁粉外用治疗寻常疣取得满意疗效。祛疣汤：薏苡仁50g，鸦胆子、大青叶、败酱草各20g，板蓝根、蛇床子、白鲜皮、苦参各15g，坐浴，每天2次，局部用拔毒膏，1周后改用生肌膏至痊愈。

②传染性软疣：传染性软疣是由传染性软疣病毒引起的病毒性皮肤病。用薏苡竹叶汤加味，水煎服，每日1剂，联合薏苡60g煮粥每日食用，有较好疗效。

③带状疱疹：带状疱疹俗称蛇盘疮，可取生薏苡仁120g，每天分2次煎服，

疗程为 3~7 天，疗效满意。

（2）细菌感染性皮肤病

①痤疮：痤疮主要是由于脾胃湿热上炎，湿气排出不畅，堵塞毛囊引起。中医治疗痤疮大多以清热凉血、活血解毒、消肿散结等为原则。《本草经疏》记载：薏苡仁性燥能除湿，味甘能入脾补脾，兼淡渗泄，故能除筋骨邪气不仁，利肠胃，消水肿，故治疗痤疮有效。取生薏苡仁粉 5g，用凉开水 10ml 调成稀水状，置 30 分钟后使用。清洗面部及有痤疮的其他部位，用棉签蘸稀释液涂敷痤疮处，每隔 5~10 分钟涂 1 次，直至全部用完。第 2 天清晨再洗去。

②毛囊炎：中医学认为毛囊炎多因湿热内蕴，外感毒邪，湿热毒邪相交，郁于肌肤而发病，所以治疗上以清热解毒、除湿止痒为主，故用薏苡仁为主的方剂治疗有效。

（3）多发性脂肪瘤、红斑性肢痛症：有学者用薏苡仁治疗多发性脂肪瘤取得满意疗效。并利用薏苡仁的镇静、镇痛、抗病毒等作用，用薏苡仁组方治疗红斑性肢痛症，疗效满意。

【配伍应用】薏苡仁配伍党参、白术：三药配伍健脾化湿止泻，党参、炒白术益气健脾，炒薏苡仁利水渗湿、健脾止泻。

薏苡仁配伍黄柏：治疗风湿热痹（类风湿关节炎），两者配伍后清热祛风除湿。

生、炒薏苡仁联用：大剂量生、炒薏苡仁联用治疗湿痹，可健脾养胃、利水消肿，大剂量可镇痛。

【剂量特点】利水渗湿，治疗类风湿关节炎、下肢慢性丹毒、过敏性紫癜、风疹、疱疹样皮炎用 9~120g；清热解毒、淡渗利湿，治疗丹毒，用 30~40g。

【各家论述】《食疗本草》：薏苡仁阳明药也，能健脾、益胃。虚则补其母，故肺痿肺痈用之。筋骨之病，以治阳明为本，故拘挛筋急，风痹者用之。

《本草经疏》：薏苡味甘淡，气微凉，性微降而渗，故能祛湿利水，以其祛湿，故能利关节，除脚气，治痿弱拘挛湿痹，效水肿疼痛，利小便热淋，亦杀蛔虫。以期微降，故亦治咳嗽唾脓，利膈开胃，以其性凉，故能清热，止烦渴，上气。但其功力甚缓，用为佐使宜倍。

《本草新编》：薏苡仁最善利水，不至耗损真阴之气，凡湿盛在下身者，最宜用之。视病之轻重，所用药之多寡，则阴阳不伤，而湿病易去。故凡遇水湿之症，用薏苡仁一二两为君，而佐之健脾祛湿之味，未有不速于奏效者也。

【常用方剂】麻黄杏仁薏苡仁汤、三仁汤、防风汤等。

第四节 补虚药

白术

【一般认识】白术，别名贡术、於术，为菊科草本植物白术的根茎，生用、土炒或麸炒用。归脾、胃经，味甘、苦，性温，具有益气健脾、燥湿利水、止汗、安胎之功效，可用于脾气虚证、气虚自汗、脾虚胎动不安等病证。白术始载于《神农本草经》，被誉为"健脾补气第一要药"。

【皮科应用】炒白术临床多用于补脾益气，燥湿利水，如脾胃虚弱，食少胀满，倦怠乏力。生白术功以燥湿利水见长，较之炒白术兼有通便功效。生白术通便，并非适用于一切便秘，临床中多用于气虚便秘或脾虚湿阻之便秘。

白术香气袭人，穿透力强，开毛窍、畅营卫、润肌肤，去黑气，对皮肤致病真菌有抑制作用，《药性论》曰："主面光悦，驻颜去斑。"白术具有滋补强壮、增强机体免疫功能及抗凝血等功效，久服可悦泽润色、延年益寿及抗衰老。

白术蘸酒（或醋）如研墨之状，均匀涂于脸上，可治雀斑，李时珍称此方治雀斑"极致"。

【配伍应用】白术配茯苓。白术苦甘、性温，功擅健脾燥湿；茯苓甘淡性平，利水渗湿、健脾和中、宁心安神，长于利水渗湿。二者配伍，健脾燥湿功效更加显著，可用于治疗脾虚湿困之头晕目眩、胸满腹胀、四肢倦怠、口淡不渴、面黄形瘦、便溏腹泻等病症。

白术配鸡内金。鸡内金味甘性平，入脾、胃、小肠、膀胱经，其消食化积作用较强，可治疗脾胃虚弱、饮食停滞、食欲不振、消化不良、反胃吐酸、脘腹胀满等症。鸡内金消积化滞，白术补脾和胃，二药配伍对食欲不振、食后不消、倦怠乏力、腹泻便溏等病症效果很好。

白术配枳实。枳实味苦辛、性温，能破气、消积、导滞。二药合用为枳术丸，具有消补兼施、健脾消痞之功，常用于脾虚食积、食后脘腹胀痛等症。

白术配半夏。半夏辛温，功效为燥湿化痰、降逆止呕、消痞散结；白术性温苦燥，能醒脾化湿、健脾燥湿。两者配伍，能祛湿化痰，善治脾虚痰湿。

白术配桂枝。桂枝辛甘性温，可发汗解肌、温通经脉，既可驱表之风寒，又可暖脾胃之寒。白术搭配桂枝，常用于治疗脾胃阳虚、寒湿内生、痰饮停滞等症，适用于日常有脘腹痞闷、纳谷不香，或见呕吐、下利便溏、胸胁满闷、头晕心悸等症。

白术配生姜。生姜辛温，解表散寒、温中止呕、温肺化痰效果佳。搭配白术，对于脾胃虚寒、脾胃气虚出现的胃脘冷痛、食少、呕吐者，治疗效果显著。

白术配陈皮。陈皮味辛苦、性温，能理气健脾、燥湿化痰。与白术搭配使用，可起到健脾燥湿、理气化痰的作用。

白术配黄连。黄连苦寒，功效为清热燥湿、泻火解毒，擅长清脾胃湿热。白术健脾和胃燥湿，搭配黄连，健脾化湿、清热和胃之功增倍，可治疗脾胃湿热、脘腹痞满、恶心呕吐、吞酸嘈杂等。

白术配芍药。白术味苦、甘，性温，入脾、胃经，能燥湿补脾。芍药味苦、酸，性微寒，功专养血滋阴，活血化瘀，柔肝止痛。

白术配干姜。白术味苦、甘，性温，入脾、胃经，能健脾益气，培补中焦，生化气血，健脾燥湿。干姜味辛，性热，入心、肺、脾、胃经。最善于温脾胃之阳以散其寒。

白术配泽泻。白术味苦、甘，性温，入脾、胃经。有补脾养气，燥湿利水的功效。泽泻味甘、淡，性寒，入肾、膀胱经，有利水渗湿的效果。白术补中微泻，泽泻泻而不补，白术、泽泻配伍，脾健水湿得运，湿利则脾不受困，补泻同用，健脾除湿。

白术配防风。白术味苦、甘，性温，入脾、胃经，甘温补中，苦温燥湿，补脾益气，治疗纳食减少、体倦无力的脾胃虚弱证。防风味辛、甘，性微温而润，入肝、脾经，既能治疗一切风邪，除周身之湿，还能疏肝理脾，调肝脾之不和。两者相伍，白术健脾、防风疏肝，白术燥湿、防风祛风，一补一散，共收和肝脾、祛风湿之功。

白术配黄芪。黄芪味甘，性微温，入脾、肺二经，为升阳补气之良药，善于补益中土，温养脾胃，强壮营卫，利水消肿。白术味甘、苦，性微温，入脾、胃经，可补脾益气、燥湿利水、固表止汗。两药相伍，两者相须为用，达到健脾胃、利水湿、益气血、强营卫的作用。

【剂量特点】白术的使用剂量需根据疾病的轻重而变化，急重症应大剂量，一般病症可中剂量，轻症宜小剂量。另一方面，药物功用在发挥治疗作用时与剂量调配直接相关，剂量调配直接关系到方药所起的治疗作用。仲景选药制方用相同的药物，用量比例不同，其主治病症也有很大的不同。

【各家论述】《神农本草经》：主风寒湿痹，死肌，痉，疸，止汗，除热，消食。

《本经疏证》：风寒湿痹、死肌、痉、疸，以白术作主剂是因湿为脾所主。白术为风胜湿者最宜，白术治眩，在于治痰饮与水耳。

《日华子本草》：白术治一切风疾，五劳七伤，冷气腹胀，消痰，补腰膝，治水气，利小便，止反胃呕逆，及筋骨弱软，痃癖气块，妇人冷癥瘕气，除烦长肌。

《医学启源》：白术能除湿益燥，和中益气，利腰脐间血，除胃中热。有九方面作用：温中，一也；祛脾胃中湿，二也；除脾胃热，三也；强脾胃，进饮食，四也；和脾胃，生津液，五也；主肌热，六也；治四肢困倦，目不欲开，怠惰嗜卧，不思饮食，七也；止渴，八也；安胎，九也。

【常用方剂】参苓白术散、半夏白术天麻汤、痛泻要方等。

山药

【一般认识】山药为薯蓣科植物薯蓣的干燥根茎，始收载于《神农本草经》，是药食两用的佳品。性味甘、平，归脾、肺、肾经，具有除寒邪、长志安神、补中益气、助五脏、强筋骨、健脾胃、长肌肉、止泻痢、化痰涎等多种功效。

【皮科应用】山药具有健脾固肾补肺，抗皮肤衰老的功效，还可减少皮下脂肪沉积，《太平圣惠方》有"益颜色"、《本草纲目》有"润皮毛"的记载，因其属补气类中药，长于健脾补气，脾气足则肌丰肤润。《神农本草经》曰其："补中益气力，长肌肉。"詹彤等研究结果表明山药有明显抗衰老作用。

【配伍应用】山药配伍麦冬。山药可补肺气，养肺阴；麦冬能滋阴生津，润肺化痰。二者合用，增强滋养肺阴的作用，并能行气化痰。

山药配伍五味子。山药色白入肺，养肺气，滋肺阴；五味子敛肺平喘，滋阴生津。二者合用，增强滋阴生津的作用，并能敛肺平喘。

山药配伍熟地黄。山药补肾填精，滋阴生津；熟地黄补血养阴，填精益髓。二者合用，增强补肾滋阴、填精益髓的作用。

山药配伍芡实。山药和芡实的功效相近，皆能益肾固精，补脾止泻，但山药的滋阴作用强于芡实，芡实的收涩作用甚于山药。二者合用，增强补肾固精的作用。

山药配伍山茱萸。山药和山茱萸皆为平补要药，都有补肾固精的作用，但山药的滋阴作用强于山茱萸，山茱萸的温肾固脱作用强于山药。二者合用，山药补肾滋阴以治本，山茱萸收敛正气以固脱，可增强补肾填精、收敛固脱的作用。

山药配伍酸枣仁。山药能镇心神、除烦热、补心气不足；酸枣仁能宁心定志，养血安神。二者合用，增强养心安神的作用。

山药配伍龙眼肉。山药补心益气，安神定魄；龙眼肉益气补血，安神定志。

山药偏于补气，龙眼肉偏于补血，二者合用，气血双补，增强补心安神的作用。

山药配伍远志。山药补心安神，清热除烦；远志行气解郁，安神益智。二者合用，增强安神定志的作用。

【剂量特点】山药用量多为9~50g，急证、重证、救脱可用至100~200g及以上。

【各家论述】《神农本草经》将山药列为上品，载其：主伤中，补虚羸，除寒热邪气，补中益气力。

《名医别录》：主治头面游风、风头、眼眩，下气，止腰痛，补虚劳、羸瘦，充五脏，除烦热，强阴。

《药性论》：镇心神，安魂魄，开通心孔，多记事，补心气不足。

《本草衍义补遗》：消肿硬。用其生者，治疗疮疡肿毒。

【常用方剂】薯蓣丸、玉液汤、易黄汤、资生汤、无比山药丸等。

黄芪

【一般认识】黄芪为豆科草本植物蒙古黄芪或荚膜黄芪的根，味甘，性微温，归脾、肺经，具有补气升阳、益卫固表、利水消肿、托疮生肌的功效，是一味重要的传统中药，迄今为止已有2000多年的药用史。其始载于《神农本草经》，李时珍称黄芪为"补药之长"。同为补气，相对于人参的大补元气，黄芪更倾向于补卫气、中气，药效比较缓和。黄芪性善动，行于表里内外上下，可补一身之气，是一味不可多得的补药，同时黄芪又能行血利水，生肌敛疮，有"血中气药""疮家圣药"之称。

【皮科应用】黄芪入脾、肺经，可调节脾、肺功能，调脾则气机得畅，调肺则肃降得下，气机畅则无阻滞，津液下则无风燥。其次，通过黄芪健脾以养血润燥；用黄芪补气的目的之一是化血润燥。脾虚则湿盛，湿盛则下注，引发瘙痒。而黄芪入脾补脾，脾盛则湿气无从化生；脾脏气机正常，健运升清有力，湿气也不会下注阴部。

黄芪虽具甘温之性，但仅是"阳中微阴"，其补气时可利阴，对于阴虚燥热瘙痒者具有针对性。究其原因，即甘温除热，所以对其甘温之性不必多虑。其次，黄芪和中缓性，甘味入脾，可制约他药之苦；性温和中，可制约苦寒药如黄柏、苦参、千里光等寒性。其能矫味，又能护脾。

黄芪托毒、排脓、敛疮、生肌之效最为对症，内服、外用均可。常用于治疗慢性皮肤溃疡及术后创口久不愈合。外用可通过改善局部组织血液循环及增强网状内皮系统吞噬功能，促进伤口愈合。黄芪多糖是黄芪的主要成分之一，内服具有益气生肌、提高机体免疫力、增强人体细胞生理代谢作用，对体内血糖水平有双向调节作用。

【配伍应用】黄芪配伍当归。黄芪大补元气，擅长固卫肌表，且大补脾胃之气，以助气血化生；当归味甘，气轻而辛，功擅养血和营，补血活血，乃血中之气药。二者常配伍使用，应用于治疗气血虚弱诸症。

黄芪配伍防己。黄芪味甘，性温，入脾、肺经，既能补脾益气，又能利尿消肿，标本兼治，乃是治疗气虚水肿之要药。防己味苦，性寒，入膀胱、肺经，能够清热利水，善下行而泄下焦膀胱湿热。二者配伍使用可以起到益气固表、祛风利水之功。

黄芪配伍白术。黄芪与白术是临床常用的补气健脾对药。黄芪味甘，性温，有补肺健脾、实卫敛汗功效；白术味甘、苦，性温，入脾、胃经，具有燥湿利水、健脾益气、止汗安胎作用。二药同为甘温药物，又同入脾经，相须使用，可以协同增效解毒，共奏健脾渗湿、补气固表之效，常用于治疗脾虚湿盛之泄泻，气虚自汗、脏器下陷等症。

黄芪配伍防风。黄芪有补气固肌之功效，可以益元气，实皮毛。防风有祛风胜湿、解表止痛之功效，素有风药中之润剂之称。二者相配使用，共奏益卫固表之功，如《医宗金鉴》卷二十八云："夫风者，百病之长也。邪风之至急如风雨，善治者治皮毛，故用防风以驱逐表邪。邪之所凑，其气必虚，故用黄芪以鼓舞正气。黄芪得防风，其功力愈大者，一攻一补，相须相得之义也。"黄芪、防风自古以来便是临床常用经典药对，《刘涓子鬼遗方》中黄芪、防风配伍的方剂便有五组，《备急千金要方》中二者配伍使用的方剂更是多达50余首，二者搭配，补中寓散，补疏兼施，功效相得益彰，常用于治疗表虚自汗，虚人腠理不固。

黄芪配伍川芎。黄芪有补气圣药之称，气旺则血行；川芎辛散温通，可祛风通络止痛，被誉为血中之气药。黄芪配川芎，可以补气活血、祛瘀通经，而且补气不壅滞、活血不伤正。

黄芪配伍禁忌：阴虚内热或阴虚阳亢者服用黄芪易耗伤阴血，热毒炽盛、食积停滞者服用黄芪易加剧邪滞，加重病情。

【剂量特点】口服15~30g。外用适量，研末调敷患处。

【各家论述】《本经逢原》：黄芪甘温，气薄味厚，升少降多，阴中阳也。能补五脏诸虚，入手足太阴，手阳明、少阳。而治脉弦自汗，泻阴火，祛肺热，无汗则发，有汗则止。入肺而固表虚自汗，入脾而疗已溃痈疡。

《本草崇原》：黄芪内资经脉，外资肌肉，是以三证咸宜。又曰补虚者，乃补正气之虚，而经脉调和，肌肉充足也。经脉调和，焉有风燥湿热瘀阻不通？

【常用方剂】黄芪桂枝五物汤、防己黄芪汤、当归补血汤、归脾汤、补中益气汤等。

肉苁蓉

【一般认识】肉苁蓉是临床常用的一种传统补益中药，又名苁蓉、地精、金笋等，俗称大芸。《中国药典》收载的肉苁蓉为列当科植物肉苁蓉或管花肉苁蓉的干燥带鳞叶的肉质茎。肉苁蓉味甘、咸，性温，归肾、大肠经。具有补肾阳、益精血、润肠通便功效，主要用于治疗肾阳不足、精血亏虚、阳痿、不孕、腰膝酸软、筋骨无力、肠燥便秘等证。

本品补而不峻，性味缓和，补益力量适中，适合长期使用，易于被人们接受。在历代增力中药处方中的出现率占第1位，在抗老防衰类方剂中仅次于人参占第2位，其生长在西北荒漠，且有极好的药用价值，故有"沙漠人参"之美誉，且没有人参的"上火"和"燥性"。

【皮科应用】肉苁蓉是一味常用的治疗皮肤病之品。古人对肉苁蓉在皮肤方面的记载主要有"久服轻身""润五脏，长肌肉""益髓，悦颜色，延年""补精败，面黑，劳伤"等。

肉苁蓉治疗皮肤病是通过其补肾作用得以实现的。肉苁蓉作为补肾之品，其既能补肾阳，也能滋肾阴，属于阴阳双补之品。补肾阳可温煦五脏之阳，滋肾阴可润泽五脏之阴，药性柔和，被誉为从容补肾之要药。肾阳为一身之阳，肾阴为一身之阴。肾阳得到温养，自然五脏的阳气也能得到温养。全身脏腑的阴阳得到温煦滋养，机体的脏腑功能必然得到加强，阴阳更加协调和合，自然气血也就更加充盈旺盛，因而"久服轻身""润五脏，长肌肉""益髓，悦颜色，延年"。

【配伍应用】肉苁蓉配伍牛膝：功能温肾益精，润肠通便。牛膝甘酸而平，归肝、肾经，能补益肝肾，壮腰膝，性善下行；肉苁蓉味甘、咸，性温，归肾、大肠经，能补肾益精，润肠通便。二药合用，使补肾益精，通便作用增强。

肉苁蓉配伍巴戟天：巴戟天辛、甘，性温，功能补肾壮阳，强筋骨，《神农本草经》言其"主大风邪气，阳痿不起，强筋骨，安五脏，补中，增志益气"；肉苁蓉甘温，补肾壮阳，《本草汇言》云"肉苁蓉，养命门，滋肾气，补精血之药也"。二者合用，温补肾阳，润而不燥，

【剂量特点】口服：煎汤，10~15g；或入丸、散；或浸酒。

【各家论述】《药性论》：益髓，悦颜色，延年，治妇人血崩，壮阳，大补

益，主赤白下。

《本草汇言》：肉苁蓉，滋肾补精血之要药……久服则肥健而轻身，益肝肾补精血之效也。

《本草经疏》：肉苁蓉，滋肾补精血元之要药，气本微温，相传以为热者误也。甘能除热补中，酸能入肝，咸能滋肾，肾肝为阴，阴气滋长，则五脏元劳热自退……肾肝足，则精血日盛。

《本草汇言》：肉苁蓉养命门，滋肾气，补精血之药也。

《玉楸药解》：肉苁蓉滋木清风，养血润肠，善滑大肠。

【常用方剂】济川煎、地黄饮子、巴戟丸等。

第五节　活血药

当归

【一般认识】当归为我国传统中药，最早载于《神农本草经》。本品为伞形科植物当归的干燥根，味苦、甘、辛，性温，归肝、心、脾经，具有补血活血、调经止痛、润肠通便之功效，可用于血虚萎黄、眩晕心悸、月经不调、经闭痛经、虚寒腹痛、风湿痹痛、跌仆损伤、痈疽疮疡、肠燥便秘等症的治疗。当归在临床中被视为妇科要药和血家圣药，并且也是多种中医复方不可或缺的组成药味之一，有"十方九归"之称，是传统中药的代表。

【皮科应用】当归的功效有三，其一是补血活血；其二是调经止痛；其三是润肠通便。

当归苦辛甘温，补血和血、通脉。当归与芍药合用补血虚。桂枝辛甘而温，温经散寒，与细辛合而除内外之寒。甘草、大枣益气健脾，既助当归、芍药补血，又助桂枝、细辛通阳，有滋阴养血，防止伤阴之功效。通草通血脉，使阴血充，寒邪除，阳气振，经脉通，手足温。诸药合用，共奏温经散寒、养血通脉之功。使用时，用药液浸泡患处局部，使药力直达病所，更能充分发挥药物的功效，临床上也取得了非常满意的疗效。

当归补血散方中重用黄芪补气升阳、利湿消肿、托毒生肌；当归补血活血、消肿止痛；蒲公英清热解毒、消肿散结利湿；黄柏清热燥湿、泻火解毒。诸药合用，共奏补气活血、清热燥湿、敛疮生肌之功。

【配伍应用】当归配伍芍药。该药对源自《金匮要略》的当归芍药散，具有养血调肝、健脾利湿的功效。

当归配伍黄芪。当归、黄芪是益气生血药对，配伍后形成著名方剂当归补血汤。黄芪味甘长于补气，气足则血生；当归味重养血，其气轻而辛，故又可行血。

当归配伍丹参。"一味丹参饮，功同四物汤"。丹参活血祛瘀，当归补血行血，两者一温一凉，相须配伍，具有活血化瘀、通脉止痛的功效。

当归配伍人参。人参和当归是临床上常用的气血双补药对，两者配伍，人参大补元气为主，少佐当归引经入血，达到益气摄血的功效。

当归配伍苦参。当归是补血良药，长于养血活血，润燥通便，又能活血化瘀，除热燥湿，还可防止因苦参苦寒太过而伤阴血之弊；苦参有清热燥湿，祛风杀虫之功效。

【剂量特点】口服一般用6~12g，未见明显毒副作用。但湿阻中满及大便溏泄者慎服。

【各家论述】《日华子本草》言：当归，治一切风，一切血，补一切劳，破恶血，养新血及主癥癖。

《景岳全书·本草正》：其味甘而重，故专能补血；其气轻而辛，故又能行血。补中有动，行中有补。

《名医别录》：辛，大温。凡辛温之品，只适宜于虚寒之体及寒凝之证。若血少而阴虚者，则当归虽有补血之功，已不宜用，或不宜独用，以其辛温助阳，不能益阴以生血。

《药性论》云：当归恶热面。凡阴中火盛、邪热火嗽者，非所宜也。

【常用方剂】当归饮子、当归四逆汤、当归芍药汤、当归六黄汤等。

丹参

【一般认识】丹参又名赤参、紫丹参、红根等，为唇形科植物丹参的干燥根和根状茎。味苦，性微寒，归心、肝经，有活血祛瘀、通经止痛、清心除烦、凉血消痈的功效，具有凉血而不留瘀、散瘀而不致血热妄行的特点，尤善祛瘀生新。丹参是常用的活血化瘀中药，常用治胸痹心痛，脘腹胁痛，癥瘕积聚，热痹疼痛，心烦不眠，月经不调，痛经经闭，疮疡肿痛。

【皮科应用】丹参可活血祛瘀，用于积聚、破癥除瘕、破宿血、祛瘀；可益气养血，用于补新生血、生血、长肉生肌；可宁心安神，用于治烦满、心烦、健忘怔忡、惊悸不寐、狂闷；可凉血消痈，用于治恶疮、肿毒、丹毒；可清热泻火，用于除风邪留热，治赤眼；可理气，用于治结气、腹痛气作；可平肝息风，用于治四肢不遂；可止痒，用于治疥癣。在临床治疗痤疮时，可后下丹参以活血化瘀、凉血消痈，多配伍桑白皮等疏散肺热。

丹参是活血化瘀的代表性药物，可减轻创伤组织的微血管病变，改善局部微循环，扩张血管，缓解血栓，保障创面血液输送营养物质，促进新生肉芽组织的生长。

丹参的多种成分中，丹参酮和丹酚酸活性最强，能够改善创面微循环，降低氧自由基损伤，有利于减轻创面的继发损伤，保护创面残存的上皮细胞，促进创面愈合。烧伤后期残余创面久不愈合，主要和局部血液循环差及金黄色葡萄球菌感染有关，而丹参酮在治疗耐药金黄色葡萄球菌感染方面具有显著作用。

【配伍应用】丹参配伍红花，可共同发挥养血行血、活血祛瘀之效，具有寒温并用，相反相成，动静结合，阴阳并调之功。

丹参配伍牡丹皮。牡丹皮为毛茛科植物牡丹干燥的根皮，味苦、辛，性微寒，归心、肝、肾经，具有清热凉血、活血化瘀、退虚热等功效。丹参与牡丹皮相须为用，苦散苦泄，同气相求，是清热活血的经典配伍。

丹参配伍山楂。山楂为蔷薇科植物山里红或山楂的干燥成熟果实，味酸甘，性微温，入脾、胃、肝经，具有消食化积、健胃、活血行气、散瘀、驱除绦虫之功。二药相须为用，丹参味苦，活血散瘀，山楂味酸，主收敛，散中有收，收中有散，可祛全身瘀血。

丹参配伍黄芪，苦行甘缓。丹参与黄芪药对具有补气活血、寒温并用之功。丹参味苦、能散能行，黄芪味甘、甘能缓急，苦行甘缓，可延长药效。丹参与黄芪相伍，黄芪可加强丹参活血化瘀行滞作用，从而更能促进血运，改善微循环。

丹参配伍人参，苦行甘急。丹参味苦性寒，苦能行散瘀血，人参味甘性温，甘能救急，苦行甘急，寒温并用。气血互根，脉为血之府，该药对具有益气养血、活血通脉、安神止痛之功，主治气虚血瘀、脉络瘀阻之证。

丹参配伍当归，苦行甘补。丹参味苦性寒，苦能行散瘀血，当归味甘性温，甘能补益，苦行甘补，寒温并用。两药配伍具有活血化瘀、益气强心、通脉止痛之功效。

丹参配伍葛根，苦行甘扬。丹参味苦，性寒，苦散苦行，葛根味甘性凉，其性轻扬，苦行甘扬，寒凉相伍。两药配伍，相互促进，具有活血化瘀、化瘀生新、生津止渴、滋润筋脉之功。

丹参配伍枸杞功能滋补肝肾，养血活血。

丹参配伍葶苈子功能活血化瘀，泻肺平喘。丹参活血化瘀，可行血止痛，祛瘀生新，养血安神；葶苈子归肺、膀胱经，可泻肺平喘，利水消肿。

丹参配伍三七。三七，微苦，甘温，入肝、胃经，能活血散瘀，更擅定痛，用于各种出血证，尤以有瘀者为宜，有止血而不留瘀，化瘀而不伤正之特点。丹参、三七药对为中医方剂中的一种常用配伍形式，两药配伍，相辅相成，使血得以化，痛得以止，又可以止血不留瘀，化瘀不伤血，加强了活血化瘀、祛瘀生新、通络止痛的功效。

丹参配伍三棱、莪术。三棱、莪术辛散苦泄，入肝、脾经，能活血化瘀，行气止痛，消癥化积。丹参配伍三棱、莪术，能行气活血，气血双施，使气得行，血得化，活血行气之功倍增。

【剂量特点】常用量为 10~15g。

【各家论述】《日华子本草》：养神定志，通利关脉，治冷热劳，骨节疼痛，排脓止痛。

《神农本草经》：主心腹邪气，肠鸣幽幽如走水，寒热积聚。除瘕，止烦渴，益气。

《本草汇言》：丹参，善治血分，祛滞生新，调经顺脉之药也。

《本草从新》：丹参补心，祛瘀生新，功兼四物。

【常用方剂】丹参饮、清营汤、定痫汤等。

鸡血藤

【一般认识】鸡血藤来源于豆科植物密花豆的干燥藤茎，为常用中药，味苦、甘，性温，归肝、肾经。具有补血活血，调经止痛，舒筋活络的功效。

【皮科应用】鸡血藤作为"血分圣药"，古代本草论著对其治疗血分病有着很高的评价，认为它既可祛除瘀血，又能滋生新血，具有活血补血、通络调经的作用。临床中常用于治疗风湿痹痛、血虚萎黄等症。

【配伍应用】鸡血藤配伍忍冬藤。鸡血藤大补气血，能生血、和血、补血、破血，又能走五脏，宣筋络，配伍具有清热解毒、通络活血之功的忍冬藤，能达到瘀化血行、祛瘀生新、疏通经络、调理脏腑的目的。

鸡血藤配伍首乌藤可调理阴阳气血。

【剂量特点】常规用量多在 15~30g。

对鸡血藤过敏者禁用；胃热口干与阴虚火旺者忌用；因其可促进胃肠消化功能，故小孩忌用；月经过多或出血患者不宜服用。

【各家论述】《本草纲目拾遗》：大补气血，与老人、妇女更为得益。

《饮片新参》：祛瘀血，生新血，流利经脉。

《现代实用中药》：为强壮性之补血药，适用于贫血性之神经麻痹症，如肢体及腰膝酸痛、麻木不仁等。

【常用方剂】养血安神丸、活血通脉汤、调经补血丸等。

三七

【一般认识】三七亦称田三七、参三七、滇七、山漆，是我国中药宝库中一颗璀璨的明珠。其始载于《本草纲目》，具有止血、活血散瘀、消肿定痛的功效，被誉为血证良药、伤科圣药。三七是我国名贵中药材，许多文献书籍中都对其作了充分的肯定，有"金不换""南国神草""参中之王"等美名。

【皮科应用】中医学认为，三七具有"生打熟补"的功效，即认为生三七能消肿化瘀、止血活血、镇痛，炮制成熟三七则具有补气补血、强身健体之功效。

据《本草纲目》记载："三七味甘、微苦，性温，能止血散瘀、消肿定痛。"三七叶脉与其茎、根系相连，靠其根之营养生长，因而具有与根块相同的功效。三七叶含有黏液质、皂苷等成分，涂药后在局部形成一层保护膜，代替表皮起保护作用。由于三七叶液的直接渗透作用，能抑制细菌、病毒生长繁殖，防止局部感染，减轻组织水肿和渗出，保持创面干燥，加速肉芽组织再生，促进皮损愈合。

【配伍应用】生三七具有止血和化瘀之功效，通常配伍使用丹参、鸦胆子、大黄、白芷、白及、血竭、水蛭等具有活血化瘀，止血定痛的药物，以尽其化瘀止血、消肿止痛之力，长于治疗各种血证，如瘀血性出血、跌打损伤、瘀肿疼痛等；熟三七则常配伍人参、黄芪、五味子等补益药物，以充分发挥用其补气补血，长于治疗虚损劳伤，免疫力低下，气血不足之虚证。

生三七配伍珍珠粉。三七祛瘀止血，珍珠粉收敛生肌，二药合用祛瘀生新。

生三七配伍水蛭。三七活血化瘀，水蛭破血逐瘀，二药合用增强活血之力。

生三七配伍川芎。三七活血祛瘀，川芎活血行气，二药合用行气活血化瘀。

生三七配伍山楂。三七、山楂活血化瘀，二药合用活血化瘀不伤正。

生三七配伍花蕊石。三七、花蕊石化瘀止血，二药合用增强化瘀止血之效。

生三七配伍丹参。三七和丹参是常用药对之一。三七化瘀止血、活血定痛，有"止血而不留瘀"特点。三七与丹参合用，相辅相成，使活血化瘀，通经止痛之力倍增，常用于各种瘀血疼痛病症。

生三七配伍鸦胆子。三七甘苦而温，能化瘀滞，生新血，祛肠中腐烂。

生三七配伍大黄。三七味甘、微苦，性温，为止血化瘀之佳品；大黄苦寒，入足太阴，手足阳明、厥阴经血分，故能除五经血分实热，又善泻下攻积，活血祛瘀，以其"急速下降之势，又无遗留之邪"之性，有破瘀通脐，通瘀而不伤正之特性。三七与大黄配伍，一热一寒，一通一涩，引邪下行，不止血而血自止。

生三七配伍白芷。三七甘苦而温，长于散瘀止血，清肿痛，止血而不留瘀；白芷辛温芳香，长于化湿浊，解毒排脓止痛。两者相伍，活血化瘀、消肿定痛之力甚。

生三七配伍白及。三七甘温，止血化瘀，活血定痛，且化瘀而不伤新血，止血而不留瘀；白及甘苦而寒凉，质黏而涩，为收敛止血之要药，兼有消肿生肌之功。二药配伍，镇痛、消肿、止血，促进溃疡面愈合。

生三七配伍血竭。三七性温，味甘、微苦，归肝、胃经，既能止血化瘀，又能消肿定痛；血竭性平，味甘、咸，归心、肝经，可活血疗疮，止血生肌。二药相伍，散瘀止痛，止血生肌功效更甚。

熟三七配伍人参。人参为五加科植物人参的根，功善大补元气，补脾益肺，生津，安神；三七与人参同为五加科人参属植物，具有相近的亲缘关系。二药相须为用，使化瘀而不伤正，补益而不壅滞。

熟三七配伍黄芪。黄芪味甘，性温，善入脾胃，为补中益气之要药，可固护脾胃，扶正祛邪。熟三七与黄芪合用，配伍后既可健脾益气，强健脾胃，固护正气；又能活血化瘀，止血消痛。

熟三七配伍五味子。五味子味酸、甘，性温，归肺、心、肾经，可敛肺滋肾，生津敛汗，宁心安神。熟三七配伍五味子宁心安神，补气健脑之功尤甚。

【剂量特点】口服常用量为3~9g。如研末吞服则为每次1~3g，每天不超过9g。外用时，取适量三七磨成粉敷于伤处。

【各家论述】《本草纲目》：三七功善止血、散血、定痛。凡金刃箭伤，跌仆杖疮，血出不止者，嚼烂涂之，其血即止。亦主吐血、衄血、下血、血痢、崩中、经水不止、产后恶血不下、血晕血痛、赤目、痛肿、虎咬蛇伤诸病。

《本草纲目》：三七近时始出，南人军中用为金疮要药，云有奇功。乃阳明厥阴血分之药，故能治一切血病。

《本草纲目拾遗》：人参补气第一，三七补血第一，味同而功亦等，故称人参三七，为中药中之最珍贵者。

【常用方剂】生肌方等。

三棱、莪术

【一般认识】三棱味辛、苦，性平，归肝、脾经，功能破血行气，消积止痛。三棱苦能开泄，辛散力猛，入血分能破血祛瘀，入气分能行气止痛、消积，善治经闭腹痛及食积证。

莪术味辛、苦，性温，归肝、脾经，既入血分，又入气分，既能破血逐瘀，又能行气止痛，善破痃癖、止痛消瘀。莪术辛散苦泄，温通行滞，破血行气，消积止痛，可用于治疗气滞血瘀所致的女性经闭腹痛、癥瘕积聚、跌打损伤、瘀肿疼痛、食积气滞、脘腹胀痛等。

三棱、莪术主治病证基本相同，常相须为用，增强破血消癥止痛之功，然二者亦有稍许差别，相对而言，三棱破血之力胜于莪术，莪术破气作用强于三棱。

【皮科应用】张锡纯谓："若治陡然腹胁疼痛，由于气血凝滞者，可用三棱、莪术，不必以补药佐之。"三棱、莪术均具破血祛瘀、行气消积、止痛之功，但三棱长于破血中之气，破血之力大于破气；莪术善于破气中之血，破气之力大于破血。正如《医学衷中参西录》所云："三棱气味俱淡，微有辛意；莪术味微苦，气微香，亦微有辛意，性皆微温，为化瘀血之要药。若细核二药之区别，化血之力三棱优于莪术，理气之力莪术优于三棱。"二药配对，则相须为用，破血祛瘀、行气消积、止痛之力更雄。合用可促进褐斑之消退。

【剂量特点】口服，5~10g。醋制后可加强祛瘀止痛作用，内服：煎汤，3~10g；或入丸、散。外用：适量，煎汤洗；或研末调敷。行气止痛多生用，破血祛瘀宜醋炒。

【各家论述】《本草经疏》：三棱，从血药则治血，从气药则治气。老癖癥瘕积聚结块，未有不由血瘀、气结、食停所致，苦能泄而辛能散，甘能和而入脾，血属阴而有形，此所以能治一切凝结停滞有形之坚积也。

《医学衷中参西录》：三棱气味俱淡，微有辛意。莪术味淡微苦，气微香，亦有辛意。性皆微温，为化瘀血之要药。治男子痃癖，女子癥瘕，月经不通，性非猛烈而建功甚速。其行气之力，又能治心腹疼痛，胁下胀痛，一切血凝气滞之症，若与参、芪、术三者并用大能开胃进食，调血和血。若细核二药之区别，化血之力三棱优于莪术，理气之力莪术优于三棱。

【常用方剂】棱术汤。

第六节　其他药

芍药

【一般认识】白芍为毛茛科植物芍药的干燥根，中医学认为其有益气、养血、止痹、通络的作用。主要成分包括芍药苷、羟基芍药苷、芍药花苷、芍药内酯苷以及苯甲酰芍药苷等，统称为白芍总苷。其中芍药苷占总苷量的90%，是白芍的主要有效成分。赤芍为毛茛科植物芍药或川赤芍的干燥根。春、秋二季采挖，除去根茎、须根及泥沙，晒干。

白芍味酸平而入肝、脾，为补血敛阴、平肝柔肝、止痛之品，对血虚阴亏、肝失柔和、挛急作痛等证较为适宜，主要用来治疗自汗盗汗、阴虚发热、胸腹胁痛、泻痢腹痛、月经不调、崩漏、带下等疾病。而赤芍味苦微寒入肝，为清热凉血、化瘀止痛之品，对血热、血瘀之证宜用之，主要用于治疗温毒发斑、吐血衄血、目赤肿痛、经闭痛经、癥瘕腹痛、痈肿疮疡等。

【皮科应用】临床上常用当归芍药散治疗黄褐斑，当归芍药散出自张仲景的《金匮要略》，是调和肝脾的代表方，它所针对的病机是肝脾失调、气血郁滞、湿阻。

近年，该药常用于治疗皮肤病，如系统性红斑狼疮、口腔扁平苔藓、干燥综合征等，均取得较好疗效。

【配伍应用】芍药配伍甘草、附子。由芍药、甘草、附子组成的芍药甘草附子汤，具有扶阳益阴的功效，主治阴阳两虚，肌肤失温，筋脉失养之证，临床症见畏寒怕冷，小腿拘急疼痛、屈伸不利，脉微细等。

芍药配伍桔梗、枳实。由芍药、桔梗、枳实组成的排脓散，具有养血活血、理气排脓的功效。全方气血同调，化滞排脓，可用于气滞血郁，瘀腐成脓之胃痛、肠痈等化脓性疾病。

芍药配伍桂枝、甘草。由芍药、桂枝、甘草组成的角药，是桂枝汤及其类方的核心配伍。方中桂枝辛温发散、解肌祛风、温通卫阳，芍药酸寒收敛、益阴和营，二者等量配伍，散敛同施，开阖并用。甘草甘温补中，调和诸药，与桂枝辛甘合化以助卫阳，与芍药酸甘合化以和营阴，具有安内攘外之功。

芍药配伍柴胡、枳实。由芍药、柴胡、枳实组成的角药，是四逆散的核心配伍。诸药合用，共奏透邪解郁，调达肝气之效。

芍药配伍黄芩、甘草。由芍药、黄芩、甘草组成的角药，是黄芩汤、黄芩加半夏生姜汤的核心配伍。诸药合用，共奏清热坚阴，缓急止利之功。

芍药配伍阿胶、黄连。由芍药、阿胶、黄连组成的角药，是黄连阿胶汤的核心配伍。诸药相合，上泻心火，下滋肾水，扶阴和阳，交通心肾，以使心肾相交，阴复阳潜，水火既济，主治少阴病阴虚火旺，心肾不交证。

芍药配伍茯苓、白术。由芍药、茯苓、白术组成的角药，是真武汤、附子汤的核心配伍。诸药合用，培土制水，标本兼顾，使利水不伤正，扶正不留邪，为补土治水之常用组合。

【剂量特点】白芍的用量一般为6~15g，赤芍一般为6~12g。

【各家论述】《本草纲目》：白芍药益脾，能于土中泻木；赤芍药散邪，能行血中之滞。

《本草正》：补血热之虚，泻肝火之实，固腠理，止热泻，消痈肿，利小便，除眼疼，退虚热，缓三消诸证，于因热而致者为宜。若脾气寒而痞满难化者忌用。止血虚之腹痛，敛血虚之发热。白者安胎热不宁，赤者能通经破血。

《本草正义》：《本经》芍药，虽未分赤白，二者各有所主。然寻绎其主治诸病，一为补血养肝脾真阴，而收摄脾气之散乱，肝气之恣横，则白芍也。一为逐血导瘀，破积泄降，则赤芍也。

《本草求真》：赤芍与白芍主治略同，但白则有敛阴益营之力，赤则止有散邪行血之意；白则能于土中泻木，赤则能于血中活滞。故凡腹痛坚积，血瘕疝瘕，经闭目赤，因于积热而成者，用此则能凉血逐瘀，与白芍主补无泻，大相远耳。

《本草再新》：白芍药泻肝降火，润肺健脾，养血和血，消湿止泻，敛汗宽中。赤芍药泻肝火，和脾土，行血和血，治腹痛腰痛，调经滋肾疝瘕，利肠分通小便。

【常用方剂】当归芍药汤、当归四逆汤、四物汤等。

鬼箭羽

【一般认识】鬼箭羽始载于《神农本草经》，名卫矛，列为中品。鬼箭羽为卫矛科卫矛的干燥具翅状物的枝条，有破血、通经、杀虫的功能。该植物广泛分布在我国北部、中部、华东及西南各地，具有破血、通经、杀虫、散瘀止痛等功效，主治经闭、产后腹痛、虫积腹痛、跌打损伤等症。

【皮科应用】可用于癥瘕结块，心腹疼痛，历节痹痛，疮肿，跌打伤痛，虫积腹痛，烫火伤，毒蛇咬伤等。民间常用鬼箭羽治疗生漆过敏性皮炎。吴天碧用鬼箭羽、甘草煎水，内服、外洗治疗因染发引起的过敏患者10例，取得满意效果。还有报道，应用鬼箭羽治疗汽油、阿司匹林过敏等引起的慢性荨麻疹、湿疹、接触性皮炎等，不论单方或验方均取得满意疗效。

【剂量特点】内服：煎汤，4~9g；或泡酒，或入丸、散。外用适量，捣敷或煎汤洗；或研末调敷。

【各家论述】《本经逢原》：鬼箭，专散恶血，故《本经》有崩中下血之治。《别录》治中恶腹痛，去白虫，消皮肤风毒肿，即腹满汗出之治。今人治贼风历节诸痹，妇人产后血晕，血结聚于胸中，或偏于胁肋少腹者，四物倍归，加鬼箭羽、红花、玄胡索煎服。以其性专破血，力能堕胎。

《植物名实图考》：治肿毒。

【常用方剂】鬼箭羽丸。

玫瑰花

【一般认识】玫瑰花原产我国，是一种蔷薇科蔷薇属的丛生落叶灌木。玫瑰花集食用、药用、观赏于一身，千百年来，深受广大人民群众的喜爱。玫瑰花味甘、微苦，性温，归肝、脾经，有理气解郁、和血散瘀调经之效。

【皮科应用】玫瑰花味甘、微苦，性温，入肝、脾经，《本草纲目拾遗》言其"和血，行血，理气"，指出玫瑰花具有疏肝解郁、活血化瘀的作用。而《本草正义》谓其"和而不猛，柔肝醒胃，流气活血，宣通室滞而绝无辛温刚燥之弊"，指出玫瑰花作用柔和，温而不燥。《本草分经》也云："肝病用之多效。"故玫瑰可与其他疏肝理气类药物合用治疗肝郁血虚型心身性皮肤疾患。

杨志波教授临床上常用玫瑰花治疗因情志不畅导致的肝郁气滞，气郁化热引发的黄褐斑。玫瑰花花瓣的主要有效成分为挥发油，具有消炎、消肿、退热、镇痛等作用，能避免患处的皮肤过于干燥。玫瑰花去心蒂，焙为末，以好酒和服，可治肿毒初起。

【配伍应用】玫瑰花配伍母丁香治乳痈，取玫瑰花七朵，母丁香七粒，无灰酒煎服。

【剂量特点】口服：煎汤，3~6g；浸酒或熬膏。

【各家论述】《本草正义》：玫瑰花，香气最浓，清而不浊，和而不猛，柔肝醒胃，流气活血，宣通室滞而绝无辛温刚燥之弊，断推气分药之中最有捷效而最为驯良者，芳香诸品，殆无其匹。

《食物本草》：主利肺脾，益肝胆，辟邪恶之气，食之芳香甘美，令人神爽。

《药性考》：行血破积，损伤瘀痛，浸酒饮。

《本草纲目拾遗》：和血，行血，理气。治风痹。

《随息居饮食谱》：调中活血，舒郁结，辟秽，和肝。酿酒可消乳癖。

【常用方剂】凉血五花汤。

木贼

【一般认识】木贼为木贼科植物木贼的干燥地上部分，又名锉草、节骨草。味甘、苦，性平，归肺、肝经，疏散风热，明目退翳。《本草正义》曰："木贼，治疗肝胆木邪横逆诸病，能消目翳……然则为目科要药者……亦含有疏风、泄化湿热、升散郁火诸义。"

【皮科应用】木贼草在皮肤科方面主要用于扁平疣、寻常疣、跖疣等。治疗扁平疣：板蓝根 30g，香附 30g，木贼草 15g，桃仁 6g。加适量水约 500ml，浸泡 10 分钟，然后煮沸 30 分钟，每次倒出约 50ml，用纱布或小毛巾蘸药水擦洗患处，每日 2 次。剩余药液低温保存备用，留待下次使用。每剂药可洗 5 天，半个月为 1 个疗程。根据病损需要治疗 1~6 个疗程。

【配伍应用】木贼草配伍香附煎洗患处以清肝火，疏风清热。

【剂量特点】一般用 3~9g。

【各家论述】《草木便方》：通气，明目，利九窍，治跌伤，消积滞，止嗽化痰。

《分类草药性》：男子平胃火，妇人补血气。

《天宝本草》：治赤白云翳，祛风，清火，除湿，通淋。

【常用方剂】木贼草、蝉花散、新加木贼煎。

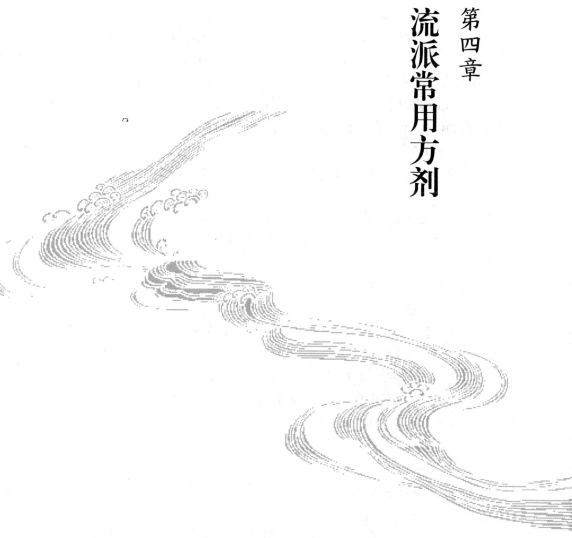

第四章

流派常用方剂

第一节　外治方剂

除湿止痒方

【组成】马齿苋 30g，地榆 30g，炙甘草 15g。

【功效】清热除湿止痒。

【主治】急性湿疹、接触性皮炎、激素依赖性皮炎、银屑病等伴有糜烂渗出性皮肤病。

【组方特色】马齿苋气味酸寒，无毒，诸肿瘘疣目，可捣揩之，对所主诸病，皆有散血消肿之功。地榆苦微寒，可泄热清肝，凉营止血，主治面疮焮赤肿痛及小儿湿疮。两者均有清热解毒凉血之功，协同外用，治疗浸淫湿疮、焮红赤焰、肿胀灼痛。

【方证要点】皮损急性期有渗出倾向、皮温升高伴有剧烈瘙痒者为先，应用方法以溻渍为主。

【加减变化】诸疮，浸淫流渍者加五倍子，痛者加黄芩，痒者加刺蒺藜。

【使用禁忌】局部皮损干燥皲裂或伴有紫外线过敏者禁用。

【经典案例】

刘某，男，56 岁，汉族，干部，2009 年 7 月 11 日初诊。

主诉：头部皮肤起斑丘疹、流水，伴双眼肿胀 7 天。

现病史：患者自诉 7 天前因染发后，翌日头皮出现红斑疹、流水，外用"皮炎平软膏"效不显，后就诊于外院静脉滴注"葡萄糖酸钙"、口服"氯雷他定片"，皮疹仍有增多，伴双眼肿胀，为求进一步治疗前来我院就诊。现症见：头皮、发际、额部、耳廓起片状红斑和针尖至绿豆大小鲜红色丘疱疹，密集分布，渗出流津，瘙痒无休，双眼睑肿胀，伴身热，口渴，纳食可，寐欠安，大便秘结，小便黄赤。

既往史：糖尿病史 3 年。

药敏史：青霉素过敏史。

家族史：否认家族遗传病史。

专科检查：头皮、发际、额部、耳廓起片状红斑和针尖至绿豆大小鲜红色丘疱疹，密集分布，渗出流津，双眼睑肿胀，闭目难睁，局部皮温偏高。

舌象：舌质红，苔黄腻。

脉象：滑数。

中医诊断：漆疮（湿热蕴肤证）。

西医诊断：接触性皮炎。

内治方：内服中药以清热除湿、解毒止痒为治则，方选清热除湿汤加减。

外治法：急性期以清热解毒为主，减少局部渗出及消退现有皮疹耳穴刺血法泻火解毒。中药溻渍疗法：予马齿苋30g，地榆30g煎汤后放至10℃进行溻渍疗法，每天2次；中药涂擦疗法：用棉签蘸取适量祛湿散（大黄面、黄芩面、寒水石面、青黛）用香油调和搽于皮损渗出明显处，每天1次；半导体激光照射治疗：患者戴遮光镜，将仪器光照头距离患者15~20cm处，使局部红光充分垂直照于皮损部位，每天2次；耳穴刺血法：持采血针点刺耳尖部耳轮0.2cm，挤压耳尖令其出血5~10滴，每2天1次。嘱患者剔除头发，饮食清淡。3日后复诊。

二诊：患者红斑颜色变暗，范围缩小，丘疱疹较前大部分消退，其上覆着淡黄色浆痂及皮屑，渗出减少，双眼肿胀减轻，诉瘙痒症状略减轻。舌质红，苔薄黄，脉滑数。中药继服。停用耳穴刺血法，用马齿苋煎汤行中药溻渍疗法，继用中药涂擦疗法及半导体激光照射治疗。嘱患者清淡饮食，1周后复诊。

三诊：患者红斑颜色变淡，丘疱疹基本消退，浆痂及皮屑部分脱落，留有色素沉着斑，局部皮肤欠润，无明显渗出，双眼睑肿胀消退，脱细碎皮屑，瘙痒症状轻微。舌质红，苔薄白，脉滑。停口服中药及半导体激光照射治疗。中药溻渍方中加当归、丹参、鸡血藤药物煎汤于常温下溻渍；涂擦黄连膏以巩固疗效。随访1个月，未复发。

按语：接触性皮炎是皮肤或黏膜单次或多次接触外源性物质后，在接触部位甚至接触以外的部位发生的急性或慢性炎症性反应。中医称为"漆疮""膏药风"。本例患者先天禀赋不耐，外感风热毒邪，诸邪侵扰，郁于肌肤，而发丘疱疹、渗出及瘙痒之症，热毒灼烧津液则口干、大便秘结，小便黄赤；阴阳失调，阳不入阴而不寐；舌质红，苔黄腻，脉滑数均为湿热蕴肤之象。治疗上当以清热除湿、解毒止痒为法，方选清热除湿汤加减。患者局部皮疹色红，伴有丘疱疹及渗出，辨皮疹论治中医外治法当以清热解毒为法，选用马齿苋、地榆煎汤冷溻渍，取马齿苋、地榆清热解毒之药性以消疹退红，减轻双眼肿胀；药汤取10℃低温以加强清热之力，使毛细血管收缩，减少渗出，具有镇静止痒作用；药物煎汤后选用溻渍之法使药力直达病所，疏其汗孔，宣导外邪而发。溻渍治疗后皮疹渗出明显处可予祛湿散调和香油后外擦以敛湿止痒。半导体激光照射皮损处促进局部微循环。《灵枢》云："耳者，宗脉之所聚也。"耳穴刺血法放血以泻火解毒。二诊时患者皮疹颜色变暗，丘疱疹、渗出减少，双眼肿胀减轻，其上覆着淡黄色浆痂及皮屑，此时风热毒邪已去大半，可停耳穴刺血疗法，继予马齿苋煎汤，常温下进行溻渍治疗以清热解毒，清除皮疹余热，常温药汤进行溻渍可软化痂皮，促进浆痂皮屑脱落；其余中医外治同前。三诊时红斑、丘疹基本消退，无明显渗出，停用半导体激光照射治疗；此时热象已去，苦寒之药不宜久服，易伤脾胃，中病即止，故停中药口服；皮损处皮肤欠润，无明显渗出，脱细碎皮屑，故停用祛湿散，改用黄连膏外涂润肤止痒，以巩固疗效。中药溻渍治疗方中加当归、丹参、鸡血藤煎汤，常温下溻渍以养血润肤。漆疮急性期渗出明显时以清热解毒中药为主，无渗出后可加入养血润肤之品。接触性皮炎和急性湿疹症状相似，后期渗出减少而渐康复。对于接触性皮炎的治疗，首先注重停用致敏物质，同时应注重外治，辨证与辨病相结合，对证施治。

解毒止痒方

【组成】黄柏30g，连翘30g，苦参15g，马齿苋30g，茯苓15g，白鲜皮15g刺蒺藜15g，蛇床子15g。

【功效】解毒除湿止痒。

【主治】急慢性湿疹、接触性皮炎、激素依赖性皮炎、银屑病进行期和静止期、神经性皮炎、结节性痒疹等红斑丘疹明显的剧烈瘙痒性疾病。

【组方特色】黄柏味苦性寒，清热燥湿，对渗出性皮肤病有收敛、消炎、止痒之功。连翘清热解毒、软坚散结，疗痈疽瘰疬，擅消肿排脓。苦参味苦性寒，清热燥湿、凉血泻火，杀虫，主治湿热郁伏型皮肤病。热生风，湿生虫，黄柏、苦参之苦燥湿，寒除热。马齿苋气味酸寒，清热解毒、凉血止血。白鲜皮气寒善行，味苦性燥，为足太阴、阳明祛湿药，常用于湿热郁滞所致的皮肤痒疮、湿疹、阴囊湿疹、疥癣、风疮等。茯苓泻水燥土，冲和淡荡，百病皆宜，至为良药。刺蒺藜平肝散风，行血明目，因入肝经，故能开郁散结，带刺者疏风止痒之效更强，配伍白鲜皮止痒之效更强。蛇床子煎汤熏洗，燥湿、杀虫、止痒，常配苦参、黄柏，对顽癣、湿疮有效。

【方证要点】本方重在解毒除湿止痒，尤其适用于亚急性皮炎湿疹之渗出不明显而邪毒炽盛，红斑赤焮，风邪窜动，瘙痒难耐者。

【加减变化】红斑丘疹明显、热毒炽盛者加蒲公英以增强解毒之功；皮肤干燥粗糙明显者加大茯苓的剂量；风邪炽盛瘙痒难耐者加大白鲜皮及刺蒺藜剂量。

【使用禁忌】急性渗出明显及慢性苔藓样者禁用。

【经典案例】

李某，女，35岁，汉族，干部，2018年4月21日初诊。

主诉：面部起红斑丘疹，伴刺痛、灼热6个月，加重1周。

现病史：患者自诉6个月前面部皮肤无诱因出现红斑丘疹，伴瘙痒，自行外涂"复方酮康唑软膏"后红斑消退、瘙痒缓解，此后每因遇热，颜面即出现红斑丘疹，予"复方酮康唑软膏"外用后症状控制，但停药后面部皮损反复发作。1周前停药后面部再发红斑，刺痛、灼热明显，为求系统诊治故来诊。现症：额部、面颊部、鼻部、下颌部见鲜红色片状红斑，其上可见针尖至粟粒大小红色丘疹，密集分布，并有毛细血管扩张，红斑处局部皮温偏高，伴有刺痛、灼热感，遇热加重，心烦，口干，夜寐安，大便干结，小便黄。

既往史：过敏性鼻炎病史。

药敏史：青霉素过敏史。

家族史：否认家族遗传病史。

专科检查：额部、面颊部、鼻部、下颌部见鲜红色片状红斑，其上可见针尖至粟粒大小红色丘疹，密集分布，皮纹消失，呈透明状，并有毛细血管扩张，局部皮温偏高。

辅助检查：抗核抗体谱阴性。

舌象：舌质红，苔薄黄。

脉象：浮数。

中医诊断：湿毒（风热蕴肤证）。

西医诊断：激素依赖性皮炎。

内治法：内服中药以疏风清热，凉血解毒为治则，方选银花汤加减。

外治法：外用0.03%他克莫司软膏。中药溻渍配合半导体激光照射，改善局部红斑、瘙痒症状，用刺络拔罐以泄热解毒、祛瘀生新。中药溻渍处方：黄柏30g，连翘30g，苦参15g，马齿苋30g，茯苓15g，白鲜皮15g，刺蒺藜15g，蛇床子15g煎汤后放至10℃行溻渍法，每天2次；半导体激光照射：患者戴遮光镜，将仪器光照头距离患者15~20cm，使光疗充分垂直照于皮损部位，每天2次；刺络拔罐法：大椎穴刺络拔罐以泄热解毒，每周2~3次。

嘱患者清淡饮食，停用激素药膏，7天后复诊。

二诊：面部红斑颜色较前变淡，丘疹数量减少，自觉瘙痒、灼热减轻，有紧绷感，未见新发皮损，心烦，口干口渴，五心烦热，大便稍干，小便可。涂他克莫司软膏当日灼热及瘙痒感明显，次日症状减轻。口服中药加生地黄、麦冬以养阴；停用大椎穴刺络拔罐，加强中药溻渍疗法，继续予半导体激光照射；嘱患者清淡饮食，7天后复诊。

三诊：患者面部红斑基本消退，丘疹数量进一步减少，局部皮肤干燥脱皮、紧绷感、心烦、口干口渴、五心烦热明显改善，二便尚可。停用半导体激光照射治疗；中药溻渍方中加丹参、当归、鸡血藤等养血润肤药物，于常温下进行溻渍。嘱患者清淡饮食，降阶梯使用他克莫司软膏。1个月后随访，未复发。

按语：激素依赖性皮炎是因长期反复不当的外用激素引起的皮炎。表现为外用糖皮质激素后原发皮损消失，但停用后又出现炎性损害，需反复使用糖皮质激素以控制症状并逐渐加重的一种皮炎。治疗本病首先要停用激素，但立即停用激素后三五天内会出现反跳现象，故使用激素替代疗法，降阶梯使用0.03%他克莫司软膏以抗炎，预防反跳现象发生。本病例患者禀赋不耐，腠理疏松，外受风热毒邪，由于火、热、毒邪为阳邪易袭阳位，熏蒸郁积面部，故见红斑、灼热、瘙痒；毒邪侵袭营血，化湿蕴毒，且气血受阻，故见皮肤红丘疹、毛细血管扩张；糖皮质激素乃助阳生热之品，热邪积聚日久，必然灼伤阴液，故见心烦，口干口渴，大便干结，小便黄；结合舌质红，苔薄黄，脉浮数，舌脉辨证均符合风热蕴肤证，急则治其标，故以疏风清热、凉血解毒为法，方选银花汤加减。患者面部片状红斑，密集红丘疹，伴刺痛、灼热感明显，皮损辨证当属实热为主，辨疹论治中医外治法当以清热解毒法为重，予黄柏、连翘、苦参、马齿苋、茯苓、白鲜皮、刺蒺藜、蛇床子煎汤溻渍以清热解毒除湿，促进皮疹消退，选用低温行溻渍以加强清热之力；大椎穴属督脉，为手足阳经交会穴，手足三阳与督脉阳气共行于头面部，此处刺络拔罐可泄面部热毒，祛瘀生新；半导体激光照射皮损处可促进局部微循环。二诊时皮疹红斑渐退，丘疹数目减少，灼热、瘙痒减轻，五心烦热，皮肤有紧绷感，说明风热毒邪部分已去，伤阴之症显出，停大椎穴刺络拔罐，口服中药中加入生地黄、麦冬养阴之品，其余中医外治疗法同前。三诊时皮疹基本消退，风热毒邪已清大半，长期外用激素皮肤屏障功能破坏，导致卫气不足，卫外失固，肌肤失于濡养而出现干燥、脱屑、紧绷感等症状，中药溻渍中加丹参、当归、鸡血藤等养血润肤药物于常温下进行溻渍；红斑丘疹消退，停半导体激光照射治疗。激素依赖性皮炎急性期出现红斑丘疹、灼热瘙痒明显，"急则治其标"，治疗当以清热解毒为法。因急性期症状严重、皮肤敏感，选用外治药物时应尽量简单，单一药物煎煮冷敷就可以控制症状。后期热毒已去，外治溻渍之法可选多种药物煎煮以养血润肤，辨证治之，方显疗效。

健脾润肤方

【组成】黄芪30g，白术30g，茯苓30g，白芍15g，丹参15g，当归15g，桃仁15g，刺蒺藜15g。

【功效】健脾养血，润肤止痒。

【主治】慢性湿疹、玫瑰糠疹、寻常型银屑病、副银屑病、皮肤淀粉样变、神经性皮炎、结节性痒疹、硬皮病等皮肤病。

【组方特色】黄芪甘温，补中益气、固表止汗、利尿消肿、托疮生肌。历来外用者鲜，陶弘景曰：黄芪赤色者，可作膏，用消痈肿。黄芪治气虚盗汗，并自汗及腹痛，是皮表之药。黄芪内托阴疽，为疮家圣药。《外台秘要》记载甲疽疮脓生足趾甲边，赤肉突出，时常举发者，黄芪制膏，以封疮口，日三度，其肉自消。凡此种种，可示内治之药，亦即外治之药，本方其余诸药，皆同此理。近世多用白术治皮间风，出汗消痰，补胃和中，利腰脐间血，通水道。上而皮毛，中而心胃，下而腰脐，在气主气，在血主血，无汗则发，有汗则止，与黄芪同功。茯苓泄水燥土，冲和淡荡，百病皆宜，至为良药。芍药有赤白之分，皮科常二者兼用之，多取其养血活血之功，起到润肤作用，对血虚、血燥之皮肤瘙痒有良效。丹参活瘀血，生新血，凉血安神，可治疗丹毒、痈肿。"一味丹参饮，功同四物汤"，本药专走血分，可改善局部循环，祛瘀生新。当归为补血调经之要药，性味辛香而走散，补血而有调气活血之功。皮肤科常与润燥药同用起到润肤的作用，与祛风湿的药同用起到养血疏风止痒的作用，同解毒药同用治疗疮疡瘀血引起的疼痛。桃仁行血破瘀、润肠通便，皮肤科取其质润多油，有养血润肤之功，常用于老年性血虚风燥引起的皮肤干燥瘙痒，可配合金银花、连翘、赤芍、天花粉、乳香、没药等治疗痈肿毒疮初期。刺蒺藜平肝散风，行血明目，因入肝经，并能开郁散结，带刺者疏风止痒之效更强，故在此配伍以止痒。

【方证要点】本方是以健脾补益、养血活血、润肤为主的内服方药功效的外用体现，也是刘氏中医外治流派的一个特点，即选用外治方药仍然遵循中医内治辨证论治的思想，为各类以内治辨证思路为指导方药的外用开拓了思路。

【加减变化】血瘀者、皮损暗红者，可加活血化瘀、通经活络的鸡血藤、桃仁、三棱、莪术等。瘙痒明显者可加地肤子、蛇床子等。浸润肥厚者可加夏枯草、鬼箭羽、连翘等软坚散结之品。

【使用禁忌】急性渗出性及红肿热痛明显者禁用。

【经典案例】

患者女，43岁，职员，2019年6月初诊。

主诉：左大腿出现硬化性斑块1年，增大2个月。

现病史：患者自诉1年前左大腿受凉后，局部皮肤出现褐色斑片，皮肤逐渐变硬，未予重视，无明显痒痛，近2个月硬斑逐渐扩大，皮肤表面褐色，呈羊皮纸样萎缩，局部硬块，局部麻木不适，遂就诊于我科门诊。刻下症见：神志清，精神可，左大腿皮肤可见 6cm×6cm 大小的硬化性褐色斑块，表面羊皮纸样改变，触之较硬，未见破溃，蜡样光泽，手捏不起，皮肤干燥，自觉局部麻木不适，无瘙痒及疼痛，否认有关节疼痛、腹胀、吞咽困难、呼吸困难及雷诺现象，胸胁胀满，口干不饮，月经不调，夜寐欠安，二便调。

既往史：既往有剖宫产手术，否认其他慢性病及传染病史。

药敏史：否认食物、药物过敏史。

家族史：否认家族遗传病史。

专科情况：左大腿皮肤可见 6cm×6cm 大小的硬化性褐色斑块，表面呈羊皮纸样改变，触之较硬，皮肤干燥。

舌象：舌质紫暗，苔白。

脉象：细涩。

辅助检查：血常规、尿常规、便常规、抗核抗体谱、血沉、免疫球蛋白均未见明显异常。皮损组织病理：表皮角化过度，表皮萎缩，基底层色素增加；真皮血管周围灶状稀疏淋巴细胞、浆细胞浸润。真皮胶原纤维增厚、致密，附属器减少。

中医诊断：皮痹（气滞血瘀证）。

西医诊断：局限性硬皮病。

内治法：以活血化瘀、理气通络为治则，方选桃红四物汤加减。

外治法：予中药热罨包以活血化瘀。予中药黑布药膏以通络散寒。予中药熏蒸疗法以活血化瘀，使温热之力助玄府开合以通行营卫之气。予毫火针疗法以透阴证转阳证。中药热罨疗法：选用黄芪30g，白术30g，茯苓30g，白芍15g，丹参15g，当归15g，桃仁15g，刺蒺藜15g，装入布袋，上锅蒸煮20分钟，晾至温度38℃左右，外敷于患处，每天1次，以局部皮肤微红为佳；中药黑布药膏疗法：选取黑药膏局部外涂，每天1次；中药熏蒸疗法：黄芪30g，白术30g，茯苓30g，白芍15g，丹参15g，当归15g，桃仁15g，刺蒺藜15g，煎水25分钟取汁熏蒸，温度38~42℃，每次15~30分钟，每2天1次；毫火针疗法：针尖烧红后，刺患处，每周2次，毫火针不宜太密集，间隔距离0.5cm。

嘱患者适当活动锻炼，局部按摩，2周后复诊。

二诊：皮疹硬斑未见扩大，触之较前变软，局部仍有麻木感，纳食改善，无明显畏寒症状。舌质暗，苔白，脉细涩。中药前方继服。闪罐法：闪罐后局部皮肤潮红发热，然后行毫火针疗法，每周1次；中药浸浴疗法：黄芪30g，白术30g，茯苓30g，白芍15g，丹参15g，当归15g，桃仁15g，刺蒺藜15g，煎煮 20 分钟，取汁 5L，双下肢浸浴；中药黑布药膏疗法：选取黑药膏局部外涂，每天 1 次。嘱患者 2 周后复诊。

此后每 2 周于门诊行闪罐法配合毫火针，居家行中药浸浴后局部涂黑布药膏。门诊长期治疗，随访自诉皮肤变软，未见新发。

按语：硬皮病是以皮肤、皮下组织硬变，最后萎缩为特征，亦可损害各个脏器，属中医"皮痹"范畴，可分为局限性硬皮病和系统性硬皮病两类。硬皮病的发病原因复杂，多数医家认为本病多因肺、脾、肾诸脏，阴阳两虚，卫外不固，腠理不密，外邪侵袭，致荣卫经络痹塞不通而成。本案我们主要论述的是局限性硬皮病。目前无特效治疗，治疗周期长。

本案患者因素体亏虚，卫外不固，腠理不密，寒湿之邪乘虚侵入肌肤，以致经络阻隔，气血凝滞，肌肤失养，皮肤坚硬如革。本病为典型的本虚标实证，口服中药以治其本，以活血化瘀、理气通络为法则，方选桃红四物汤加减内服。予中药热罨包以活血化瘀；中药黑布药膏以通络散寒；中药熏蒸以活血化瘀，使温热之力助玄府开合以通行营卫之气；毫火针疗法以透阴证转阳证。二诊时用闪罐法使局部气血充盈，"得气"后再行毫火针，亦是透阴证转阳证的外治方法；中药浸浴则借助于温热之力使玄府开合，气血得以畅行，营卫之气畅通。本病疗程长，治疗缓慢，可将中药浸浴、熏药、熏蒸、热奄包、黑布药膏、灸法等药物疗法结合毫火针、闪罐、留罐等非药物疗法，针对皮疹的范围大小、部位、硬度、辨证不同，进行多种组合应用，内外相合，标本兼治，取得良好疗效。

活血化瘀方

【组成】鸡血藤 30g，丹参 30g，当归 15g，桃仁 15g，三棱 15g，莪术 15g，枳壳 15g，土茯苓 30g。

【功效】活血化瘀，养血润肤。

【主治】慢性湿疹、斑块状银屑病、副银屑病、皮肤淀粉样变病、泛发性神经性皮炎、结节性痒疹、硬皮病等。

【组方特色】本方为外用的活血化瘀方，主要用于病程较长、顽固难愈以皮疹暗红、浸润肥厚明显为特点的皮肤病。鸡血藤养血活血、通络止痛，痛者痒之甚也，故可止痒。常用来治疗肌肤甲错、血燥性皮肤瘙痒。三棱、莪术均具有破血行气、通经活络的协同功效，三棱强于破血，莪术长于行气，两者联合应用于浸润较深的斑块状皮损。"一味丹参饮，功同四物汤"，丹参专走血分，可改善局部循环，祛瘀生新。当归为补血调经之要药，性味辛香而走散，补血而有调气活血之功。枳壳功同枳实，但偏重于理气消胀，常言气行则血行，配合诸多活血药以加强顽固性皮疹的消退。土茯苓偏于治疗湿热蕴结之毒，皮肤病久病多瘀、多毒，在活血化瘀、行气通络的药物中加一味土茯苓以兼顾清热利湿解毒，治病求本之主旨。

【方证要点】本方应用要点为久病侵及血络，郁结成块，皮损暗红，浸润肥厚，肌肤甲错，血虚风燥，瘙痒难耐者为主者。

【加减变化】可与健脾润肤方合方外用，加强补益和滋润的作用，但两者有虚实的区别。血虚风燥瘙痒者两方合用为主。气滞血瘀，经络瘀滞不通者以本方为主加行气导滞和软坚散结的药物，如川芎、连翘、夏枯草等。中医学认为久病之"痒"多为虚，故以健脾润肤方为主加用养血、活血的药物，如鸡血藤、桃仁、丹参等。

【使用禁忌】风热毒邪早期侵入血分者之营分有热，皮疹焮红如赤者禁用。

【经典案例】

吴某，男，47岁，汉族，职员，2020年10月4日初诊。

主诉：四肢起丘疹、结节、瘙痒2年余，加重1周。

现病史：患者自述2年前蚊虫叮咬后四肢皮肤起淡红色丘疹，剧烈瘙痒，长期搔抓后皮损较前肥厚，渐成深褐色结节。曾于外院就诊，考虑"结节性痒疹"，查过敏原均为阴性，予"润燥止痒胶囊""依巴斯汀片"口服，服药后病情缓解，停药后病情反复，未规律用药。1周前患者饮酒后四肢皮肤新起淡红色丘疹，瘙痒剧烈，为求进一步治疗前来我院就诊，现症见：四肢皮肤见较多绿豆至蚕豆大小孤立质硬的深褐色半球形结节，间有粟米大、淡红色丘疹，表面粗糙。皮损呈对称分布，自觉瘙痒，四肢可见条状抓痕、血痂，纳可，寐差，四肢困倦，乏力懒言，小便正常，大便溏薄。

既往史：高血压病史，否认传染病史。

过敏史：否认食物及药物过敏史。

家族史：否认家族遗传病史。

专科情况：四肢皮肤见较多绿豆至蚕豆大小孤立质硬的深褐色半球形结节，间有粟米大淡红色丘疹，表皮粗糙，对称分布。散在条状抓痕、血痂。

舌象：舌质淡，苔白，边有齿痕。

脉象：细滑。

中医诊断：马疥（顽湿聚结证）。

西医诊断：结节性痒疹。

内治法：内服中药以健脾除湿、祛风止痒为治则，方选全虫汤加减。

外治法：因结节质坚痒甚，故选中药熏蒸疗法以活血化瘀、养血润肤；毫火针疗法以热引热、软坚散结；中药涂擦以清热解毒；走罐疗法以振奋阳气；穴位埋线疗法以活血祛风。中药熏蒸疗法：鸡血藤 30g，丹参 30g，当归 15g，桃仁 15g，三棱 15g，莪术 15g，枳壳 15g，土茯苓 30g，煎水 25 分钟，取汁熏蒸，温度 38~42℃，每次 15~30 分钟，每 2 天 1 次；毫火针疗法，选择结节皮损、瘙痒明显处行毫火针治疗，每个结节 2 针，每周 1 次；中药涂擦疗法：用棉签蘸取适量黄连膏（黄连面、凡士林）薄搽皮损处，每天 2 次；走罐疗法：先在患者背部均匀涂上一层凡士林作为润滑剂，后取患者背部双侧膀胱经、督脉，顺经络走向行补法治疗，每条经络游走 20~30 次，以潮红充血为度，每周 1 次；穴位埋线疗法：选取中脘、气海、大椎、双侧肺俞、双侧脾俞、双侧百虫窝、双侧足三里、双侧阴陵泉，将可吸收的胶原蛋白线用埋线针埋入穴位中。埋线后局部有酸、麻、胀、痛感属正常反应，2 周 1 次。

嘱患者禁饮酒，1 周后复诊。

二诊：患者四肢深褐色结节经毫火针治疗表面部分结痂脱落，经中药口服及穴位埋线治疗，瘙痒较前缓解，乏力困倦稍有改善，诉常因瘙痒夜寐欠佳。口服中药在前方基础上加酸枣仁 30g，牡蛎 30g。继予中药熏蒸疗法、毫火针疗法、中药涂擦疗法、走罐疗法，1 周后复诊。

三诊：患者经前治疗，少部分新发丘疹已消退，遗留淡褐色色素沉着斑点，结节皮损触之质软，层层剥脱后较前变小。全身皮肤较前濡润，瘙痒可耐受，睡眠改善，精神状态佳。小便正常，大便调畅。患者整体病情好转中，停走罐疗法，毫火针疗法仅针对散在的结节较大的皮损部位。守原方治疗，1 周后复诊。

四诊：患者四肢原蚕豆大肥厚性结节较前缩小，部分小结节已消退，遗留淡褐色色素沉着斑。偶有轻微瘙痒。纳可，寐安，小便正常，大便成形。舌淡红，苔薄白，边有齿痕，脉细滑。口服药改以健脾益气为治则，予参苓白术散加减内服。长期随诊。

按语：结节性痒疹是一种慢性炎症性皮肤病，属于中医学"马疥"范畴，中医古籍《医宗金鉴》中记载："疮形如粟粒，其色红，搔之愈痒，久而不瘥，亦能消耗血液。"临床中患者身起结节，大者如蚕豆，瘙痒难耐。刘红霞主任认为该病多是因体内痰湿瘀积，外感虫毒邪气所致。

患者平素嗜爱饮酒，脾失健运，湿热内生，壅滞皮肤，而后外感虫毒，相互搏结而发病。初诊时患者四肢即可见陈旧性深褐色结节，以及新发粟米大小淡红色丘疹，全身皮肤干燥少色泽。四肢困倦，乏力懒言，大便溏薄，舌淡苔白，边有齿痕，脉细滑。证属顽湿聚结证，中药以健脾除湿、祛风止痒为法，方选全虫方加减口服。中医外治行中药熏蒸疗法以活血化瘀，使温热之力助玄府开阖以通行营卫之气；以毫火针作用于肌肤腠理之间，达到活血、祛风、透邪、引热的目的，毫火针因灼伤局部而开泄时间较长，达开门祛邪之效，从而较好地达到止痒的目的；配合穴位埋线治疗可疏经通络，活血祛风止痒；督脉行于背部正中，多次与手足三阳经交会，被称为"阳脉之海"，足太阳膀胱经在肺气的配合下敷布于体表，在督脉、双侧膀胱经行走罐法治疗，可以充分激发阳气，达到祛湿邪、通经络、温气血、振奋阳气的目的，从而温煦四肢及皮毛，达到阴平阳秘的调和状态；中药涂擦黄连膏以润肤解毒止痒。

《素问·太阴阳明论》："四肢皆禀气于胃，而不得至经，必因于脾，乃得禀也。"脾气足则四肢强，脾气弱则四肢萎。水谷清阳之气由脾气输布，充养四肢，本案中患者平素嗜爱饮酒，脾失健运，脾受困则见四肢倦怠，水谷清阳不充则肌肤燥枯，易感外邪。本病治疗口服药物以调养脾胃、益气为主，外治重在调和阴阳、疏通经络、软坚散结。

祛脂止痒方

【组成】侧柏叶15g，大青叶15g，防风15g，桑叶15g，透骨草30g，皂角30g，菊花10g。

【功效】疏风清热、祛湿止痒。

【主治】脂溢性皮炎、脂溢性脱发、毛囊炎、头皮银屑病等头部毛发性皮肤病。

【组方特色】本方是在赵炳南先生的脱脂水剂（透骨草30g，皂角30g）基础上加清热祛风药物组合而成的。方中侧柏叶擅于入血分，具有凉血清热益阴的作用，善于清除血中湿热。大青叶味苦、性大寒，具有清热解毒凉血的作用，偏于清除血分实热毒邪。防风散风祛湿解表，不论风寒、风热均可使用，能促进皮肤血液运行，外用有抑制皮肤和毛发真菌的作用。桑叶清热散风，加强止痒之效。菊花，味苦平，主风。偏于祛除游风，芳香上达头面，又得秋金之气，故能平肝风而益金水。三味药物合用，可止风邪上炎之邪以止痒。

【方证要点】用于血分有热，复感风邪兼加内湿化热，风邪携湿热之邪上攻头面及毛发遂成瘙痒、脱屑、油脂较多之头部皮肤病。

【加减变化】根据头皮皮疹的具体情况进行加减变化，有明显脓性丘疹及毛囊炎者可加用金银花、连翘等解毒之药；有明显渗出流渍、结痂者加祛湿的蛇床子、地肤子等；久病累及毛发而致脱发者可加养血、活血、补益的丹参、制首乌、甘草等。

【使用禁忌】头皮有明显脓肿破溃渗出者禁用。

【经典案例】

杨某，女，28岁，汉族，公务员，2020年5月3日初诊。

主诉：头皮起皮屑伴瘙痒反复1年。

现病史：患者自诉近1年经常熬夜后，头皮起鳞屑，曾自购"酮康唑洗剂""硫黄软膏"等外用药物，效果不明显，头皮逐渐增多，伴瘙痒。现症见：头皮大片糠秕状鳞屑，头发干燥无光、瘙痒，平素饮食多辛辣刺激、油腻之品，纳可，夜寐不实，大便干，3日一行。

既往史：否认慢性病及传染病史。

过敏史：否认食物、药物过敏史。

家族史：否认家族遗传病史。

系统检查：未见明显异常。

专科情况：头皮可见大片糠秕状鳞屑，真菌直接镜检（+）。

舌象：舌暗红，苔薄白干。

脉象：弦涩。

中医诊断：白屑风（血虚风燥型）。

西医诊断：脂溢性皮炎。

内治法：中药以养血润燥、祛风止痒为治则，方选当归饮子加减内服。

外治法：中药淋洗疗法直达病所养血润燥祛除皮屑，耳穴压丸法以安神助眠，毫针针刺以祛风止痒。中药淋洗疗法：侧柏叶15g，大青叶15g，防风15g，桑叶15g，透骨草30g，皂角30g，菊花10g，加2L水煮20分钟，去渣，待药物放置常温后淋洗头部以养血润燥，祛风止痒，每天1次；毫针疗法：取膈俞、血海、脾俞、足三里、阴陵泉、风府，用平补平泻法养血润肤、祛风止痒，每天1次；耳穴压丸法：耳部常规消毒干燥后，用镊子将王不留行籽耳贴按压在双侧内分泌、肾、脾、神门、心耳穴以安神助眠，每日按压3~5次，3天更换1次；告知患者，多食新鲜蔬菜及水果，保持心情舒畅，睡眠充足。

嘱患者保持局部清洁卫生，加强皮肤护理，避免搔抓等刺激，定时服药，1周后复诊。

二诊：头部仅可见少数糠秕状鳞屑，未诉瘙痒，纳可，夜寐尚可，二便调畅。舌淡暗红，脉弦。继服上方；继用中药淋洗疗法、毫针疗法及耳穴压丸法，2周后复诊。

三诊：头部未见明显皮屑，纳寐正常，二便通调。舌质淡红，苔薄白，脉濡。继服上方，停用毫针疗法、耳穴压豆，继用中药淋洗疗法，2周后痊愈停药。

按语：脂溢性皮炎为发生于皮脂溢出部位的慢性皮炎，多见于头面部，伴有不同程度的瘙痒，病因未明。相当于中医的"白屑风"。中医学认为，本病多由内蕴湿热，耗伤阴血，血虚风燥，肌肤失养而成。患者初诊皮肤干燥有糠秕状鳞屑伴瘙痒，辨证属血虚风燥型，辨证选用养血润燥、祛风止痒中药内服，外治之法亦内治之理，配合侧柏叶、大青叶、防风、桑叶、透骨草、皂角、菊花淋洗以养血润燥、祛风止痒；用耳穴压丸疗法安神助眠；用毫针疗法以养血润肤、祛风止痒。二诊时，患者头部仅可见少数糠秕状鳞屑，未诉瘙痒，纳可，夜寐尚可，二便调畅，舌暗红，脉弦。此时，继用中药内治、中药淋洗、毫针疗法以养血润燥、祛风止痒，配合耳穴压丸以达到调节气血阴阳、安神助眠之功。三诊时，头部未见明显皮屑，纳寐正常，二便通调，舌质淡红，苔薄白，脉弦。继用口服中药、中药淋洗，以巩固疗效。内外治法相辅相成，共奏养血活血润燥、祛风止痒之功，至病情痊愈。

增白祛斑方

【组成】白芷 10g，白僵蚕 10g，白及 10g，白芍 10g，白术 10g，茯苓 10g，葛根 10g，白薇 10g，当归 10g，豌豆 30g。

【功效】祛风消斑，润泽肌肤。

【主治】黄褐斑，黑变病，炎症后色素沉着斑，痤疮，皮炎之后的面色黯暗、枯焦黝黑、皯疱疵瘢。

【组方特色】白芷散风除湿，辛香走窜，祛腐生新，《本草纲目》谓其长肌肤、润泽颜色，可作面脂，去面皯疵瘢。白僵蚕性微温，轻浮而升，为阳中之阳，能去皮肤诸风如虫行，灭黑皯，令人面色好，祛风通络，解痉散结，疏泄风热。白及性黏，可止血消肿、逐瘀生新、祛腐生肌、收敛疮口，内外皆可用，主治面皯疱，即面色枯焦黝黑，溃小疱而发痤疮，令人肌滑。白芍养血敛阴，活血润肤。白术健脾燥湿、益气生血。茯苓补益脾胃、渗湿利水。葛根多作粉食，功能清热养阴生津。白薇根细而白，功能清热凉血。当归为补血活血之要药，性味辛香而走散，补血而有调气活血之功。豌豆研末外涂，去皯，令人面光泽。

【方证要点】本方诸药细研为末，外涂面部，用于余毒灼肤，阻碍面部之气血经络，色泽晦暗者。具有祛腐生新之功，疗面部之微疵暗疮。

【加减变化】对面部瑕疵较为明显者可加用黄芪、甘草补益之品和活血化瘀药物，以加强通经活络、养血润肤之功。

【使用禁忌】因本方药物多为植物根块，富含淀粉及多糖类物质，故面部油脂分泌多者禁用。

【经典案例】

张某，女，32岁，汉族，公务员，2019年5月15日初诊。

主诉：面部多发黄褐色斑片1年。

现病史：患者自述1年前无明显诱因，两颊、鼻根部出现淡褐色斑片，呈蝶形分布，无瘙痒和疼痛感，自行购买祛斑美容产品后未见消除（具体产品名称及使用剂量不详），随后斑片面积逐步扩大，颜色加深，于多家美容机构治疗（具体治疗方案不详），症状未减轻，患者为求进一步系统治疗遂来我院皮肤科门诊就诊。刻下症：现两颊、前额、鼻周可见多发褐色斑片，呈蝶形分布，颜色深浅不一，边缘清楚。患者诉常胁胀胸痞，性情急躁易怒，夜寐欠佳，二便调，月经量少、色暗、有瘀块，近期体重无明显变化。

既往史：有甲状腺功能减退病史，长期口服左甲状腺素钠片。

过敏史：否认药物、食物过敏史。

家族史：否认家族相同病史。

专科情况：两颊、前额、鼻周可见多发褐色斑片，呈蝶形分布，颜色深浅不一，边缘清楚。在伍德灯下看，患者面部色素性增加是在表皮层，属于表皮型。

舌象：舌质暗红，可见紫斑。

脉象：脉弦。

辅助检查：腹部彩超示胆囊壁欠光滑。心电图示窦性心律，胸导低电压。

中医诊断：黧黑斑（肝郁气滞，气血不和型）。

西医诊断：黄褐斑。

内治法：中药以疏肝活血为治则。

外治法：予中药面膜疗法以活血化瘀，耳穴压丸法以疏肝解郁，毫针疗法以调理气血。中药面膜疗法：白芷10g，白僵蚕10g，白及10g，白芍10g，白术10g，茯苓10g，葛根10g，白薇10g，当归10g，豌豆30g，配置成中药面膜，外敷，每天1次。耳穴压丸法：选用王不留行籽于神门、内分泌等穴位贴压，每2~3天更换1次，双耳交替。毫针疗法：以足太阴、阳明经穴为主，配穴取太溪、命门、神门、内关、中极，针刺得气后留针30分钟，5分钟行针1次，每周2次。嘱患者2周后复诊。

二诊：患者精神状况明显改善，心情舒畅，夜间入眠可，面色黄，舌淡红，脉弦。中药面膜疗法：继用上方配置成中药面膜，每天1次；走罐法：于背部膀胱经行走罐法，每天1次。嘱日常注意防晒，继续至我科门诊行外治治疗，调畅情志，定期随访。

　　按语：黄褐斑为颜面部对称且局限性的淡褐色至深褐色斑片，属于中医"熏黑斑""面尘"范畴。中医学认为，本病多与肾气不足，肾水不能上承，而肾之本色上泛于面；或情志不遂，肝失条达，肝郁气结，郁而化火，郁久致瘀；或饮食不节，损伤脾土，运化失职，气血不能润泽于面，而色如尘垢等有关。

　　本案患者为中年女性，颜面部可见多发褐色斑片，蝶形分布于两颊、鼻根，诉常胁胀胸痞，性情急躁易怒，夜寐欠佳，二便调，月经量少、色暗、有瘀块，证为肝郁气滞、气血不和，治则当以疏肝活血为主。外治疗法中，用中药面膜疗法活血化瘀、祛风消斑、润泽肌肤，耳穴压丸法疏肝解郁，毫针疗法调理气血。二诊时患者精神状况明显改善，夜间入眠改善，初见成效，继用中药面膜疗法与走罐法，局部走罐可行气活血，通过疏通经络振奋阳气，调理脏腑。

活血玉容方

　　【组成】黄芩 10g，当归 10g，丹参 10g，桃仁 10g，玫瑰花 10g，地榆 30g，葛根 10g，茯苓 30g，白薇 10g，绿豆 30g。

　　【功效】养血活血，祛瘀消斑。

　　【主治】痤疮、暗沉、瘢痕。

　　【组方特色】黄芩味苦性寒，苦平清心肺，主诸痛痒疮，清血热。当归为补血活血要药，性味辛香而走散，补血而有调气活血之功。丹参专走血分，可改善局部血液循环，祛瘀生新。桃仁质润多油，有养血润肤之功，常用于各种原因引起的皮肤干燥瘙痒。玫瑰花性温，味甘、微苦，归肝、脾经，具有理气活血，健脾养颜的功效。地榆苦微寒，泄热清肝，凉营止血。葛根多作粉食，功能清热养阴生津。茯苓补益脾胃、渗湿利水。白薇根可清热凉血。绿豆肉平、皮寒，解一切毒，宜连皮生研磨粉。诸药合用共奏清热解毒、凉血消斑、养血润肤之功。

　　【方证要点】诸药细研为末，外涂面部，可清热凉血，活血通络，祛除余毒，祛瘀消斑。

　　【加减变化】可加用黄芪、白术、山药等气分补益药以增加疗效。

　　【使用禁忌】湿热毒邪炽盛之红斑、糜烂、渗出者禁用。

　　【经典案例】

　　徐某，男，30 岁，汉族，职员，2020 年 6 月 15 日初诊。

　　主诉：前额、面颊部出现炎性丘疹、脓疱、结节、囊肿 3 年，加重 1 个月。

　　现病史：患者自诉 3 年前因嗜食辛辣、肥甘油腻之品，前额、面颊部起炎性丘疹、脓疱，后逐渐形成结节、囊肿，在当地医院诊断为"聚合性痤疮"，予口服中药及"维胺酯胶囊"，外用"红霉素软膏""过氧苯甲酰软膏"，用药后炎性丘疹、脓疱消退，结节、囊肿仍存。后反复发作，未予重视，未规范治疗。今为求中医治疗，就诊于我科门诊。刻下症：前额、面颊部密集分布炎性丘疹、结节、囊肿，质地较硬，脓疱部分破溃，流出脓性分泌物，形成深在的凹陷性瘢痕，散在暗红色斑块，皮肤油脂分泌旺盛。平素纳呆腹胀，寐欠佳，二便调。

既往史：否认慢性病及其他传染病史。

过敏史：否认食物、药物过敏史。

家族史：否认家族相同病史。

专科情况：前额、面颊部密布粟米大小丘疹，部分融合成黄豆大小结节、拇指大小囊肿，质地较硬，脓疱呈聚合状，部分破溃，流出脓性分泌物，形成深在的凹陷性瘢痕，部分丘疹、结节融合成暗红色斑块，皮肤油脂分泌旺盛。

舌象：舌质暗红，苔黄腻。

脉象：弦滑。

辅助检查：血常规、尿常规、肝功能、肾功能未见异常。

中医诊断：粉刺（痰湿瘀滞证）。

西医诊断：聚合性痤疮。

内治法：中药以除湿化痰，活血散结为治则，方选二陈汤合桃红四物汤加减内服。

外治法：首先针对患者面部炎性丘疹、脓疱、结节、囊肿，予毫火针疗法加拔罐以引邪外出，中药溻渍疗法以清热解毒，刺络拔罐以祛瘀生新。毫火针疗法配合留罐法：将毫火针烧红进针，在炎性丘疹处行毫火针1针即可，脓疱及结节处行毫火针2~3针。遇囊肿，在按之有波动感处行毫火针5~6针，随即局部用3号罐拔罐1~3分钟，最多不超过3分钟，有脓性及血性分泌物溢出则为有效。根据皮疹的大小来控制毫火针次数，面部宜少扎。毫火针配合留罐治疗后6小时做中药溻渍疗法：金银花15g，马齿苋15g，紫花地丁15g，加1000ml水，煮20分钟，取汁放置冰箱冷藏至10℃左右，凉敷面部，每天2次。刺络拔罐法：大椎穴消毒后用一次性注射器针头，在穴位处浅刺1~3mm，然后拔罐并留罐3分钟，观察罐内出血情况，以血色黑红或暗红、出血量5~10ml为宜，每周1次。中药涂擦疗法：取金黄膏厚涂患处，每天2次。

嘱患者保持局部清洁，促使皮肤干燥结痂，防止继发感染，忌食辛辣肥甘之品。

二诊：前额、面颊部的炎性丘疹、结节、囊肿减轻，脓疱破溃，表面结痂，丘疹、结节融合成的暗红色斑块减少，纳呆、腹胀减轻，寐欠佳，二便调。舌质淡红，苔薄黄，脉弦滑。继续口服中药，方中加入珍珠母20g，远志10g，酸枣仁10g以重镇安神。予耳穴压丸法：将一次性耳穴贴贴于神门、肾、心、肺、内分泌、面颊，进行按压，持续刺激穴位。毫火针疗法配合留罐法：部分囊肿仍可触及波动感，判断有新的脓液产生，继用毫火针配合拔罐治疗，3天1次，直至囊肿波动感消失。走罐法：选取背部膀胱经，左右各20次，每天1次。取适量颠倒散（大黄、硫黄），用茶水调敷患处，行中药涂擦疗法，每天2次。

三诊：前额、面颊部炎性丘疹、结节、囊肿明显减轻，无新脓疱形成，丘疹、结节融合成的暗红色斑块明显减少。纳呆、腹胀明显减轻，寐可，二便调。舌质淡红，苔薄黄，脉弦缓。继予毫火针疗法配合留罐法。根据皮损面积，配合中药面膜：黄芩10g，当归10g，丹参10g，桃仁10g，玫瑰花10g，地榆30g，葛根10g，茯苓30g，白薇10g，绿豆30g，碾磨成粉，加开水调和成糊状，涂敷于患部1~2cm厚，约20分钟后去除，每3天1次。

按语：聚合性痤疮是痤疮发展的严重阶段，易形成囊肿、结节，且囊壁较厚，瘀结较重，如非化脓性破溃，无法自行透发痊愈。该患者病史3年，前额、面颊部密集分布炎性丘疹、脓疱、结节、囊肿，伴有凹陷性瘢痕。伴纳呆腹胀，寐欠佳，二便调。舌质暗红，苔黄腻，脉弦滑。患者平素饮食不节，嗜食辛辣、肥甘油腻之品，损伤脾胃，脾失健运，致湿浊内停，郁久化热，热灼津液，以致湿热内生，痰瘀互结，凝滞肌肤而发为痤疮。口服中药当以除湿化痰，活血化瘀，软坚散结为法。中医外治法选用毫火针疗法贯穿治疗的始终，初期脓疱、结节、囊肿较甚，属热毒炽盛，当以清热解毒，消肿止痛为法，采取毫火针疗法配合留罐，毫火针疗法破开囊壁，使脓血、痰浊等病理产物排出，摧陈致新，且毫火针之性热，引火热毒邪外达消散，即以热引热，促火郁散而发之；留罐加强开门祛邪之力。配合中药湿渍疗法清毫火针治疗后之余毒，缓解面部油脂溢出。大椎穴位于督脉，为诸阳之会，采用刺络拔罐有泄热祛邪之效。金黄膏涂擦消肿止痛。二诊时患者面部皮损改善，纳呆、腹胀减轻，寐欠佳，二便调。舌质淡红，苔薄黄，脉弦滑。口服中药加入重镇安神之品配合耳穴压丸法改善睡眠，调整脏腑气血，促进机体阴阳平衡；在足太阳膀胱经施走罐法以振奋阳气，驱邪于体表。毫火针疗法配合留罐以热引热，引邪外出。外用颠倒散破瘀活血，脱脂除垢。三诊时患者前额、面颊部炎性丘疹、结节、囊肿明显减轻，无新脓疱形成，丘疹、结节融合成的暗红色斑块明显减少，继予毫火针疗法配合留罐温通壅塞之经络，激发经气，鼓舞气血运行；中药面膜外敷以养血活血，祛瘀消斑。本病宜内外兼治，实证宜泻、热证宜清、痰湿宜化、瘀结宜散，以平衡脏腑、协调阴阳为要，共达邪去正安的目的。

解毒消疣方

【组成】狗脊 30g，木贼 30g，生薏苡仁 30g，马齿苋 30g，连翘 30g，大青叶 15g，黄芩 10g。

【功效】清热解毒，消疣除疮。

【主治】各类疣状病毒感染性皮肤病。

【组方特色】狗脊补肝肾、强腰膝，兼能除风湿、止血。木贼消积块、祛风湿止血。生薏苡仁健脾除湿。马齿苋清热解毒消疣。连翘清热解毒，软坚散结。大青叶清热解毒，凉血。黄芩清热燥湿凉血。现代研究发现以上诸药均具有抗病毒和抗菌的作用。

【方证要点】中医学认为，疣类病毒是由于人体气血失和，腠理不密，复感外邪，凝聚肌肤而成。故本方以清热解毒、软坚散结、祛湿止血为主进行施治。

【加减变化】若病程日久，顽固难愈者可加当归、桃仁、丹参、三棱、莪术等活血化瘀的药物，以及黄芪、甘草等具有补益作用的药物。

【使用禁忌】局部破溃感染者禁用。

【经典案例】

患者女，38岁，汉族，2018年8月15日初诊。

主诉：面部起扁平丘疹4年。

现病史：患者诉4年前无明显诱因，面部起淡褐色扁平丘疹，至某医院就诊，诊断为"扁平疣"，予激光治疗，皮疹较前消退，但仍有新发皮疹，且日晒后原皮疹处出现色素沉着，无痒痛。刻下症见：面部皮肤可见散在米粒至绿豆大扁平隆起样丘疹，表面光滑，质硬，呈圆形、椭圆形，部分皮疹呈串珠样，以右面颊为甚，无瘙痒。时有烦躁，乳房胀痛。纳寐可，二便调。

既往史：否认慢性病及传染病史。

过敏史：否认食物、药物过敏史。

家族史：否认家族相同病史。

专科检查：面部皮肤可见散在米粒至绿豆大扁平隆起样丘疹，表面光滑，质硬，呈圆形、椭圆形，部分皮疹呈串珠样，以右面颊为甚。

舌象：舌质淡，苔薄白，边有齿痕。

脉象：弦滑。

辅助检查：皮肤 CT 示皮损处轻度角化过度，颗粒层及棘细胞上层细胞大致呈同心圆样排列，基底层色素增加，真皮乳头及浅层血管周围稀疏炎细胞浸润。

中医诊断：扁瘊（肝郁脾虚证）。

西医诊断：扁平疣。

口服方：中药以疏肝解郁，健脾益气为治则，方选加味逍遥散加减。

外治法：予毫火针疗法以散结消疣，刺络拔罐以泻火解毒，膀胱经走罐通经活络。毫火针疗法可散结消疣，每个丘疹上针刺一下，行针不准时最多只能补针1次；于大椎穴行刺络拔罐法以泻火解毒；于膀胱经留罐疏经通络。

二诊：患者面部扁平丘疹较前变平、色变淡，未见新发皮疹，纳可寐安，二便调，舌质淡，边有齿痕，苔薄白，脉滑。继服前方中药。中医外治法：皮损处继续行毫火针疗法、刺络拔罐法、膀胱经走罐法，配以解毒消疣面膜散结消疣。

三诊：经治疗，患者面部原皮损颜色较前明显变淡，丘疹较前消退，皮肤较前转润，纳可寐安，二便调，舌淡红，边有齿痕，苔白，脉细。用毫火针疗法联合中药面膜疗法。中药面膜药物以润肤美白、淡斑消疣为主，药选狗脊30g，木贼30g，生薏苡仁30g，马齿苋30g，连翘30g，大青叶15g，黄芩10g。

按语：西医学认为此病是由人乳头瘤病毒感染皮肤黏膜所引起的皮肤良性赘生物，多见于青年男女，多发于颜面部，影响美观，且病情易反复，给患者带来了极大的困扰。中医称扁平疣为"扁瘊"，早在春秋时期的《五十二病方》中即有"疣"的记载。

本例患者系肝郁，气血运行不畅，津液不行，凝结为痰，痰随气结，留于肌肤而成，故疣起日久，质地较硬；肝郁则时有烦躁，乳房胀痛；舌淡，苔薄白，边有齿痕，脉弦滑，属肝郁脾虚证。中药以疏肝解郁，健脾益气为治则，方选加味逍遥散加减内服。本病外治总以疏肝解郁、活血理气、凉血解毒、软坚散结为要。毫火针具有借火助阳、温经通络的作用，选取毫针浅刺散结以消疣，每个皮损处行毫火针1~2针，不宜过多，如皮疹过多，首次选择较大者先行毫火针。大椎穴属督脉，为诸阳之汇，于此穴位刺络拔罐具有通阳解毒的作用。膀胱经为阳经之阳，主全身之表，根据十二经脉皮部与十二经脉、十二脏腑相通的理论，循背部膀胱经走罐，可激发阳经之经气，通经活络，清热化痰，平衡阴阳，提高人体正气，正所谓"正气存内，邪不可干"。二诊时，患者面部扁平丘疹较前变平、色变淡，未见新发皮疹，纳可寐安，二便调，舌质淡，边有齿痕，苔薄白，脉滑。继用毫火针、大椎穴刺络拔罐，膀胱经走罐治疗，配以中药面膜散结消疣，方中狗脊补肝肾、强腰膝、兼能除风湿、止血；木贼消积块、祛风湿止血；生薏苡仁健脾除湿；马齿苋清热解毒消疣；连翘清热解毒，软坚散结；大青叶清热解毒，凉血；黄芩清热燥湿凉血。三诊时，患者面部原皮损颜色较前明显变淡，丘疹较前消退，皮肤较前转润，纳可寐安，二便调，舌淡红边齿痕，苔白，脉细。因皮疹散在，可行毫火针促其散结消疣。本案外治以扶正祛邪为主要原则，其中毫火针、面膜、刺络拔罐属祛邪，以破坏疣体、调节局部皮肤生长、刺激全身免疫反应为主要目的；走罐属扶正，以激发经络之阳气。临证中灵活运用，相得益彰，从而达到治愈疾病的目的。

养血乌发方

【组成】熟地黄 30g，当归 15g，白芍 15g，川芎 10g，何首乌 15g，补骨脂 15g，桑叶 15g，菊花 10g。

【功效】补肝肾，益精血，乌须发。

【主治】各类脱发性皮肤病。

【组方特色】熟地黄性微温，功能滋阴补血，通血脉，填骨髓，长肌肉，生精血补五脏，黑须发。当归补血活血，调气养血。白芍祛风除湿，养血柔肝，敛阴止汗。川芎辛温香燥，走而不守，行散上行可达颠顶，治一切风、一切血。何首乌补益精血、乌须发、强筋骨、补肝肾。补骨脂补肾壮阳，温脾止泻。桑叶味苦、甘，性寒，有散风清热、解表之功，可治头风白屑。菊花味甘、苦，性微寒，归肺、肝经，具有散风清热、清热解毒、平肝明目的功效。

【方证要点】头风白屑，不问冬夏，令人瘙痒，世呼为头风，此本于肺热也。但若见头发干枯，间有白发，头皮干燥，搔之白屑，面容憔悴，腰膝酸软，眼睛干涩，可用本方以滋补肝肾，养血润燥，祛风清热。

【加减变化】若病程日久，顽固难愈者可加当归、桃仁、丹参、三棱、莪术等活血化瘀的药物。头皮瘙痒、头屑、油脂分泌较多者可加用透骨草、皂角、艾叶、侧柏叶等。

【使用禁忌】头皮破溃、渗出明显、有感染者禁用。

【经典案例】

巴某，男性，32 岁，维吾尔族，司机，2019 年 2 月 3 日初诊。

主诉：脱发 5 年余。

现病史：患者平素头发干枯量少，自述 5 年前无明显诱因出现脱发增多，未重视，后逐渐加重，前额发际线明显后移，曾就诊于乌市某医院，诊断为"脂溢性脱发"，予"非那雄胺片""养血生发胶囊"口服治疗，后因出现乳房胀痛停药，今为求中医治疗来我科门诊就诊。刻下症见：前额发际线后移，头发光亮、油腻感，脱发区域皮肤光亮，溢出油脂，时有腰膝酸软，纳可，寐欠安，失眠多梦，易惊醒，小便清长，时有大便溏泄。长期跑长途运输，工作较辛苦。

　　既往史：否认慢性病及传染病史。

　　过敏史：否认食物、药物过敏史。

　　家族史：爷爷、父亲及叔叔有类似病史。

　　专科检查：前额发际线呈 M 型，两侧发际线后退但未超过原处至头顶中 1/3。头发稀疏，有少量白发。脱发区域皮肤光亮，油脂分泌旺盛。

　　舌象：舌质淡，少苔。

　　脉象：细数。

　　辅助检查：拉发试验阴性；皮肤镜检查示毛干粗细不均，毳毛与终毛比例失调。

　　中医诊断：蛀发癣（肝肾不足证）。

　　西医诊断：雄激素性脱发（M2 型）。

　　内治法：口服中药以补益肝肾为治则，方选六味地黄丸合七宝美髯丹加减。

　　外治法：局部予毫火针疗法以行气活血，穴位埋线以平衡阴阳、调整脏腑，配合中药淋洗疗法。患处予局部毫火针治疗，每周 1 次，嘱患者治疗后 3 天局部避免沾水；穴位埋线疗法：取双侧肾关穴、明黄穴及足三里穴埋线，2 周 1 次，4 次为 1 个疗程。中药淋洗疗法：药选熟地黄 30g，当归 15g，白芍 15g，川芎 10g，何首乌 15g，补骨脂 15g，桑叶 15g，菊花 10g，隔 2 日 2 次。

　　二诊：2 周后复诊，诉脱发症状较前减轻，仍脱发，睡眠改善，余症同前，患者诉平素手脚怕冷。口服方加桑寄生、仙茅、续断各 10g 续服。中医外治法增灸法：用温灸盒灸少腹部关元穴，每天 1 次。中药淋洗疗法：取熟地黄 30g，当归 15g，白芍 15g，川芎 10g，何首乌 15g，补骨脂 15g，桑叶 15g，菊花 10g，隔 2 日 1 次。2 周后复诊。

　　三诊：脱发较前明显减少，腰膝酸软及手脚怕冷改善，二便调。口服方加侧柏叶 15g，继服 21 剂，嘱患者间断配合毫火针疗法、灸法及穴位埋线疗法、中药淋洗疗法。随访 3 个月病情持续改善，发量较前明显增加。

　　按语：雄激素性脱发，又名男性型秃发、脂溢性脱发，中医称之为发蛀脱发、蛀发癣。此病多见于 20~30 岁的青壮年男性。中医学认为该病的病因病机主要为湿热浸润致脱、血热风燥致脱及肝肾不足致脱三种。

　　本例患者系禀赋不足，劳伤肝肾，中医学认为"发为肾之候""发为血之余"，精血亏虚，则发失濡养，发枯而脱。六味地黄丸合七宝美髯丹加减方中生地黄、熟地黄、山药、山茱萸滋补肾阴；墨旱莲、女贞子滋补肝肾，乌须发，二药同用，平补肝肾之阴；何首乌补肝肾，益精血，乌须发，兼能收敛；泽泻、茯苓健脾渗湿，寓泻于补；合欢皮、夜交藤宁心安神；炙甘草调和诸药。配合毫火针改善局部血液循环，穴位埋线以平衡阴阳、调整脏腑，中药淋洗疗法以补肝肾、益精血、乌须发。二诊时，患者症状减轻，但患者平素手脚怕冷，中医外治增温灸盒灸少腹部关元穴以温补肝肾，更能温阳止泻。口服中药加桑寄生、续断、仙茅滋补肾阳，以"阳中求阴"。三诊时，患者诸症明显改善，口服中药加侧柏叶生发密发。此例患者乃肝肾不足致脱，然五脏皆令人脱，非独肾也，临证应辨证论治，灵活遣方用药，更应重视中医特色外治法的运用，内外治结合，往往能更快取得确切疗效。

清热舒敏方

【组成】地榆 30g，黄芪 30g，生甘草 30g。

【功效】清热解毒，舒敏止痒。

【主治】各类面部皮炎、敏感性皮肤、激素依赖性皮炎、接触性皮炎、日光性皮炎、痤疮、脂溢性皮炎、光线性角化病等。

【组方特色】地榆苦微寒，功能泄热清肝、凉营止血。黄芪甘温，功能补气、固表、托疮、生肌，为疮家圣药。

【方证要点】本方主要治疗各类面部皮炎伴有皮肤屏障损害的疾病，也适用于对马齿苋水剂过敏或敏感不能耐受的患者。

【加减变化】红肿热痛明显伴有丘疹、结节者可加金银花、连翘、黄芩。对于慢性期以皮肤干燥、脱屑、瘙痒为主的患者，常选用白芍、茯苓、甘草等以养血润肤、润燥止痒。疾病后期伴有色斑及色素沉着者可加当归、丹参、白芷、玫瑰花养血活血、祛瘀消斑。

【使用禁忌】有明显渗出及脓性分泌物者禁用。

【经典案例】

李某，女，30 岁，2020 年 6 月 6 日初诊。

主诉：面部红斑、干燥伴瘙痒 3 个月。

现病史：患者自诉 3 个月前无明显诱因面部出现红斑，伴轻度瘙痒不适，使用化妆品、日晒及精神紧张后红斑颜色加深，曾就诊于当地医院，予"维生素 B$_6$ 软膏、糠酸莫米松乳膏"外用后好转，但停药即复发。后于美容院行皮肤护理后，皮疹加重，遂至我院就诊。刻下症见：神志清，精神可，面部皮肤干燥，前额、双颊部皮肤可见片状红斑，间见粟米大小丘疹，双颊部可见毛细血管扩张，局部散在脱屑，皮温偏高，自觉面部紧绷感、瘙痒、灼热不适，纳可，眠欠安，大便偏干，1~2 天一行，排便不爽，小便正常。平素性情急躁、易怒，晨起偶有口干、口苦。末次月经2020年5月27日，量少，有血块。

既往史：有慢性鼻炎、结膜炎病史。

过敏史：否认食物、药物过敏史，对粉尘、灰尘、尘螨及季节性花粉过敏。

家族史：否认家族有类似病史。

专科检查：面部皮肤干燥，前额、双颊部皮肤可见片状红斑，间见粟米大小丘疹，双颊部可见毛细血管扩张，局部散在脱屑，皮温偏高。

舌象：舌质红，边有齿痕，苔薄白，舌底静脉迂曲扩张。

脉象：弦滑。

中医诊断：面赤（肝经郁热证）。

西医诊断：敏感性皮肤。

治法：疏肝清热，健脾解毒。

方药：加味逍遥散加减。

柴胡 10g	白芍 10g	当归 10g	茯苓 12g
白术 10g	牡丹皮 10g	炒栀子 10g	薏苡仁 30g
郁金 10g	川芎 10g	赤芍 10g	黄芩 10g
泽泻 10g	白花蛇舌草 15g	炙甘草 6g	

7剂，水煎口服，每次200ml，每日2次，早晚饭后半小时温服。

外治法：首诊予以马齿苋30g水煎放凉，外敷半小时后，患者诉瘙痒明显加重，伴有灼热、刺激、紧绷感明显。故改为清热舒敏方中药溻渍疗法（方药：地榆30g，连翘15g，黄芩15g，黄芪30g），7剂，煎汤晾至10℃左右，以6~8层纱布浸湿后拧到不滴水为度，敷于面部，每10分钟更换1次，每次30分钟，每日2次。配合拔罐放血疗法，在耳尖穴放血，两耳交替，每日1次，大椎、膈俞穴刺络放血拔罐以清热解毒，背部肝俞、脾俞、肾俞穴拔罐以疏肝解郁、调理阴阳。每日睡前在面部薄涂1%吡美莫司乳膏及保湿润肤剂。

二诊：口服7剂中药，并配合中医外治法治疗后，患者面部红斑颜色较前变淡，面部丘疹部分消退，自觉面部紧绷、灼热感较前缓解，瘙痒较前减轻。纳可，眠仍欠安，入睡困难，易醒，二便调。口服中药去炒栀子、丹皮，易茯苓为茯神30g，加远志、珍珠母以加强安神之效，继予7剂。外治继予中药原方进行溻渍，背部肺俞、膈俞、肝俞、脾俞、肾俞穴拔罐，隔日1次。每晚1%吡美莫司乳膏、保湿润肤剂继用。

三诊：口服中药7剂，配合面部中药溻渍、背俞穴拔罐治疗后，患者面部红斑颜色较前明显变淡，局部毛细血管扩张较前明显减少，丘疹基本消退，无明显瘙痒、灼热等不适。纳寐可，二便调。自诉当日早晨月经来潮。口服中药去川芎、郁金，加女贞子、墨旱莲各 10g 以调理月经，再服 7 剂。外治改以黄芪 30g 水煎渍溻，每日 1 次。吡美莫司乳膏减量为隔日睡前 1 次，1 周后隔 2 日睡前 1 次，逐渐停用。建议患者行穴位埋线治疗 5 次以调理脏腑气血，巩固疗效，并于秋季再来就诊，辨证口服中药膏方继续巩固治疗。

按语：本例患者 3 个月前无明显诱因面部出现红斑、丘疹、灼热瘙痒，使用化妆品、日晒及精神紧张后红斑颜色加深，来院时患者面部皮肤干燥，散在红斑、丘疹，毛细血管扩张，局部脱屑，自觉面部紧绷感、瘙痒、灼热不适，既往无其他皮肤病等病史，诊断为敏感性皮肤。结合患者平素性情急躁，且情绪激动时皮疹颜色加深，以及舌苔、脉象，辨证为肝经郁热证，治宜疏肝清热、健脾解毒，方选加味逍遥散加减内服。方中牡丹皮、炒栀子、柴胡、赤芍、郁金疏肝解郁泻火，黄芩清热解毒，茯苓、薏苡仁、白术健脾除湿，白芍、当归养血柔肝，川芎、郁金合用调和气血阴阳，泽泻清利湿热，白花蛇舌草加强清热解毒之力，炙甘草调和诸药。全方共奏疏肝清热、健脾解毒之功。由于患者面部红斑色红，灼热瘙痒，故予以清热解毒之中药进行面部渍溻治疗。方中地榆凉血止血、解毒消肿，连翘、黄芩清热解毒，与内服方药合用，加强清热解毒、除湿止痒之功。早期配合中医外治耳尖穴放血、背部腧穴刺络拔罐放血等方法，开门祛邪、解毒祛湿；后期给予膀胱经背俞穴拔罐以调理气血阴阳。并配合外用 1% 吡美莫司乳膏、保湿润肤剂修复皮肤屏障，中西医结合，内外同治，而获良效。值得临床参考运用。

敏感性皮肤是近年来提出的一个新兴疾病，多发生于面部，指皮肤受到内外因素刺激后出现烧灼感、紧绷感、瘙痒、刺痛等主观症状；可伴有红斑、丘疹、鳞屑、局部毛细血管扩张等客观体征。中青年女性好发，过分护肤、滥用糖皮质激素、遗传易感性是敏感性皮肤的三大重要发病因素。西医学认为其与皮肤屏障、血管、神经、免疫紊乱等多种内外因素有关，中医学理论认为与风、热、毒邪、络病学说及脏腑功能失调有关。现代医家吴以岭院士著《脉络论》，提出经络之络与神经–内分泌–免疫的网络；脉络之络与中小血管、微血管的相关性，与本病的发生机制不谋而合，可资参考。西医学理论认为，许多疾病的发生发展与炎症细胞因子密切相关，本病也不例外。中医风邪致病与西医炎症细胞因子之间具有许多联系。风为百病之长与炎症细胞因子致病广泛相似。风邪善行数变与炎症细胞因子作用广泛、相互作用调节变化相似。风邪易兼夹他邪致病与多种炎症细胞因子协同致病相似。风邪致病与炎症因子都具有相关性，其中炎症因子中血清炎症细胞因子 TNF-α、IL-6、IL-1β 与风邪致病最相关。中医多种外治疗法对本病具有较好的疗效。刺络拔罐放血疗法具有影响免疫因子的表达，包括白介素（IL）-1β、IL-6、肿瘤坏死因子（TNF-α）、IL-4、γ- 干扰素（IFN-γ）、IL-10，对 T 细胞亚群免疫功能的影响。拔罐能通过调节 T 细胞的总体数量及 CD$_4$ 和 CD$_8$ 细胞的比值来调节免疫功能，改善新陈代谢和促进体内代谢物的排出。穴位埋线疗法因其持久柔和的刺激可以调整神经递质、调控神经中枢。因神经系统的恢复周期较长，受损病灶侧支循环建立缓慢，有助于形成新的突触链，修复受损神经环路，增强免疫功能，对于神经、内分泌、免疫系统可起到明显的疗效优势。

祛癣止痒方

【组成】地肤子 15g，蛇床子 15g，黄柏 30g，苦参 15g，连翘 30g，百部 15g，马齿苋 30g，刺蒺藜 15g，土茯苓 30g，丹参 15g。

【功效】清热解毒，除湿杀虫止痒。

【主治】手足癣，手足皲裂性湿疹，掌跖脓疱病，汗疱疹。

【组方特色】地肤子清热利湿而功类黄柏，上治头而聪耳明目，下入膀胱而利水去疝，外祛皮肤热气而令润泽，具有清热祛风、除湿止痒之功。蛇床子温肾壮阳、燥湿祛风、杀虫止痒。蛇床子煎汤熏洗，可燥湿、杀虫、止痒，常配苦参、黄柏，对顽癣、湿疮有效。黄柏味苦性寒，可清热燥湿，对渗出性皮肤病有收敛、消炎、止痒之功。三药常相伍为用。苦参味苦性寒，可清热燥湿、凉血泻火、杀虫，主治湿热郁伏所致皮肤病。百部内服润肺下气止咳，外用灭虱杀虫。马齿苋气味酸寒，可清热解毒、凉血止血。刺蒺藜平肝散风、行血明目，因入肝经，并能开郁散结，带刺者疏风止痒之效更强，配伍白鲜皮止痒之效更强。土茯苓甘淡而平，可健脾胃，祛脾湿，湿去则营卫从而筋脉柔，肌肉实而拘挛痹漏愈，功能利湿祛热，入络搜剔湿热之蕴毒。连翘清热解毒、软坚散结，疗痈瘰疬，消肿排脓。丹参活血祛瘀，凉血消痈，除痛生肌。

【方证要点】风、湿、热、虫外邪内合脾胃湿热之气侵袭手足而成疮疡，症见先痒后烂，破流臭水，稍久干涸，叠起白屑，瘙痒不绝，病程较久，缠绵难愈，日久皮肤枯槁坚厚，皲裂不已。

【加减变化】水疱、渗出明显者可加枯矾、土槿皮、大黄、六一散等祛湿止痒。瘙痒脱屑明显者加白鲜皮、防风、白芷、大枫子等。干燥、皲裂顽固难愈者加黄芪、当归、丹参、鸡血藤、桃仁等活血化瘀，养血润肤。

【使用禁忌】有明显感染及肿胀流脓者禁用。

【经典案例】

白某，女性，41 岁。

主诉：右足皮肤起红斑，伴瘙痒 3 个月。

现病史：患者自述 3 个月前，无明显诱因，右足部外侧缘皮肤出现粟米至米粒大小的红斑、水疱，伴瘙痒，边界清楚，未予重视，后瘙痒加重，在当地医院就诊，予硝酸咪康唑软膏外用，略有好转，但病情反复发作，时轻时重，后又至乌市某医院就诊，诊断为"足癣"，予西药膏外用（具体不详），皮疹未见消退。刻下症见：患者右足部外侧缘皮肤可见钱币大小的环状红斑，上覆少许干燥鳞屑，边缘略隆起，边界清楚，伴右足跟轻度皲裂、干燥、增厚，自觉瘙痒剧烈，纳可，夜寐欠安，二便调。

既往史：否认慢性病及传染病史。

过敏史：否认食物、药物过敏史。

家族史：否认家族遗传病史。

专科检查：患者右足部外侧缘皮肤可见钱币大小的环状红斑，上覆少许干燥鳞屑，边缘略隆起，边界清楚，伴右足跟轻度皲裂、干燥、增厚。

舌象：舌质淡红，苔白腻。

脉象：脉濡。

中医诊断：脚湿气（脾虚湿蕴型）。

西医诊断：足癣（鳞屑角化过度型）。

治则：健脾解毒，除湿杀虫止痒。

内治法：口服中药以除湿止痒、健脾解毒杀虫为法，方选除湿止痒汤加减。

外治法：运用中药熏洗疗法，将地肤子 15g、蛇床子 15g、苦参 15g、百部 15g、黄柏 30g、马齿苋 30g、刺蒺藜 15g、土茯苓 30g、连翘 30g、丹参 15g 等煎水熏洗患处，每次治疗 30 分钟，每天 2 次；右足外侧缘红斑处配合复方酮康唑软膏、盐酸特比萘芬软膏交替外用，配合金黄膏涂搽治疗，每天 2 次；将金黄膏均匀涂抹于右足跟处后用保鲜膜封包治疗 4 小时。嘱患者避免搔抓，1 周后复诊。

二诊：患者右足外侧缘环状红斑颜色较前变淡，上覆干燥鳞屑明显减少，边缘较前变平，边界明显缩小，右足跟处皲裂较前明显减轻，干燥、增厚较前明显改善，瘙痒减轻。内服中药减少解毒药物，加养血活血药物。中医外治：配合中药复方如黄柏、茯苓、当归等煎水熏洗治疗，每天 2 次；因红斑色较前变淡，复方酮康唑软膏外用减为每天 1 次；黄连膏涂搽于干燥、粗糙处，每天 2 次；继将黄连膏均匀涂抹后用保鲜膜封包治疗，封包治疗时间减为 2 小时，每天 1 次。嘱患者避免搔抓，1 周后复诊。

三诊：患者右足外侧缘环状红斑基本消退，可见淡褐色色素沉着，无明显脱屑，右足跟处皲裂已基本愈合，干燥、增厚较前明显改善，瘙痒不显，纳可，夜寐安，二便调，舌质淡红，苔薄，脉细。嘱患者停服中药、停用封包治疗，继予黄柏、茯苓、丹参等养血活血、润肤止痒中药煎水熏洗治疗，每天1次，涂搽黄连膏、复方酮康唑软膏、盐酸特比萘芬软膏以巩固疗效。随访至今未发作。

按语：足癣是发生于足跖部、趾间皮肤的癣菌感染，有时可延及足跟外侧及足跟，属中医"脚湿气"范畴。本病多因久居湿地而染毒，日久湿毒留恋不去所致。一诊时，内服中药以除湿止痒、健脾解毒杀虫为法，予除湿止痒方加减；患者右足外侧缘可见片状红斑，足跟皮肤干燥、增厚、皲裂，触之质硬，故予解毒除湿、杀虫止痒的中药熏洗治疗，复方酮康唑软膏、盐酸特比萘芬软膏外用以消炎、抗真菌，金黄膏涂搽以解毒杀虫、润肤止痒，封包治疗可促进药物吸收。二诊时，患者右足外侧上覆干燥鳞屑明显减少，边缘较前扁平，干燥、增厚较前明显改善，内服中药减少解毒药物，加养血活血药物，中医外治予养血活血、杀虫止痒的中药煎水熏洗治疗，因皮疹较前明显消退，故封包治疗时间减少至2小时。三诊时，患者右足部皮疹基本消退，皲裂基本改善，故停服中药，停用中药封包治疗，继予养血活血、润肤止痒的中药熏洗治疗，涂搽黄连膏以润肤止痒，复方酮康唑软膏、盐酸特比萘芬软膏交替涂搽至4周停用。随访至今未发作。

第二节　内治方剂

除湿止痒汤

【组成】白鲜皮、刺蒺藜、黄柏、苦参、茯苓、炒白术、丹参、马齿苋、白花蛇舌草、炙甘草。

【功效】健脾利湿，祛风止痒。

【主治】亚急性湿疹、慢性湿疹、神经性皮炎、银屑病、刺激性接触性皮炎、结节性痒疹等。

【组方特色】白鲜皮苦寒、刺蒺藜苦温，清热燥湿、祛风解毒为君。黄柏清热燥湿，苦参清热燥湿、杀虫利尿，马齿苋清热利湿、解毒消肿、健脾利湿为臣。茯苓、炒白术健脾除湿、顾护中焦，避免君药寒凉而伤及脾胃；丹参凉血活血，散而不留；白花蛇舌草助君药清热解毒，助茯苓、炒白术利尿除湿，四药共为佐。炙甘草调和诸药。临床实践中发现新疆地区很多亚急性湿疹、慢性湿疹、神经性皮炎、寻常型银屑病患者多出现脾虚湿盛的症状。此类病多由湿、热、毒互结而郁于肌肤所引起，其中湿为本病的根源。故本病病机可归于先天禀赋不足，即患者为过敏性体质，且后天失于调养。常因饮食肥甘厚味或烟酒浓茶等伤及脾胃，导致脾脏为湿所困，脾失运化，湿热内蕴，出现了脾虚湿盛，刘红霞教授据此提出皮肤病"以调理脾胃为重"的学术观点，并遵循中医异病同治的原则，制订了健脾利湿、祛风止痒的治则。在这个学术思想的指导下，刘红霞教授拟定了除湿止痒汤。

【方证要点】皮损处于亚急性状态，皮疹仍为鲜红色，但皮温无明显灼热感，渗出减少，未见苔藓样改变，有明显皮屑出现，热邪已退，湿邪显现，兼有风邪所致之瘙痒者均可用本方。

【加减变化】皮损肥厚呈硬结及浸润者，常配连翘和夏枯草。夜寐欠安，可加珍珠母、制远志安神定志以助睡眠。

【使用禁忌】脾胃虚寒、大便溏薄者慎用。

【经典案例】

陈某，男性，13岁。

主诉：全身皮肤起红斑疹，伴瘙痒半年，加重1个月。

现病史：患儿家长代述半年前无明显诱因，全身皮肤起红斑疹，瘙痒明显，至某医院就诊，诊断为"过敏性皮炎"，肌内注射"卡介菌多糖核酸注射液"，口服"依巴斯汀""维生素C片"，外用自制药膏，效可，停药后反复。至私人门诊予中药口服，外用自制药膏，效可，停药即反复。至某医学院就诊，诊断为"异位性皮炎"，静脉滴注"葡萄糖酸钙"及"维生素C"，外涂"呋喃西林""莫米松乳膏"，口服"氯雷他定片"，外用"炉甘石洗剂"，效可，皮疹大部分消退。回当地后病情反复，至私人门诊口服中药，疗效欠佳。1个月前无明显诱因，病情加重，全身皮肤起米粒大小红丘疹，瘙痒剧烈，现为求中医系统治疗，遂来本院就诊。刻下症见：颜面、颈项、躯干、四肢皮肤见多处粟米至米粒大小红丘疹，部分皮疹渗出明显，皮肤粗糙，少量脱屑，对称分布，间见抓痕，其中双肘窝见鸡蛋大小片状肥厚性红斑，夜间瘙痒明显，纳少腹胀，夜寐欠安，便溏溲畅。

既往史：否认慢性病及传染病史。

过敏史：否认食物、药物过敏史。

家族史：哮喘病史。

舌象：舌质红，苔白腻，边有齿痕。

脉象：脉弦滑。

中医诊断：四弯风（脾虚湿盛证）。

西医诊断：特应性皮炎。

内治法：口服中药以健脾利湿、祛风止痒为治则，方选除湿止痒汤加减。

外治法：黄柏、马齿苋、茯苓等中药汤剂行中药湿渍治疗，每日2次，每次30分钟。渗出明显处，予祛湿散调香油行中药涂擦治疗。每晚取神阙穴行敷脐疗法。

嘱患者尽量避免接触过敏原，如花粉、灰尘、皮毛制品等；忌食鱼、虾、牛肉等发物，以及浓茶、咖啡等有刺激性的食品，2周后复诊。

二诊：全身皮肤瘙痒感消失，无抓痕及血痂，无渗出，纳寐均可，二便调畅，舌质红，苔白腻，边有齿痕，脉滑。口服方减祛湿止痒药，加重健脾益气药，配合茯苓、白术、当归等中药汤剂行中药湿渍治疗。用黄连膏涂擦，早晚各1次。停用祛湿散。

按语：四弯风是一种慢性、反复发作性、变态反应性皮肤病，是一种与遗传过敏体质有关的特发性皮肤炎症性疾病。相当于西医的特应性皮炎。

中医学认为，本病多因禀赋不受，又食鱼虾等腥荤动风之物；或因饮食失节，胃肠实热；或因平素体虚卫表不固，复感风热、风寒之邪，郁于皮毛腠理之间而发病；或因情志不遂，肝郁不适，气机壅滞不畅，郁而化火，灼伤阴血，感受风邪而诱发。口服中药以健脾利湿、祛风止痒为法，方选除湿止痒汤加减口服。配合中药湿渍治疗以清热解毒止痒，祛湿散外擦以祛湿止痒，敷脐疗法以健脾除湿、安神止痒。二诊时，患者全身皮肤瘙痒消失，无抓痕及血痂，但全身皮肤干燥，配合中药湿渍疗法加用黄连膏外擦，加强养血润肤之功。本案中药内服及多种外治方法综合运用，疗效佳。

健脾解毒汤

【组成】土茯苓、萆薢、茯苓、薏苡仁、白术（炒）、黄柏、苦参、连翘、白花蛇舌草、丹参、炙甘草。

【功效】健脾祛湿，解毒止痒。

【主治】银屑病、掌跖脓疱病、连续性肢端皮炎、神经性皮炎、足癣、生殖器疱疹等。

【组方特色】全方配伍刚柔相济，散收同施，健脾益气，除湿不伤津，解毒，润燥止痒。刘红霞教授总结历代医家对银屑病、慢性湿疹病因病机的认识，并且通过长期临床实践，依据中医因时、因地、因人制宜的原则，发现新疆地区的银屑病、慢性湿疹患者存在脾虚湿盛的证候，拟定健脾解毒汤治疗寻常型静止期银屑病，此方意在健脾祛湿、解毒止痒。在皮肤病的中医治疗上，刘红霞教授首次提出了"健脾祛湿"的学术观点，并在这个学术思想指导下提出了脾虚湿盛证，丰富了银屑病的中医辨证分型。在前人以清热解毒法治疗银屑病的基础上，依照新疆独特的地域及体质特点，加入健脾的元素，自拟"健脾解毒汤"，治疗寻常型银屑病取得良好临床疗效。并经过新疆维吾尔自治区药监局审批，制成院内制剂土茯苓散，丰富了银屑病治疗药物的剂型，以其便携带、溶出快、吸收好为特点深受广大银屑病患者及同行认可。

【方证要点】斑块状银屑病迁延难愈，反复发作，浸润肥厚明显，上有较厚银白色鳞屑，舌脉未见明显血热之象，而见舌质暗淡，舌苔白腻，边有齿痕，大便不成形，伴有明显瘙痒者可用本方。

【加减变化】丘疱疹为主者加苍术。渗出糜烂者加猪苓、泽泻。干燥脱屑者加南沙参、玉竹。

【使用禁忌】便溏泄泻者慎用。

【经典案例】

陈某，男，48岁，汉族，个体。

主诉：全身起红色斑块伴瘙痒脱屑10年加重3个月。

现病史：患者诉10年前无明显诱因，头部起红斑疹伴有明显脱屑，未予重视及治疗，后因饮酒病情渐重，发展至全身，至当地某医院就诊，诊断为"银屑病"，予消银颗粒口服，外用药膏治疗后，病情略有好转，但每年开春入冬时节病情易复发且加重。曾间断外用各类药物，并到私人医院就诊，口服中成药，具体药物不详，病情好转，停药后病情反复。近3个月无明显诱因病情加重，为求中医系统治疗，遂来我院门诊治疗。刻下症见：头部、躯干、四肢可见手掌大小片状淡红斑、丘疹，部分融合成斑块，上覆较厚银白色鳞屑，自觉瘙痒，搔之脱屑及出血，未见指（趾）甲损害，伴肢体困重。平素喜食辛辣刺激油腻之品，体态偏胖，否认烟酒史。大便溏薄，日行2次，小便清长。

既往史：否认慢性疾病及传染病史。

过敏史：否认药物、食物过敏史。

家族史：否认家族相关病史

舌象：舌质淡胖，边有齿痕，苔白腻。

脉象：脉濡。

中医诊断：白疕（脾虚湿盛证）。

西医诊断：寻常型银屑病。

内治法：口服中药以健脾祛湿、解毒止痒为法，方选健脾解毒汤加减内服。

外治法：以养血润肤饮行中药熏洗治疗，中药封包治疗选用普连膏。

告知患者作息规律，调畅情志，定时服药，2周后复诊。

二诊：头部、躯干、四肢红斑和丘疹色变淡，部分有所消退，斑块状皮疹浸润变薄，脱屑减少，仍有瘙痒，纳寐可，二便调。舌质淡胖，苔薄白，脉濡。口服药以补脾益肾养血为法，方选健脾解毒汤减去黄柏、苦参，加菟丝子10g，淫羊藿10g，肉苁蓉10g，黄芪30g。继续配合养血润肤饮行中药熏洗治疗，头部以清热解毒中药行淋洗疗法，继予普连膏封包治疗。

三诊：头部、躯干、四肢红斑疹均已消退，未见皮肤瘙痒等不适症状。纳寐可，二便调。舌质淡胖，苔薄白，脉濡。口服药以补脾益肾养血为法，方选健脾益肾汤加减。告知患者口服中药隔日服。4周后停药，病情痊愈。

3个月后随访未见复发。

按语：银屑病是一种慢性、反复发作、以表皮细胞角化紊乱为特点的皮肤病。中医学称该病为"白疕""松花癣""松皮癣"。

本案为新疆本土患者，饮食习惯以肉食为主，易生湿化热，伤及脾胃，脾虚导致水液在体内停滞而产生水湿；患者病史较长，伤及脾胃，故辨证为脾虚湿盛型。一诊时，口服健脾解毒汤以健脾祛湿、解毒止痒。皮疹色淡红，故采用中药熏洗疗法，以养血活血为法，经熏洗后皮疹变薄。行普连膏封包以润肤止痒。二诊时，患者部分皮疹开始消退，口服药物用健脾解毒汤加健脾益肾之品。继予中药熏洗疗法以巩固治疗。头部加用淋洗疗法以清热解毒，促进皮疹消退，继予普连膏外用以润肤止痒。三诊时，皮疹均已消退，口服中药以调理脾肾功能，辅助正气恢复。

银花汤

【组成】金银花、连翘、黄芩、生槐花、紫草、紫花地丁、丹皮、马齿苋、皂角刺、夏枯草、薏苡仁、白术、山楂、菊花。

【功效】消痈散结，解毒化瘀。

【主治】痤疮、玫瑰痤疮、头面部银屑病、玫瑰糠疹、脂溢性皮炎、头面部带状疱疹等上焦疾病，且辨证属肺胃蕴热者。

【组方特色】金银花、连翘、黄芩清泻肺热为君。紫草、生槐花、丹皮凉血解毒，以助君药解毒之力，故为臣。紫花地丁善于解上焦之热；夏枯草归肝、胆经，偏于清上中焦热邪；马齿苋归肝、大肠经，助热邪从下焦而出；薏苡仁、白术、山楂利湿健脾，顾护中焦为佐药。菊花引药上行为使药。

【方证要点】本方诸药合用，意在清热解毒、健脾除湿，使气血畅通，邪有出路。肺胃蕴热证，凡由于过食辛辣油腻之品，生湿、生热，结于胃肠，胃肠湿热，不能下达，反而上逆，上蒸局部，阻于肌肤而发病者均可用之。

【加减变化】见结节、囊肿者，加夏枯草、三棱、莪术、贝母、丹参、桃仁、红花、熟大黄；面部油脂分泌多者，加生山楂、生白术、生枳壳；女子伴月经不调者，加泽兰、益母草、香附，疼痛者加川芎、玫瑰花、白芍等。

【使用禁忌】脾胃虚寒，症见腹痛、喜暖、泄泻者慎用。

【经典案例】

王某，女，33岁，汉族，职员。

主诉：全身起红斑、丘疹、脱屑，伴瘙痒3周。

现病史：患者自述3周前，无明显诱因，躯干、四肢皮肤起红斑丘疹，伴瘙痒，遂至某医院就诊，静脉滴注"复方甘草酸苷注射液""西咪替丁""维生素C""葡萄糖酸钙"，口服抗组胺药，外用"地奈德软膏""倍他米松软膏"，效欠佳。刻下症见：躯干、四肢皮肤可见米粒至钱币大小红斑、丘疹，上覆糠皮状鳞屑，伴瘙痒，纳可，夜寐欠安，二便调。

既往史：否认慢性病及其他传染病史。

过敏史：否认食物、药物过敏史。

家族史：否认家族相同病史。

舌象：舌质红，苔薄白。

脉象：弦数。

中医诊断：风热疮（风热蕴肤证）。

西医诊断：玫瑰糠疹。

内治法：口服中药以疏风清热、解毒止痒为治则，方选银花汤加减内服。

外治法：配合黄柏、马齿苋、连翘等中药熏洗疗法，泡浴30分钟，每天1次；耳尖放血疗法，每天1次；中药溻渍治疗，每天1次；配合全身紫外线治疗，隔日1次。

嘱患者忌食辛辣鱼腥食物，调情志、避风寒，1周后复诊。

二诊：躯干、四肢红斑、丘疹色较前变淡，部分皮疹消退，皮屑明显减少，皮肤干燥，瘙痒明显改善。舌质红，苔薄白，脉弦。经1周治疗，热象已不明显，中药方去清热药物，加健脾药物。停耳尖放血疗法、中药溻渍治疗，予中药黄连膏涂擦，配合黄柏、丹参、当归等中药熏洗治疗。全身黑光治疗，每周2次。嘱患者忌食辛辣鱼腥食物，1周后复诊。

三诊：躯干、四肢皮疹均消退，无脱屑，皮肤干燥改善，瘙痒不明显，舌质淡红，苔薄白，脉弦。口服中药以健脾除湿、养血润肤为主，配合丹参、当归、鸡血藤等中药进行熏洗以巩固疗效。本病属临床痊愈，随访3个月未见反复。

按语：玫瑰糠疹与中医的"风热疮""风癣"类似，是以玫瑰红色的斑疹、上覆糠皮状鳞屑为主要特点的急性炎症性皮肤病。本病好发于春秋季节，有不同程度的瘙痒，病程有一定的自限性，治愈后不易复发。

中医学关于"风热疮"的记载首见于明代，认为本病的发生多由肺受风热所致。本病多因起居不慎，或劳汗当风，腠理开泄，风热之邪乘机内袭，蕴搏肌肤，闭塞腠理，郁久化热，热灼津液，肌肤失养而发。

本病部分病例自觉瘙痒明显，影响生活质量，中医外治不能忽视，一诊：本病例在外院治疗后，皮疹仍有新出，中药方以疏风清热、解毒止痒为法，配合黄柏、马齿苋、连翘等解毒除湿止痒中药行溻渍疗法、中药熏洗疗法，使皮疹变薄，皮屑减少，明显缓解瘙痒。耳尖放血疗法综合中医特色疗法，可明显改善皮损，加速皮疹消退。二诊：皮疹部分消退，皮肤干燥，热象不明显，中药方去清热药物，加健脾药物。全身黑光治疗可加速皮疹消退。配合黄柏、丹参、当归等解毒润肤止痒中药熏洗，用中药黄连膏涂擦，可减轻全身黑光治疗后的皮肤干燥、瘙痒。三诊：皮疹均消退，无脱屑，皮肤干燥改善，中药方以健脾除湿、养血润肤为主，配合丹参、当归、鸡血藤等解毒养血润肤中药熏洗治疗，可巩固疗效。本病予中西医结合综合治疗可使皮疹迅速痊愈，稳定远期疗效。

加味愈痤汤

【组成】柴胡、当归、白芍、茯苓、白术、牡丹皮、川芎、郁金、黄芩、连翘、皂角刺、丹参、泽泻、炙甘草。

【功效】疏肝解郁，清热解毒。

【主治】痤疮、黄褐斑、酒渣鼻、脂溢性皮炎、银屑病、黑变病等皮肤病。

【组方特色】柴胡疏肝解郁，使肝气得以调达，为君药。当归甘辛苦温，功能养血和血；白芍酸苦微寒，功能养血敛阴，柔肝缓急，共为臣药。白术、茯苓、泽泻健脾祛湿，使运化有权，气血有源；黄芩、连翘、皂角刺清泄肺热；川芎行气开郁，活血止痛；郁金活血止痛；丹参、丹皮补血活血，共为佐药。炙甘草益气补中，调和诸药为使。

【方证要点】本方证要点与肝主疏泄有关，病久则木旺克脾土，导致脾弱运化无力兼有肺胃余热未尽，气机不畅，故临床上属于肝郁脾虚兼有热毒上壅的各类面部损容性皮肤病，皆可使用本方。

【加减变化】月经不调，痛经，乳房、胁肋部胀痛，面色晦暗者，可加香附以疏肝理气，行气止痛；若患者面部油脂分泌旺盛，加生山楂活血化瘀，消积化滞；若患者大便溏稀，加四炒（炒薏苡仁、炒白术、炒枳壳、炒芡实）以加强健脾止泻之功效；大便干则加生白术、酒大黄以行气通便。

【使用禁忌】脾胃虚寒者慎用。

【经典案例】

患者，女，26岁。面部起丘疹、结节、囊肿1年。

现病史：患者诉1年前因情志不畅，面部出现红色丘疹，逐渐出现结节、囊肿，多次至多家医院就诊，予西药口服，外用"克林霉素凝胶"，效果不明显。刻下症：面部结节、囊肿疼痛明显，不断有新出红丘疹、结节。患者平素性情急躁易怒，纳可，夜寐欠安，大便偏干，小便调。

既往史：否认慢性病及传染病史。

过敏史：否认食物、药物过敏史。

家族史：否认家族遗传病史。

舌象：舌边尖红，舌面芒刺多，舌下络脉迂曲，苔薄白。

脉象：细数。

专科检查：两颊见密集粟米、米粒大小的丘疹，可见黄豆大小的结节、囊肿，上可见白色脓性分泌物，皮温略高，触之有波动感，压痛明显，两颊可见暗红色色素斑，面部油脂分泌旺盛。

中医诊断：粉刺（肝郁气滞证）。

西医诊断：聚合性痤疮。

内治法：口服中药以疏肝解郁，清热解毒为治则。用加味愈痤汤加海浮石30g、茯神30g，去茯苓。共7剂，每日1剂，早晚各1次，每次200ml，饭后温服。

外治法：常规消毒局部皮肤后，用三棱针点刺大椎穴、双侧肺俞穴进行刺络放血，并且局部拔罐，留罐10分钟。背俞穴拔罐治疗，取双侧肺俞、双侧膈俞、双侧肝俞、双侧脾俞、双侧肾俞穴，使用闪火法进行拔罐，留罐10分钟，患者罐印色红。每周拔罐2次，嘱7日后复诊。

二诊：两颊丘疹、结节、囊肿部分消退，脓性分泌物明显减少，自觉疼痛缓解，两颊见暗红色色素斑，面部油脂分泌减少。纳可，夜寐稍改善，大便偏干，小便调。舌质红，舌下络脉迂曲，苔薄白，脉细滑。患者诉月经将至，经时量少伴腹痛。患者面部皮疹部分消退，可见色素斑，口服方去川芎、海浮石、马齿苋，加鸡血藤15g活血化瘀，黄芪30g益气扶正，女贞子、墨旱莲各10g补益肝肾，醋香附 10g 调经止痛，南沙参 30g 滋阴祛湿。继用外治法。嘱患者 14 天后复诊。

三诊：两颊旧有丘疹、结节、囊肿部分消退，脓性分泌物减少，因经期两颊新出数个米粒、绿豆大小红丘疹、结节，压痛明显，两颊见暗红色色素斑。情绪较前改善，纳可，夜寐安，大便偏干，小便调。舌质红，苔薄白，脉细滑。患者月经第 1 天，诉经色暗，伴血块。患者睡眠改善，口服方去茯神加茯苓 10g，正值经期，面部少量新出，经色暗伴血块，去鸡血藤，加海浮石 30g 软坚散结，白花蛇舌草 10g 清热解毒，泽兰 10g 活血调经。继用外治法。嘱 14 天后复诊。

四诊：患者口服间断服药 14 剂，两颊丘疹、结节、囊肿基本消退，未诉新出，两颊见暗红色色素斑、粟米、米粒大小凹陷性瘢痕。情绪较前改善，纳可，夜寐安，二便调，舌淡红，舌下络脉迂曲，苔薄白，脉细滑。现患者面部皮疹基本消退，面部留色素沉着斑，口服方去牡丹皮、皂角刺，加鸡血藤 15g，当归 10g 活血化瘀。大便改善，生地黄减至 15g，加玫瑰花 10g 行气解郁。刘红霞教授认为女性月经后应补益肝肾，去泽兰，加酒肉苁蓉 10g，酒茱萸肉 10g。继予中药 7 剂，嘱患者忌食辛辣油腻，注意调畅情志。

按语：中医学认为本病多因过食辛辣肥甘之品，肺胃积热，循经上熏，血随热行，上壅于胸面；或肝郁化火，致冲任失调，气血运行不畅，毛窍闭塞，邪毒蕴至肌肤而成；或湿热久蕴生痰，痰瘀互结，致使粟疹日渐扩大，变生结节囊肿。刘红霞教授在痤疮的治疗中重视肝脾同治，标本兼顾，提出了疏肝健脾、清热解毒的治则，同时善用毫火针、刺络拔罐、放血疗法等中医外治的综合方案，取得较好疗效。

养血润肤饮

【组成】鸡血藤、赤芍、白芍、当归、丹参、桃仁、炒枳壳、生薏仁、白术、黄芪、炙甘草。

【功效】祛风活血，润肤止痒。

【主治】银屑病、神经性皮炎、皮肤淀粉样变、亚急性和慢性湿疹等辨证为血虚风燥证，出现皮肤干燥、鳞屑、瘙痒、皲裂等症状者。

【组方特色】鸡血藤可祛风活血、舒筋活络，善于补血活血为君。赤芍活血止痛而不伤中，白芍养血柔肝，当归、丹参补血与活血兼顾，共助君药为臣。桃仁活血散瘀，炒枳壳理气宽中、行滞消胀，黄芪益气补血、补而不留，生薏仁、白术健脾以顾护中焦，共奏补气活血健脾之功为佐。炙甘草调和诸药。

【方证要点】由于病程日久，导致血虚生风，不能滋养肌肤，兼有内生风邪，导致皮肤干燥、枯槁、粗糙，有细碎皮屑，伴有明显瘙痒、血痂，夜间瘙痒明显者均可用之。

【加减变化】疲乏无力，失眠健忘，小便清长，大便溏薄，脾肾两虚者加山药、白扁豆、仙茅、淫羊藿。燥邪伤津太过可加滋阴之生地黄、玉竹。毒邪偏盛可加连翘、夏枯草。皮肤肥厚者可加威灵仙、全蝎。

【使用禁忌】热邪过甚者慎用。

【经典案例】

许某，男，47岁。

主诉：全身皮肤瘙痒反复发作10个月，加重1个月。

现病史：患者自述10个月前无明显诱因，全身皮肤瘙痒，遂至私人诊所诊治，诊断不详，予内服药，疗效不显。后又服用西药，药名不详，疗效不显。3月至某医院诊治，经皮肤病理活检诊断为"皮肤瘙痒症"。先后予"维生素C""葡萄糖酸钙""西咪替丁""硫代硫酸钠""甘草酸二胺"静脉滴注，"卤米松软膏"外用，"依巴斯汀""盐酸多塞平"口服，疗效不显。为求中医系统治疗，故来我院。现症见：全身皮肤瘙痒不适，全身散见少量抓痕、血痂，纳寐尚可，便溏溲畅。

既往史：否认慢性病及传染病史。

过敏史：否认食物、药物过敏史。

家族史：否认家族相同病史。

舌象：舌质淡红，苔白。

脉象：沉细。

中医诊断：风瘙痒（血虚风燥证）。

西医诊断：皮肤瘙痒症。

内治法：患者平素嗜食辛辣刺激之物，日久伤及脾胃，复感燥邪或伤津化燥，阻于肌肤而发本病，故见舌质淡，苔白，脉沉细。中医辨证为血虚风燥证，治以祛风活血，润肤止痒，方选养血润肤饮加减内服：鸡血藤、赤芍、白芍、当归、丹参、桃仁、炒枳壳、生薏苡仁、白术、黄芪、甘草。

外治法：马齿苋、连翘、茯苓等中药汤剂行中药溻渍治疗，每次20分钟，每天1次。黄连膏涂擦，每天2次，早晚各1次。

嘱患者调畅情志，清淡饮食，少洗澡，避免使用肥皂等清洁剂，穿着纯棉衣物，1周后复诊。

二诊：躯干部皮肤瘙痒明显缓解，四肢皮肤瘙痒稍有缓解，抓痕消失，血痂脱落；纳寐佳，便薄溲畅。舌质红，苔白，脉沉细。口服方去祛湿解毒药，加强健脾益气药。配合当归、丹参、白鲜皮、连翘等中药汤剂进行中药熏洗治疗，每次20分钟，每天1次。之后用黄连膏涂擦，每天2次，早晚各1次。1周后复诊。

三诊：全身皮肤瘙痒感消失，无抓痕及血痂，纳寐佳，便薄溲畅，舌质淡红，苔薄白，脉滑。口服方选养血润肤饮加减口服。配合中药熏洗以养血润肤，每次20~30分钟，每天1次。涂擦黄连膏，每天2次，早晚各1次。10天后痊愈停药。

按语：风瘙痒是一种自觉瘙痒而无原发损害的皮肤病，由于患者不断搔抓，常有抓痕、血痂、色素沉着及苔藓样变等继发损害，相当于西医的皮肤瘙痒症。

中医学认为，本病多因血虚风燥，肌肤失养或风湿蕴肤肌肤，或脾失健运，水湿内停，不得疏泄而致本病。综合本案诸症，中医辨证为血虚风燥。初诊时患者全身皮肤瘙痒不适，全身散见少量抓痕、血痂，纳寐尚可，便溏溲畅。中药内服以祛风活血，润肤止痒为法，方选养血润肤饮加减口服，配合中药溻渍疗法使药物直达病所，通过透皮吸收，以达健脾解毒、除湿止痒的目的。黄连膏外用可清热解毒，润肤止痒。二诊时患者躯干部皮肤瘙痒明显缓解，四肢皮肤瘙痒稍有缓解，抓痕消失，血痂脱落，中药继予养血润肤饮加减，此时湿邪略减，瘙痒减轻，故去除湿解毒药，加强健脾益气药，配合中药熏洗疗法以加强养血活血、健脾益气之功，黄连膏涂擦以清热解毒。三诊时，患者全身皮肤瘙痒感消失，无抓痕及血痂，口服方选养血润肤饮加减以养血活血、健脾益气，配合中药熏洗疗法以养血活血，黄连膏外擦以清热解毒，巩固疗效。

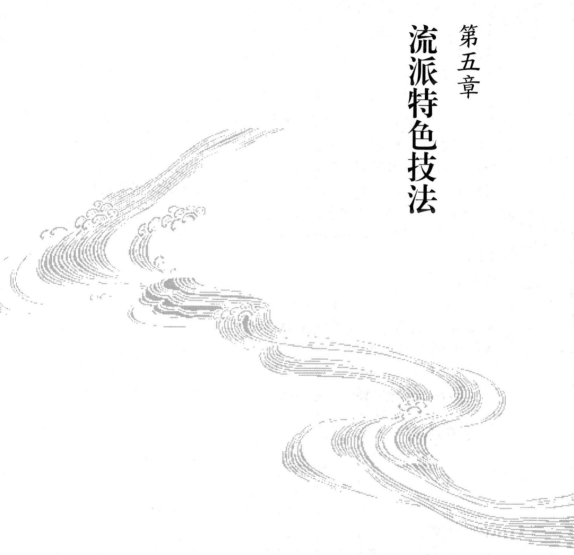

第五章

流派特色技法

第一节　制药技术

一、颠倒散

【作用】清热解毒，凉血散瘀，脱脂除垢。

【材料】大黄、硫黄各120g。

【操作步骤】二者打粉后过120目筛，罐装。

【技术要领】

（1）大黄、硫黄各自为末后再混匀。

（2）二药发挥药效靠的是浓烈的味道，若存放时间久则药效会发散，故需要贮于密封罐中，放入冰箱中保存。一次打粉不要过多，一般存放不超过2年，以免药粉在储存过程中吸潮、变质，影响药效。

【适应证】痤疮、酒渣鼻、脂溢性皮炎、疖肿，以及慢性水疱性皮肤病、淤积性皮炎急性期、皮肤垢着病等伴有结痂者。

【禁忌证】对大黄、硫黄过敏者，皮肤易过敏者，以及眶周、褶皱及黏膜处慎用。

【环境条件】

（1）房间设计：操作间要求有上下水。

（2）人员：药剂师1名，皮肤科医护人员1名。

（3）工作台：普通工作台。

（4）主要设备：电子天平、搅拌器、粉碎机、冰箱。

（5）其他器械：密封罐、药勺、药盘。

二、黄连膏

【作用】清热解毒，消肿止痛，润燥软痂。

【材料】黄连粉10g，凡士林90g。

【操作步骤】将凡士林用微波炉加热至液态后，迅速加入黄连粉。

【技术要领】

（1）凡士林放入微波炉中用中火加热2分钟左右，观察是否已经呈液态，再决定是否需要增加时间。

（2）凡士林加热成液态后，迅速倒入黄连粉，搅拌至均匀。降温凝固后不利于搅拌。

【适应证】

（1）一切炎症性、化脓性皮肤疾患，如脓疱疮、皮炎湿疹、毛囊炎、疖、丹毒、银屑病等。

（2）慢性、肥厚性、干燥性皮肤病均可使用，如慢性湿疹、神经性皮炎等。

（3）皮肤病后期出现结痂症状时，如带状疱疹、虫咬皮炎等伴有结痂症状时。

【禁忌证】黄连及凡士林过敏者。

【环境条件】

（1）房间设计：操作间，要求有上下水。

（2）人员：药剂师1名，皮肤科医护人员1名。

（3）工作台：普通工作台。

（4）主要设备：电子天平、搅拌器、粉碎机、微波炉。

（5）其他器械：密封罐、药勺、药盘。

三、金黄膏

【作用】清热解毒，消肿止痛。

【材料】天花粉500g，姜黄250g，白芷250g，苍术100g，南星100g，甘草100g，大黄250g，黄柏250g，厚朴100g，陈皮100g，冰片10g，凡士林6000g。

【操作步骤】

（1）上述药物粉碎，过120目筛。

（2）凡士林加热后，将药物倒入其中迅速搅拌均匀。

【技术要领】

（1）含纤维较多的药材如黄柏，如果直接用细筛网粉碎，药材中的纤维部分往往难以顺利通过筛片，保留在粉碎系统中，不但在粗粉中起缓冲作用，而且浪费大量的机械能，这些纤维与高速旋转的粉碎机圆盘上的钢齿不断撞击而发热，时间长了容易着火。可先用10目筛片粉碎一遍，分拣出粗粉中的纤维后，再用40目筛片粉碎，这样就避免了纤维阻滞于机器内造成发热现象。

（2）冰片易挥发、易升华，因此需将药膏密封后放入冰箱中冷藏保存。

【适应证】

（1）急性炎症性皮肤病均可使用，如痤疮、毛囊炎、葡萄球菌性脓肿、甲沟炎、结节性红斑、丹毒等。

（2）坏疽、脂膜炎、带状疱疹、血管炎等伴有红肿热痛症状时亦可使用。

【禁忌证】对上述药物过敏者慎用。

【环境条件】

（1）房间设计：操作间，要求有上下水。

（2）人员：药剂师 1 名，皮肤科医护人员 1 名。

（3）工作台：普通工作台。

（4）主要设备：电子天平、搅拌器、粉碎机、微波炉。

（5）其他器械：密封罐、药勺、药盘、筛子。

四、普连软膏

【作用】清热除湿，消肿止痛，软化浸润。

【材料】黄芩 10g，黄柏 10g，凡士林 80g。

【操作步骤】

（1）黄芩、黄柏粉碎后过 120 目筛。

（2）凡士林用微波炉加热至液态。

（3）将药粉与液态的凡士林充分混合。

【技术要领】

（1）凡士林放入微波炉中用中火加热 2 分钟左右，观察是否已经呈液态，再决定是否需要增加时间。

（2）凡士林加热成液态后，迅速倒入药粉，搅拌至均匀。降温凝固后不利于搅拌。

【适应证】

（1）细菌性皮肤病，如脓疱疮、毛囊炎、疖、丹毒等。

（2）红斑鳞屑性疾病，如银屑病、神经性皮炎、毛发红糠疹、皮肤淀粉样变等伴有皮肤干燥、鳞屑症状者。

（3）物理性皮肤病，如日光性皮炎、痱子、鸡眼、胼胝放射性皮炎等。

【禁忌证】对上述药物过敏者。

【环境条件】

（1）房间设计：操作间，要求有上下水。

（2）人员：药剂师 1 名，皮肤科医护人员 1 名。

（3）工作台：普通工作台。

（4）主要设备：电子天平、搅拌器、粉碎机、微波炉。

（5）其他器械：密封罐、药勺、药盘。

五、青黛膏

【作用】清热解毒，消肿止痛，凉血止血。

【材料】青黛粉 50g，黄柏粉 20g，炉甘石粉 20g，滑石粉 20g，凡士林 2000g。

【操作步骤】

（1）凡士林用微波炉加热至液态。

（2）将药粉与液态的凡士林充分混合。

【技术要领】

（1）凡士林放入微波炉中用中火加热 3 分钟左右，观察是否已经液态，再决定是否需要增加时间。

（2）凡士林加热成液态后，迅速倒入药粉，搅拌至均匀。降温凝固后不利于搅拌。

【适应证】

（1）急性炎症性皮肤病均可使用，如湿疹、接触性皮炎、结节性红斑、丹毒等。

（2）银屑病、湿疹、神经性皮炎、毛发红糠疹、皮肤淀粉样变等伴有皮肤干燥、鳞屑症状者。

【禁忌证】对上述药物过敏者。

【环境条件】

（1）房间设计：操作间要求有上下水。

（2）人员：药剂师 1 名，皮肤科医护人员 1 名。

（3）工作台：普通工作台。

（4）主要设备：电子天平、搅拌器、粉碎机、微波炉。

（5）其他器械：密封罐、药勺、药盘。

六、祛湿散

【作用】祛湿止痒，收敛固涩。

【材料】黄柏末 30g，白芷末 30g，轻粉 30g，煅石膏 60g，冰片 6g。

【操作步骤】先将轻粉、冰片研细，其他药物粉碎，一起搅匀。

【技术要领】

（1）先将黄柏用 10 目筛片粉碎一遍，分拣出粗粉中的纤维后，再用 40 目筛片粉碎，以避免纤维阻滞于机器内造成发热。

（2）石膏的制作：取净石膏，在无烟炉火中或坩埚内煅至酥松，取出晾凉，打碎即可。

（3）冰片易挥发、易升华，因此需密封后置于冰箱中冷藏保存。

【适应证】急性炎症性皮肤病伴有渗出者，如接触性皮炎、急性湿疹、足癣、虫咬皮炎、带状疱疹、淤积性皮炎急性期伴有糜烂渗出时。

【禁忌证】对上述药物过敏者。

【环境条件】

（1）房间设计：操作间要求有上下水。

（2）人员：药剂师1名，皮肤科医护人员1名。

（3）工作台：普通工作台。

（4）主要设备：电子天平、搅拌器、粉碎机。

（5）其他器械：密封罐、药勺、药盘、乳钵。

七、止痛散

【作用】散瘀活血，舒筋通络，祛风止痛，消肿散结。

【材料】川芎、川牛膝、独活、乳香、没药各10g，秦艽、生川乌、红花各20g，艾叶、苏木各30g，紫草、桑枝各30g，伸筋草35g。

【操作步骤】所有药物粉碎过120目筛。

【技术要领】

（1）药物种类较多，每种药物单剂量不大，可以把材质相同的中药一起打粉，比如根茎类混合打粉，花叶类混合打粉。

（2）乳香、没药分别用中火炒至表面熔化，出现油亮光泽，并有气味外溢时迅速取出，摊开晒凉，然后再粉碎成末。

【适应证】以疼痛为主并且有创面者，如带状疱疹、结节性红斑、结节性脂膜炎、接触性皮炎、丹毒等。

【禁忌证】对上述药物过敏者。

【环境条件】

（1）房间设计：操作间要求有上下水。

（2）人员：药剂师1名，皮肤科医护人员1名。

（3）工作台：普通工作台。

（4）主要设备：电子天平、搅拌器、粉碎机、炒锅。

（5）其他器械：密封罐、药勺、药盘、细筛。

八、止痒粉

【作用】清凉、止痒、祛湿。

【材料】滑石粉 30g，寒水石粉 8g，冰片 2.4g。

【操作步骤】将冰片研细后与其余两种粉末混合。

【技术要领】

（1）将滑石贮于干燥容器内，密闭，置干燥处。

（2）冰片易挥发、易升华，需密封后置于冰箱中冷藏保存。

【适应证】

（1）皮肤鲜红灼热者，如接触性皮炎、虫咬皮炎、湿疹、急性荨麻疹。

（2）皮肤病伴有瘙痒症状者，如神经性皮炎、皮肤瘙痒症、间擦疹。

【禁忌证】皮肤有渗出者慎用。

【环境条件】

（1）房间设计：操作间要求有上下水。

（2）人员：药剂师 1 名，皮肤科医护人员 1 名。

（3）工作台：普通工作台。

（4）主要设备：电子天平、搅拌器、粉碎机。

（5）其他器械：密封罐、药勺、药盘。

九、紫草油

【作用】凉血活血，解毒清热，祛腐生肌，润泽护肤，清洁去痂。

【材料】紫草 100g，香油 1000g。

【操作步骤】香油烧热，加入紫草，油煎 15~20 分钟，熬制焦黑，滤渣冷却后装罐。

【技术要领】

（1）熬制之前将所有器具用吹风机吹干，避免水油相混后烫伤。

（2）香油多，紫草少，比例 10∶1，紫草比较吸油，大概损耗四分之一的香油。

（3）将医用纱布重叠两层后滤渣。

（4）用注射器罐装时，当多次罐装后，药油粘在注射器上不易抽动时，可更换新注射器。

【适应证】

（1）皮炎湿疹、痈疽疔疮、丹毒、银屑病、带状疱疹等。

（2）水火烫伤、冻疮溃烂、久不收口等症。

【禁忌证】紫草和香油过敏者。

【环境条件】

（1）房间设计：操作间要求有上下水。

（2）人员：药剂师1名，皮肤科医护人员1名。

（3）工作台：普通工作台。

（4）主要设备：电子天平、炒锅、吹风机、微波炉。

（5）其他器械：纱布、30ml注射器、塑料空瓶、药盘。

第二节　治疗技术

天山刘氏皮科流派在中医基础理论指导下，运用中医八纲、气血津液、脏腑经络等辨证思路，结合西部地区皮肤病特征，开展中医外治方法30余种，充分将中药、针、灸、罐、线等方法灵活组合，运用于银屑病、带状疱疹、湿疹皮炎、荨麻疹、痤疮、特应性皮炎、白癜风、黄褐斑、斑秃、硬皮病等顽固难治性皮肤疾病。现介绍几种最常用的外治法。

一、中药药浴疗法

中药药浴疗法是将配伍好的中药水煎后倒入浴盆或浴桶中，进行局部或全身浸泡的一种方法，是治疗皮肤病常用的外治技法。

中药药浴疗法
介绍

【作用】清热解毒、祛湿消肿、杀虫止痒、养血润肤、活血通络、散结消瘀等。

【材料】

（1）药物选择：中药饮片或中药颗粒剂。常用药物：地榆、牡丹皮、蒲公英、土茯苓、苦参、黄柏、当归、桃仁、红花、丹参、鸡血藤等。

（2）药浴桶选择：木质浴桶及其他种类浴桶。

【操作步骤】

（1）用无纺布将调配好的中药包好后用冷水浸泡30分钟，先用武火煎煮至沸腾，再用文火煎煮15~20分钟，将第1次煮好的药汁倒出再用同样的方法煎煮第2次。将2次煎煮出来的药液均匀混合后使用。或用煎药机煎煮好中药，打包成袋。

（2）将一次性塑料袋套在椭圆形的木桶上，将煮好的中药汁倒进木桶里，加温热水至刻度线，药液与水的比例为 3∶10，水温 37~42℃。

（3）患者直接进入药浴桶内，以水浸没皮损处为宜。

（4）每次浸浴 20~30 分钟，每天 1~2 次。

（5）浸浴完毕，离开药浴桶，立即用干毛巾擦干水，穿戴好衣物，休息 5 分钟后，离开药浴室。

【技术要领】

（1）水温不宜过高或过低，以防出现晕厥或感冒。

（2）急性期皮损、年老体弱者，以浸浴 15 分钟为宜，适当饮用温开水。

（3）药浴治疗过程中不可随意加水，保持水温和浓度，避免影响疗效。

【适应证】

（1）全身中药药浴：感染性皮肤病如毛囊炎；变态反应性皮肤病，如荨麻疹、湿疹、特应性皮炎；瘙痒性神经功能障碍性皮肤病，如瘙痒症、慢性单纯性苔藓；遗传、代谢性皮肤病，如原发性皮肤淀粉样变；红斑及丘疹鳞屑性皮肤病，如银屑病、玫瑰糠疹、扁平苔藓；动物源性皮肤病，如疥疮等。

（2）局部中药药浴：病毒性皮肤病，如疣；结缔组织病，如局限性硬皮病；变态反应性皮肤病，如手足湿疹、汗疱疹；真菌性皮肤病，如手足癣；皮肤附属器疾病，如脂溢性皮炎等。

【注意事项】

（1）患有心脏病、高血压、年龄 65 岁以上行动不便者需家属陪同。

（2）心力衰竭、呼吸衰竭、严重化脓感染疾病、骨结核等患者均忌用全身泡洗。

（3）出血类疾病、败血症及严重血栓患者慎用。

（4）空腹或饱腹时不宜立即浸浴，不宜温度过高、水过多，以免造成洗浴过程出现胸闷、气憋、头晕等症状。

（5）微微汗出即可，不可大汗淋漓，以免"气随汗脱"。

（6）操作过程中，应避免患者受寒，防止外邪内侵而致病。

【环境条件】

（1）浴室温度控制在 23~25℃。

（2）药浴室不宜选择密闭空间。

二、中药溻渍疗法

中药溻渍疗法是用纱布垫浸湿药液敷于患处的一种外治方法。根据治疗作用可分为开放性冷溻渍和闭合性热溻渍。

【作用】清热解毒，凉血止血，除湿消肿，祛风止痒。

中药溻渍疗法
介绍

【材料】

（1）药物选择：可选择中药饮片或中药颗粒剂。常用药物：马齿苋、生地榆、黄柏、苦参、大青叶、菊花、金银花等。

（2）溻渍垫选择：医用纱布、浅色纯棉毛巾。

【操作步骤】

1. 开放性冷溻渍

（1）准备好溻渍垫，大小与皮损相当，溻渍垫不能选择单层纱布或面膜纸，建议选择6~8层纱布制成的溻渍垫或者纯棉浅色毛巾。

（2）将溻渍垫浸入新鲜配制的药液中。

（3）待溻渍垫吸透药液后，拧至不滴水，随即敷于患处，务必使其与皮损密切接触，尤其是耳后、颜面、肛周、外阴、指间等皮肤褶皱部位。

（4）药液温度维持在10℃左右，每10分钟左右取下溻渍垫，然后再次浸入药液中，方法同步骤（3），操作2遍。

（5）治疗时间为每次30分钟，每天1~2次。

2. 闭合性热溻渍

（1）准备好溻渍垫，大小与皮损相当，溻渍垫不能选择单层纱布或面膜纸，建议选择6~8层纱布制成的溻渍垫或者纯棉浅色毛巾。

（2）将溻渍垫浸入新鲜配制的药液中。

（3）待溻渍垫吸透药液后，拧至不滴水，随即敷于患处，务必使其与皮损密切接触，尤其是耳后、颜面、肛周、外阴、指间等皮肤褶皱部位。

（4）溻渍垫外层用塑料布包裹。

（5）药液温度维持在40℃左右，每隔30分钟取下溻渍垫，然后再次浸入药液中，方法同步骤（3），操作2遍。

【技术要领】

（1）每次溻渍的药液必须新鲜配制。

（2）以溻渍垫拧至不滴水为度，不可过干或过湿。

（3）冷溻渍温度不宜过低（10℃左右），热溻渍温度不宜过高（40℃左右），以免引起其他损伤。

（4）溻渍颜面部时，要防止药液流入眼、耳、口、鼻中。

【适应证】

（1）冷溻渍适用于皮肤红、肿、热、痛、痒等急性病症，如急性湿疹、激素依赖性皮炎、脂溢性皮炎、单纯疱疹、带状疱疹、丹毒等。

（2）热溻渍主要用于皮肤浸润肥厚、剧烈瘙痒及不适宜行药浴治疗的老年患者，如慢性湿疹、慢性单纯性苔藓、老年皮肤瘙痒症、原发性皮肤淀粉样变等。

【注意事项】

（1）禁用全身大面积溻渍，对老人、小儿，以及颈胸等部位应注意保温，防止感冒。

（2）久病体弱者、恶病质者、外感风寒发热者慎用。

【环境条件】

（1）室内温度控制在23~25℃。

（2）闭合性热溻渍应选择在避风处操作，操作结束后盖好衣被，注意保暖。

三、中药熏蒸疗法

中药熏蒸疗法是取配伍好的中药汤剂（中药饮片或中药颗粒剂），将其倒入熏蒸仪中，利用熏蒸仪产生的蒸气，熏蒸皮损处，以达到治疗目的的一种中医外治技法。

中药熏蒸疗法
介绍

【作用】疏通经络，养血活血，解毒化瘀，温阳通脉，润肤止痒。

【材料】

（1）药物选择：中药饮片或中药颗粒剂。常用药物：丹皮、土茯苓、黄柏、当归、桃仁、红花、鸡血藤、当归、白鲜皮、三棱、莪术等。

（2）全身：中药熏蒸治疗仪。局部：局部熏蒸治疗仪。

【操作步骤】

（1）取煎煮好的药水适量（根据不同熏蒸舱的规格说明选择），倒入高压蒸锅中，关闭蒸气锅盖并拧紧。

（2）打开熏蒸仪舱门，铺一次性消毒铺巾，启动电源，加热产生中药蒸气，舱内气体温度达37℃时，将舱体调节成立姿。

（3）患者坐在一次性消毒铺巾上，将头部暴露在舱体外，关好舱门，调节舱体角度，使患者达到舒适的体位后锁定，让中药蒸气直接熏蒸皮损处。

（4）根据患者的耐受力调节熏蒸舱温度，一般体质好、耐热者，温度稍高，可在43~45℃，治疗时间20分钟；体质差、怕热者，温度稍低，可在36~40℃，治疗时间20分钟。

（5）熏蒸完毕后嘱患者擦干身体，于室内休息10分钟，避免受风，熏蒸之后注意补充水分，可饮用温度适中的温开水和淡盐水。

【技术要领】

（1）根据患者体质选择适宜的温度。

（2）皮损完全暴露在熏蒸舱内。

（3）熏蒸治疗后注意保暖，补充水分。

【适应证】

（1）全身熏蒸：瘙痒性神经功能障碍性皮肤病，如皮肤瘙痒症、慢性单纯性苔藓；变态反应性皮肤病，如特应性皮炎、荨麻疹；结缔组织病，如硬皮病；红斑和丘疹鳞屑性皮肤病，如斑块状银屑病、毛发红糠疹。

（2）局部熏蒸：病毒性皮肤病，如疣；瘙痒性神经功能障碍性皮肤病，如慢性单纯性苔藓；遗传、代谢性皮肤病，如原发性皮肤淀粉样变；变态反应性皮肤病，如阴囊湿疹、肛周湿疹；结缔组织病，如局限性硬皮病。

【注意事项】

（1）冠心病、高血压、妊娠期、月经期、年老体弱者慎用。

（2）儿童应在家长陪护下进行治疗。

【环境条件】室内温度控制在23~25℃，通风透气。

四、中药熏药疗法

中药熏药疗法是使用熏药（多用配制的药卷，也可用药粉、药饼、药丸等）缓慢地进行不完全燃烧，利用其产生的烟雾及烟油治疗疾病的一种方法。我科对其进行了改良，采用中药免煎颗粒剂作为药物原料，混合艾绒，用黄纸制成药卷，点燃熏皮损处，用于治疗顽固难治性皮肤病。

中药熏药疗法
介绍

【作用】疏通经络，活血化瘀，软坚散结，杀虫止痒，温经回阳。

【材料】艾绒（约23g）、中药免煎颗粒剂、三张黄表纸、圆柱形表面光整的木棍或玻璃瓶、一张铜版纸、胶水。

常用免煎剂：鸡血藤、桃仁、黄芪、当归、丹参、三棱、莪术、乳香、没药、细辛等。

【操作步骤】

（1）重叠铺纸：两张黄纸，竖长摆放，重叠二分之一。

（2）混合艾药：将艾绒撕碎平铺于黄纸重叠部分，然后将中药饮片药末或中药配方颗粒混匀后撒于艾绒表面。

（3）碾压药物：用玻璃瓶或木棍将浮于艾绒表面的中药饮片药末或中药配方颗粒反复碾压，使药物与艾绒充分混匀，制成药饼，碾压次数越多，制成的药饼越硬实，制成的药卷就越耐燃烧。

（4）制成纸卷：对折下二分之一，然后开始卷纸，卷到黄纸末端的时候，夹上铜版纸，继续卷，反复轻柔揉搓铜版纸，直至药卷硬实，去掉铜版纸，用胶水黏合即可。

（5）熏药卷法：点燃药卷一端，将其所产生的药烟对准皮损，距离以患者感觉温热而舒服为度，一般约15cm。每次每个部位熏15~30分钟，每天1~2次。

（6）治疗结束：熏毕，需将药卷燃烧端压灭。

（7）其他熏药法：直接用中药饮片药末或中药配方颗粒撒在炭火盆上燃烧产生药烟而熏患处，可对准皮损熏用，距离适当，温度以患者能够耐受为宜。每天1~2次，每次15~30分钟。

【技术要领】

（1）艾绒勿选颗粒状，以软细如棉为宜。铜版纸：做广告彩页的即可。

（2）药卷制作使用黄表纸，因黄色在五行中属土，东西南北中属中，中代表的是中正之气，也可补脾，滋养后天之本，扶助正气，祛邪外出。

（3）碾压器具可选择圆柱形表面光整的木棍或玻璃瓶，碾压次数越多，制成的药饼越硬实，制成的药卷就越耐燃烧。

（4）卷纸过程中需轻柔，避免黄纸破裂。

【适应证】浸润肥厚、结节、剧烈瘙痒的皮肤病，如慢性单纯性苔藓、结节性痒疹、原发性皮肤淀粉样变、慢性湿疹、斑块型银屑病、肥厚性扁平苔藓等。

【注意事项】

（1）急性期、亚急性期皮肤病不适用。

（2）患有严重过敏性鼻炎、哮喘，以及体虚、孕妇、高龄患者慎用或禁用。

（3）药卷点燃后，注意药卷与皮损的距离，以患者不感到灼热为宜。

（4）对艾绒过敏患者禁用。

【环境条件】选择室内通风的环境。

五、中药淋洗疗法

中药淋洗疗法是将中药依据辨证原则进行配方，煎煮成药液，对患者局部（或患处）或全身进行反复冲洗的一种方法。

【作用】清热解毒，凉血燥湿，祛风止痒，除湿。

中药淋洗疗法
介绍

【材料】

（1）常用药物：连翘、侧柏叶、大青叶、丹参、桑叶、菊花、白鲜皮等。

（2）淋洗壶、治疗盆。

【操作步骤】

（1）根据患者具体皮损症状，选择适当的中药处方。

（2）将中药处方煎煮出药液 1000~2000ml，药液温度控制在 37℃。

（3）充分暴露患处。

（4）将药液装入淋洗壶，淋洗局部皮损处。也可用 6~8 层纱布蘸透药液，然后拧挤纱布使药液淋洒于局部皮损处。

（5）每次 10~15 分钟，每天 1~2 次。

（6）淋洗后，用干毛巾擦净水分即可。

【技术要领】

（1）一人一方，辨证施治。

（2）药液温度适宜，以防烫伤皮肤。

（3）煎煮药物后，完全过滤掉药物饮片残渣，便于操作。

【适应证】

（1）各种感染性皮肤病，如脓疱疮、脓癣、手足癣继发感染等。

（2）头部皮肤病，如脂溢性皮炎、脂溢性脱发、斑秃、头部银屑病等。

【注意事项】

（1）煎煮药液只能使用 1 次，使用后用具应当清洗干净，切勿再次使用，以防继发感染。

（2）避风寒，注意保暖。

【环境条件】

（1）应选择避风处操作。

（2）室内温度控制在 23~25℃。

六、中药涂擦疗法

中药涂擦疗法是用棉签、棉球、纱布或压舌板等器具蘸取药液、粉剂、软膏、药糊、乳剂、酊剂或混悬剂等，均匀涂在患处的一种治疗方法。

中药涂擦疗法
介绍

【作用】清热解毒凉血，祛风止痒，养血润肤，活血化瘀，杀虫止痒，软坚散结，收敛生肌。

【材料】黄连膏、金黄膏、普连乳膏、祛湿散、止痛散、止痒粉等。

【操作步骤】

（1）根据不同的皮肤疾病、皮损表现，选择合适的外用药。

（2）充分暴露皮损。

（3）药液、酊剂、混悬液类涂擦：充分摇匀药液，用棉签、纱布或棉球蘸取适量药液（以药液不滴落为度），视皮损大小分次涂擦，均匀涂擦于患处，每天2~3次。

粉剂类涂擦：直接将药粉涂擦于皮损处，或用棉签、纱布或小毛刷蘸取适量药粉，均匀涂擦于患处，或先将药粉用香油或醋调和后，均匀涂擦，宜薄涂，每天2~3次。

乳剂、药糊、软膏类涂擦：用棉签、棉球、纱布蘸取适量乳膏、药糊或软膏，均匀薄涂于患处，每天1~2次。

（4）乳剂、药糊、软膏类涂擦具体药物用量，可参考指尖单位测量法（FTU）。1个指尖单位是指药物挤出后从食指指尖覆盖到第1个指间关节的软膏或乳膏的量，相当于1g软膏。1个指尖单位可以覆盖约2%的体表面积，即2个手掌大小的面积。

（5）根据皮损部位，按顺序涂擦，避免遗漏。

（6）涂擦完毕后，穿戴好衣物。

【技术要领】

（1）涂擦软膏时，适当用力按摩，促进软膏吸收。

（2）为防止某些药物（如汞、砷制剂）的吸收，对大面积皮损涂擦时，可采取2种药物隔日交替使用，或身体上下部位交替用药的方法。

（3）使用方法特殊的外用药物，应严格按照说明书方法使用，如异维A酸红霉素凝胶宜晚上睡前点涂。

【适应证】本法适应证广泛。

（1）药液、酊剂、混悬液类：变态反应性皮肤病，如荨麻疹；色素性皮肤病，如白癜风等。

（2）粉剂类：细菌性皮肤病；变态反应性皮肤病，如湿疹、特应性皮炎；瘙痒性神经功能障碍性皮肤病，如瘙痒症等。

（3）乳剂、药糊、软膏类：病毒性皮肤病，如单纯疱疹、带状疱疹；细菌性皮肤病，如丹毒；真菌性皮肤病，如头癣、体癣；动物源性皮肤病，如疥疮、虫咬皮炎；变态反应性皮肤病，如接触性皮炎、湿疹、特应性皮炎、药疹；物理性皮肤病，如日晒伤；红斑及丘疹鳞屑性皮肤病，如银屑病、玫瑰糠疹；结缔组织病，如红斑狼疮、皮肌炎、硬皮病；血管炎和脂膜炎，如过敏性紫癜、结节性红斑；皮肤附属器疾病，如痤疮、玫瑰痤疮、斑秃；色素性皮肤病，如黄褐斑等。

【注意事项】

（1）外感时忌大面积涂擦。

（2）对涂擦药物过敏者忌用。

【环境条件】室内温度适宜，皮损面积较大时应避风寒，注意保暖。

七、针刺疗法

（一）毫针针刺

毫针针刺是用各种类型针具刺激机体的一定穴位或部位，以治疗疾病的一种方法，又称为毫针针刺术。

【作用】疏风止痒，泻火解毒，通络止痛，扶正祛邪，调和阴阳。

针刺疗法介绍

【材料】一次性不同规格的毫针、碘伏棉签、无菌棉签、治疗盘。

【操作步骤】

（1）辨证取穴。如蛇串疮的针刺主穴：支沟、阴陵泉、行间、夹脊穴、皮损局部；肝胆湿热证配太冲、侠溪、阳陵泉，气滞血瘀证配气海、三阴交、血海。四弯风的针刺主穴：曲池、血海、风市、膈俞；湿热蕴肤证配脾俞、肺俞、丰隆，气阴两虚证配气海、关元、阴陵泉。瘾疹的针刺主穴：曲池、足三里、三阴交、阴陵泉；湿热证配脾俞、水道、肺俞，脾虚湿蕴证配太白、脾俞、胃俞，血虚风燥配膈俞、肝俞、血海，痒甚失眠配风池、安眠、百会、四神聪。

（2）体位选择：患者一般常用体位有仰卧位、侧卧位、俯卧位、仰靠坐位、俯伏坐位、侧伏坐位。根据需要施针的穴位，嘱患者选择适当的体位。

（3）定位：根据骨度分寸、体表标志等方法确定穴位，术者用手指在穴位处揣、摸、按、循，准确定位，并施以标记。

（4）消毒：针刺时一定要有严格的无菌观念。医者双手消毒：针刺前，医者应按照标准洗手法洗手，再用免洗手消毒液洗手。针刺部位消毒：施针部位用碘伏棉签消毒。针灸器具：使用一次性无菌针灸针。治疗环境的消毒包括治疗台上的物品以及治疗室的定期消毒净化。

（5）进针：单手进针法，即只用刺手（即持针施术的手）将针刺入穴位；双手进针法，即刺手、押手（即按压在穴位旁或辅助进针的手）互相配合将针刺入，包括指切进针法、夹持进针法、提捏进针法、舒张进针法；管针进针法，即利用不锈钢、玻璃或塑料等材料制成的针管代替刺手进针的方法。

（6）针刺的方向、角度和深度：针刺的角度分直刺、斜刺和平刺三种。针刺的角度和深度关系密切，一般来讲，深刺多用直刺，浅刺多用斜刺或平刺。

进针角度：指针体与皮肤表面所形成的夹角。临床上，针体与腧穴皮肤呈直角（90°），垂直进针，称为直刺，适于肌肉丰厚处，如四肢、腹部、腰部。针体与腧穴皮肤呈45°左右，倾斜进针，称为斜刺，适于肌肉浅薄处，或内有重要脏器及不宜直刺、深刺的腧穴。针体与腧穴皮肤呈15°~25°，沿皮刺入，适于肌肉浅薄处（如头面部），一针透二穴也可用此方法，称为平刺或沿皮刺、横刺。

针刺深度：针体进入皮下的深度，一般以取得针感而又不损伤重要脏器为准。除根据腧穴部位特点决定外，临床上还需灵活掌握。如形体瘦弱者宜浅刺，形体肥胖者宜深刺；年老、体弱、小儿宜浅刺，青壮年、体质强壮者宜深刺；阳证、表证、初病宜浅刺，阴证、里证、久病宜深刺；头面、胸背及肌肉薄处宜浅刺，四肢、臀、腹及肌肉丰厚处宜深刺。手足指（趾）、掌跖部位宜浅刺，肘臂、腿膝处宜深刺等。对于项后正中、大动脉附近、眼区、胸背部的腧穴，尤其要掌握斜刺深度、方向和角度，以免损伤动脉或器官。此外，还要根据经脉循行的深浅和不同的季节来灵活掌握。

（7）行针的基本手法：进针后再施以一定的手法称行针。常用的基本手法有两种：提插法和捻转法，辅以循法、弹法、刮法、摇法、飞法、震颤法、搓法、按法促使得气，以加强针感和行气为目的。刺入皮肤后，进针宜缓而柔和，提插捻转的幅度和力度都不宜太大（若行透刺法，则透刺过程中应将押手置于针刺对侧皮肤处，感知针刺深度，防止刺透对侧皮肤）。在针刺腧穴得气后，小幅度地提插捻转以保持针感，同时避免滞针或给患者带来不必要的痛苦。

（8）得气：患者对针刺的感觉和反应主要为酸、麻、胀、重，还有凉、热、触电感、抽动、蚁行感、不自主地肢体活动；术者的感觉主要为针刺得气后，针下可由未得气时的轻松虚滑慢慢变为沉紧，或感到肌肉跳跃、抽动。

（9）留针：留针期间可不间断行针，以保证被刺腧穴以及被透刺腧穴的针感，从而提高疗效。

（10）出针：一手捻动针柄，另一手用棉签按压针孔周围皮肤，将针退至皮下，迅速拔出。用无菌棉签轻按针孔片刻，以防出血。检查针数，防止遗漏。

【技术要领】

（1）选取毫针：按腧穴深浅和患者体质选取毫针型号，检查针柄有无松动、针尖有无弯曲带钩等情况。

（2）根据针刺部位选择进针方法，正确进针。

（3）将毫针刺入腧穴后，通过提插捻转以调节针感，关键在于患者针刺处得气。根据病症决定留针时间。

【适应证】急性、亚急性、慢性等各类皮肤疾病，如单纯疱疹、带状疱疹、带状疱疹后遗神经痛、头癣、体癣、癣菌疹、花斑糠疹、接触性皮炎、湿疹、特应性皮炎、慢性单纯性苔藓、多形性红斑、银屑病、皮肌炎、过敏性紫癜、痤疮、酒渣鼻、黄褐斑等。

【注意事项】

（1）部位禁忌：重要脏器部位不可针刺，大血管所过之处应禁刺，重要关节部位不宜针刺。

（2）腧穴禁忌：孕妇禁针合谷、三阴交、缺盆，以及腹部、腰骶部腧穴。小儿禁针囟会。女子禁针石门。

（3）病情危重，预后不良者禁针。

（4）大怒、大惊、过劳、过饥、过渴、醉酒等患者禁针。

（5）有出血性疾病的患者，或常有自发出血，损伤后不易止血者，不宜针刺。

【环境条件】诊室要求光线良好，空气清新。

（二）梅花针

梅花针是在古代九针中镵针的基础上，经历代医家不断研究、改进而发展起来的一种针法，即《内经》中的"扬刺"（即五星针）。术者右手握住针柄，在人体皮肤（应刺部位）上，运用一定的手法，只叩击皮肤，不伤肌肉。

【作用】疏通经络，调和气血。

【材料】一次性梅花针具、碘伏棉签、75% 医用酒精、无菌棉签。

【操作步骤】

（1）消毒：在施术部位，用碘伏棉签或 75% 医用酒精棉签进行消毒。

（2）治疗前准备：右手握针柄，用无名指和小指将针柄末端固定于手掌小鱼际处，针柄尾端露出手掌 1~1.5cm，再以中指和拇指挟持针柄，食指按于针柄中段。这样可以充分、灵活运用手腕的弹力。

（3）治疗时手法：要求用腕力弹刺。刺时落针要稳准，针尖与皮肤呈垂直接触；提针要快，发出短促清脆"踏"的声音。刺时一定要弹刺、平刺，不能慢刺、压刺、斜刺和拖刺。频率不宜过快或过慢。刺激的强度分三种。①轻度：腕力轻，冲力也小；叩打到局部皮肤略有潮红的程度。②中度：介于轻、重之间；叩打到局部有潮红、丘疹，但不出血的程度。③重度：腕力重，冲力大；叩打到局部皮肤明显发红，并可有轻微出血的程度。临床上应根据病情、体质、部位选择不同手法。凡是小孩、老人、体弱和初诊患者，都应选择轻度刺激；壮年、急热性病等情况，一般用重度刺激；也可根据病情需要和患者对针刺的耐受程度，由轻刺激逐渐改用中刺激或重刺激。

梅花针治疗时手法分为三种。①压击法：要求手腕活动，食指加压，刺激的强度作用于硬柄针。②敲击法：要求颤动用力，弹性敲击皮肤。③叩刺法：又分为压击法和敲击法。

【技术要领】手腕用力，使针尖叩击到皮肤后，在表皮上一击而起，急刺速离，要有弹性，弹跳着连续有节律地叩刺。要做到平稳、准确和灵活，叩刺速度要均匀，防止快慢不一、用力不匀。

【适应证】带状疱疹、单纯疱疹、毛囊炎、皮肤瘙痒症、结节性痒疹、斑秃、脂溢性脱发、白癜风、黄褐斑等。

【注意事项】

（1）外伤、急性传染病、重度贫血及心脏病、急性出血及有出血倾向疾病者禁用。

（2）妇女孕期应慎用。

（3）急性皮肤病、疖肿、皮肤感染者不宜在患部叩刺。

【环境条件】诊室要求光线良好，空气清新。

（三）夹脊针

夹脊穴在背腰部，当第1胸椎至第5腰椎棘突下两侧，后正中线旁开0.5寸，一侧17个穴位。取穴：患者取俯伏或俯卧位，当脊柱棘突间两侧，后正中线旁开0.5寸处取穴。用1寸毫针在需要操作的夹脊穴上直刺、斜刺或平刺0.3~0.5寸，从而达到治愈疾病的目的。

【作用】调节脏腑，通络止痛。

【材料】一次性不同规格的毫针、碘伏棉签、无菌棉签。

【操作步骤】

（1）探穴：可在夹脊穴所在的脊椎棘突间两侧，背部正中线外侧0.5寸处的腧穴周围先用推、揉、挤、捋等方法，以宣散局部气血，减轻针刺疼痛感，使针感速至。

（2）进针：第12胸椎以上多采用斜刺或平刺法，以下则可用直刺。用一手固定并掐捏被刺部位，另一手持针，露出针尖3~5mm，对准所刺部位快速而轻柔地刺入，刺入皮肤后，进针宜缓而柔和，提插捻转的幅度和力度都不宜太大，透刺过程中应将押手置于针刺对侧皮肤处感知针刺深度，防止损伤内脏。

（3）行针：小幅度地提插捻转以保持针感，同时避免滞针。

（4）留针期间可不间断行针，以保证被刺腧穴和被透刺腧穴的针感。

（5）出针时，用消毒干棉球紧压针孔片刻。

【技术要领】

（1）第 12 胸椎以上多采用斜刺或平刺法，余下可直刺。

（2）一般进针手法及行针手法柔和，以患者得气为度，不宜刺之过深。

【适应证】

（1）病毒性皮肤病，如带状疱疹、单纯疱疹。

（2）红斑及丘疹鳞屑性皮肤病，如银屑病。

（3）变态反应性皮肤病，如特应性皮炎、湿疹等。

【注意事项】有出血性疾病的患者，或常有自发出血，损伤后不易止血者，不宜针刺。

【环境条件】诊室要求光线良好，空气清新。

（四）浮针

用一次性浮针在局限性病痛的周围皮下浅筋膜进行扫散，具有迅速止痛、操作方便、无副作用等优点，适用于临床各科，特别适用于疼痛类及肌肉萎废类疾病的治疗。

【作用】疏经通络，祛瘀止痛。

【材料】一次性浮针、碘伏棉签、75% 医用酒精、一次性无菌手套、无菌棉签。

【操作步骤】

（1）消毒：针刺前必须做好消毒工作，其中包括进针部位的消毒和医者手指的消毒。

①进针部位消毒：在需要针刺的部位，用碘伏棉签由进针点中心向四周消毒。

②医者手指消毒：医者清洁双手，戴一次性无菌手套。

（2）针刺操作

①进针：进针时局部皮肤要松紧适度，采用浮针专用进针器进针。

②针刺的方向：浮针疗法对针刺的方向要求较为严格，针尖必须由远而近地直对病痛部位进针。

③运针：进针时单用右手，沿皮下向前推进。推进时稍稍提起，使针尖勿深入。运针时可见皮肤线状隆起。在整个运针过程中，医者右手应感觉松软易

进，患者应没有酸麻等感觉，否则就是针刺太深或太浅。

④扫散动作：以进针点为支点，手握针座，使针尖做扇形运动。操作时以右手中指抵住患者皮肤，使针座微微脱离皮肤，医者稍稍平抬浮针，使埋藏于皮下的针体微微隆起皮肤。操作时要柔和、有节律，操作时间和次数视病痛情况而定。

⑤再灌注活动：即边治疗，边活动患肌。使患肌收缩和舒张，让血液快速进入患肌，有利于改善患肌缺血状态。

⑥出针：扫散结束后抽出针芯。

⑦留置软管：出针后留置软管，用胶布贴附于针座上，以固定留于皮下的软套管。在进针点处，用1个小干棉球盖住针孔，再用胶布贴附留置软管。留置软管时间一般为4~6小时。

【技术要领】

（1）进针时使用浮针专用进针器。

（2）运针时注意避开血管，可见皮肤呈线状隆起。进针深度一般掌握在2~3mm之间。

（3）一般扫散半分钟，约50次，即可检查评估患肌是否有变化。

（4）操作要求：幅度大、速度慢、次数少、变化多、间隔长。

【适应证】瘙痒或疼痛症状明显的皮肤病，如带状疱疹后遗神经痛、皮肤瘙痒症、结节性痒疹。

【注意事项】

（1）有自发性出血倾向者（如血友病、血小板减少性紫癜等）禁用。

（2）部位禁忌：重要脏器部位不可施以浮针治疗，大血管所过之处应禁行本法。

（3）病情危重，预后不良者禁用。

（4）大怒、大惊、过劳、过饥、过渴、房事后、醉酒等患者禁用。

【环境条件】诊室要求无菌，光线良好，空气清新。

八、毫火针疗法

火针疗法是用一种特制的针具，经加热烧红后采用一定的手法刺入腧穴或患处的一种特殊针法。我科一般采用直径0.25mm的毫针，进行毫火针操作。

【作用】清热解毒，祛腐排脓，生肌敛疮，散寒祛湿，温通经络，开门祛邪，止痒止痛。

毫火针疗法
介绍

【材料】一次性无菌毫针、碘伏棉签、止血钳、95% 酒精棉球、消毒干棉球、打火机。

【操作步骤】

（1）体位：嘱患者选择合适体位，充分暴露皮损部位。

（2）消毒：用碘伏棉签消毒选定皮损部位。

（3）选针：根据不同疾病，一次可手持单根针或多根针，如痤疮、毛囊炎的皮损，可手持单根毫针，慢性湿疹、银屑病、皮肤淀粉样变性，可手持2根或3根毫针。

（4）烧针：左手持止血钳夹住95% 酒精棉球，捏干，使火焰靠近皮损部位，右手以握笔式持针，针尖及针体前部与火焰呈锐角，在外焰上加热，将针尖烧至通红并发白，迅速、准确地刺入针刺部位。

（5）进针：将针烧至通红并发白的瞬间，快速将针准确刺入皮损处，并迅速将针拔出。

（6）根据针刺深度，决定针体烧红的长度，针刺深度根据皮损部位各有不同，如眼睑部皮损可刺入 0.05mm，面颊部皮损可刺入 0.1~0.5mm，四肢、腰腹部可刺入 6~8mm，胸背部可刺入 3~5mm，掌跖部可刺入 5~8mm，肥厚性皮损可视不同皮损部位刺入 6~8mm。

（7）出针：起针时医生要手拿消毒干棉球，以备出血、出脓时擦拭或揉按用，毫火针治疗结束后，再次用碘伏棉签消毒。

（8）毫火针治疗后，询问患者针刺部位有无不适感，防止出现晕针延迟反应，嘱患者针眼处防水、防汗、防搔抓。

【技术要领】

（1）烧针时要保证针烧至通红并发白后进针。

（2）快速刺入皮损，并迅速出针，这一过程大约只需要十分之一秒。

（3）进针选择合适的角度，准确刺入皮损。

（4）针刺间距保持 2~3mm，不宜太过密集。

【适应证】各类皮肤疾病，如带状疱疹、扁平疣、丹毒、毛囊炎、银屑病、特应性皮炎、结节性痒疹、痤疮、斑秃、白癜风、黄褐斑等。

【注意事项】

（1）糖尿病患者或过敏体质者慎用。

（2）年老体弱者、围生期妇女及儿童需在患者及患者家属同意后，在家属陪护下操作。

（3）高血压、冠心病、血小板减少、血液病患者慎用。

（4）仔细观察针孔，如出现小丘疹、局部灼热或瘙痒等症状，均属于正常现象，一般不做处理或贴上医用输液贴。

【环境条件】室内温度适宜，根据不同皮损部位，选择合适的体位。

九、穴位埋线疗法

为了延长穴位的刺激时间，用多种方法将医用胶原蛋白线埋入人体穴位或组织里，通过埋置的线体长时间刺激穴位直至线体逐渐液化被组织吸收，达到防病治病目的的一种外治方法称为埋线疗法，也称为长效针感疗法。

穴位埋线疗法
介绍

【作用】平衡阴阳，调整脏腑，扶正祛邪。

【材料】一次性埋线用 7、9 号针具，可吸收性外科缝线（材质：胶原蛋白或 PDO），酒精棉签，碘伏棉签，消毒干棉签，一次性无菌手套，医用一次性帽子、口罩。

【操作步骤】

（1）取穴：辨证选穴，如荨麻疹之风热证取曲池、血海、风市，脾虚湿蕴证取脾俞、膈俞、血海、丰隆，阴血不足证取三阴交、阴陵泉、血海。痤疮之肝郁脾虚证取肝俞、脾俞、足三里，冲任不调证取肝俞、足三里、水道、阳陵泉。

（2）标记：对辨证选取的腧穴用"+"字标记或用碘伏棉签标记。

（3）消毒：戴无菌手套，用碘伏棉签消毒施针穴位。

（3）物品准备：取用一次性无菌埋线包，准备好埋线所需针具、可吸收外科缝线，将可吸收外科缝线裁剪为长 1~1.5cm 的线段，先将一段长 1~1.5cm 的可吸收外科缝线，放入一次性使用埋线针前端，勿使线头外露，将一次性埋线针针芯抽出 2~3cm。

（4）进针：一手拇、食指绷紧或捏起进针部位皮肤，另一手持针入穴，达到所需深度。

（5）埋线：施以适当的提插捻转手法，当出现针感后，边推针芯，边退针管，将可吸收外科缝线埋植在腧穴的皮下组织或肌层内。出针后用无菌干棉签按压针孔止血。

【技术要领】

（1）腧穴定位准确，在针刺寻得针感后再埋置线体。

（2）通常背部第 12 胸椎以上多采用斜刺或平刺法埋置线体，腹部及四肢等部位多采用直刺。

（3）将线体埋置入穴位时，应边推针芯，边退套管，推抽结合将可吸收外科缝线推进腧穴，以防线体弯曲。

（4）埋线不宜过深或过浅，一般埋植在腧穴的皮下组织或肌层内，注意个体差异。

（5）埋线后注意线头不外露，避免感染。

【适应证】虚证或病程日久、反复发作的皮肤病。如带状疱疹后遗神经痛、银屑病、特应性皮炎、皮肤瘙痒症、结节性痒疹、痤疮、斑秃等。

【注意事项】

（1）有自发性出血倾向（如血友病、血小板减少性紫癜）、病情危重、大怒、大惊、过劳、过饥者禁用。

（2）部位禁忌：重要脏器部位不可施以穴位埋线，大血管所过之处应禁行本法，重要关节部位不宜行穴位埋线。

（3）合谷、三阴交，以及缺盆、腹部、腰骶部腧穴禁止埋线，小儿囟会穴禁止埋线，女子石门穴禁止埋线。

【环境条件】诊室要求无菌，空气清新，光线明媚。

十、耳针疗法

（一）耳穴毫针法

耳穴毫针法指使用短毫针针刺刺激耳穴，以诊治疾病的一种方法。

【作用】调节脏腑，疏经通络，安神定志，调理脾胃，疏肝解郁。

耳针疗法介绍

【材料】毫针、碘伏棉签、消毒干棉签。

【操作步骤】

（1）取耳部腧穴，严格消毒后，医者左手固定患者耳廓，绷紧针处皮肤。右手使用毫针平刺或直刺入耳部腧穴，一般进针深度以刺入软骨、但不透过对侧皮肤为度，施以手法，使得局部腧穴有酸、麻、胀感。

（2）留针时间一般为10~30分钟。

（3）起针时用干棉签按压针孔片刻，以防出血，并局部消毒，以防感染。

【技术要领】

（1）掌握好进针的方向及深浅。

（2）耳针针刺治疗时，要求局部有酸、麻、胀、痛的感觉。

【适应证】特应性皮炎、湿疹、皮肤瘙痒症、痤疮、斑秃、脂溢性脱发等。

【注意事项】

（1）有脓肿、溃破、冻疮现象的耳穴禁用耳针。

（2）凝血机制障碍患者禁用耳针法。

（3）对金属过敏者，禁止施以耳针。

【环境条件】诊室要求光线良好，空气清新。

（二）耳穴压丸法

耳穴压丸法是用胶布将药豆（王不留行籽、决明子）准确地粘贴于耳穴处，并给予适度地揉、按、捏、压，使耳廓产生酸、麻、胀、痛等刺激感应，以达到治疗目的的一种外治疗法。又称为耳廓穴区压迫疗法。

【作用】调节脏腑，疏经通络。

【材料】王不留行籽、决明子等，以及耳针、耳穴贴、酒精棉签、消毒干棉签。

【操作步骤】

（1）选择好所用材料，选定耳穴，并在耳廓局部进行常规消毒。

（2）将药豆黏附在0.5cm×0.5cm大小的胶布中央，然后依次贴于选定耳穴上并按压，使耳廓有发热、胀痛感（即"得气"）。

（3）一般每次贴压一侧耳穴，两耳轮流，3~5天更换一次，也可两耳同时贴压。在耳穴贴压期间，应嘱患者每天自行按压数次，每次每穴1~2分钟。

【技术要领】选取穴位操作时，要求局部有酸、麻、胀、痛的感觉。

【适应证】特应性皮炎、湿疹、皮肤瘙痒症、结节性痒疹、痤疮、斑秃、脂溢性脱发等，以及因皮肤疾病导致的瘙痒、疼痛、失眠、焦虑等。

【注意事项】有脓肿、溃破、冻疮现象的耳穴禁用耳穴压丸治疗。

【环境条件】诊室要求光线良好，空气清新。

十一、放血疗法

放血疗法是在特定穴位针刺令其出血的一种外治疗法，分为耳穴刺血法及穴位放血法。

（一）耳穴刺血法

耳穴刺血法是在耳尖穴针刺，挤压令其出血的一种外治疗法。

放血疗法介绍

【作用】泻火解毒，通络止痛。

【材料】一次性注射器针头（0.45mm×13mm），碘伏棉签，一次性无菌干棉签。

【操作步骤】

（1）嘱患者取坐位，充分暴露耳尖。

（2）消毒：耳廓常规消毒。

（3）选穴：取耳尖穴（在耳廓向前对折的最高点突起处）

（4）按摩耳尖部耳轮，使之充血，左手固定耳廓，右手持一次性注射器针头（0.45mm×13mm）迅速刺入1~2mm，挤压耳尖穴令其出血。

（5）放血量要适度，以15~20滴为宜。

（6）放血操作完毕后，用干棉球按压针孔止血。

（7）当有血肿发生时要及时按压，用消毒干棉球按压出血点1分钟左右，以防血肿扩大。

（8）每1~2天放血1次，双耳交替，5~10天为1个疗程。

【技术要领】

（1）进针操作前按摩耳廓。

（2）注意进针的深度，以不穿透软骨膜为度。

【适应证】痤疮、带状疱疹、扁平疣、黄褐斑、银屑病、皮肤瘙痒症、慢性单纯性苔藓、湿疹等属热证、急证、实证者。

【注意事项】

（1）孕妇及哺乳期妇女，合并肝、肾和造血系统严重原发疾病及精神病患者禁用。

（2）体虚及有出血倾向、凝血功能障碍的患者禁用。

【环境条件】室内通风。

（二）穴位放血法

穴位放血法是消毒穴位处皮肤后，用三棱针点刺穴位出血或用皮肤针叩刺，然后将火罐吸拔于点刺穴位上，是放血与拔罐相结合的一种方法。

【作用】清热解毒，活血化瘀，通络散结。

【材料】玻璃火罐、止血钳、95%医用酒精棉球、一次性注射器针头（0.45mm×13mm）、碘伏棉签、无菌干棉球。

【操作步骤】

（1）体位：嘱患者取坐位或伏卧位。

（2）取穴：辨证取穴，一般可选择背俞、曲池、委中等穴位。

（3）预留罐：在施术穴位处拔罐1分钟后起罐。

（4）消毒：施术者先将穴位皮肤用碘伏棉签做由内向外的环形消毒皮肤

（直径 5cm）。

（5）点刺：持三棱针或者一次性注射器针头（0.45mm×13mm）快速点刺穴位。

（6）坐罐：施术者右手持夹有 95% 酒精棉球的止血钳，左手持大小适合的玻璃罐，将点燃的酒精棉球迅速探入罐底，立即抽出，迅速拔在点刺的穴位或者局部皮肤处。

（7）起罐：在施术穴位留罐 3~5 分钟后起罐。

（8）取下罐体后用无菌干棉球擦净皮肤局部，再用碘伏对皮损处消毒以防感染。

【技术要领】

（1）点刺时手法宜轻、宜浅、宜快，使之微见出血即可。

（2）待出血量达 5~10ml 时起罐，具体根据患者体质及皮损颜色适当增减。

（3）一般留罐 3~5 分钟，具体拔罐时间可根据出血量适当增减。

【适应证】痤疮、脂溢性脱发、带状疱疹等属热证、实证者。

【注意事项】

（1）孕妇及哺乳期妇女，合并肝、肾和造血系统严重原发疾病及精神病患者禁用。

（2）体虚及有出血倾向、凝血功能障碍的患者禁用。

（3）表皮剥脱性疾病患者禁用。

【环境条件】诊室应注意避风。

十二、拔罐疗法

拔罐疗法又名"吸筒疗法""负压疗法"，是指用罐状器具扣在患处或一定的穴位上，用烧火、温热等方法排去其中的空气产生负压，使罐具紧吸在皮肤上，通过负压效应造成局部组织瘀血，从而起到治疗作用的一种常用外治疗法。

拔罐疗法介绍

【作用】清热解毒，温寒补虚，疏通经络，行气活血，化瘀通脉。

【材料】玻璃火罐（型号为 1 号、2 号、3 号、4 号、5 号）、止血钳、95% 医用酒精棉球、无纺布。

【操作步骤】

1. 留罐法

（1）在温度适宜环境下，患者取仰卧位或俯卧位，充分暴露患处。

（2）选用大小适宜、罐口平滑的玻璃火罐。

（3）左手持钳夹 95% 酒精棉球点燃后将罐内空气燃尽，形成负压，右手迅速将罐体扣在穴位或皮损部位，留置于施术部位 10~15 分钟，然后将罐起下。

（4）起罐时，一般先用一手握住罐体，另一只手拇指或食指从罐口旁边按压一下，使气体进入罐内，即可取罐。

（5）单罐、多罐皆可应用。

（6）每日或隔日 1 次，7 次为 1 个疗程。

2. 走罐法

（1）将适量凡士林油或中药药膏均匀涂于患处。

（2）将罐吸附在皮肤上（具体操作方法同留罐法第 3 步）。

（3）医者右手握住罐体，并快速向皮损远心端方向拉动罐体，速度为每秒 10~15cm，每次拉动方向一致（腰腹部可沿带脉方向，也可根据皮肤形态拉动罐体），拉动至正常皮肤后借助腕力将罐体与皮肤分离。

（4）其后再次将罐内空气燃尽吸附于皮损表面拉动罐体，依此法重复作用于皮损处 30 次，每 5~10 次更换 1 次罐体，间歇时间不超过 10 秒，吸附力度以罐内皮肤凸起 3~4mm 为度。

（5）每日或隔日 1 次，7 次为 1 个疗程。

（6）选穴：局部皮损处或两侧膀胱经及督脉。

3. 闪罐法

（1）选用口径适宜、罐口平滑的玻璃火罐。

（2）用闪火法，将罐吸附在穴位或皮损处后迅速起下。

（3）重复 5~10 次，以至皮肤潮红为度。

（4）每日或隔日 1 次，7 次为 1 个疗程。

4. 刺络拔罐

（1）体位：嘱患者取卧位。

（2）取穴：一般选择局部皮损处。

（3）辨皮损：根据皮损辨证，选择留罐法或走罐法。

（4）消毒：施术者先将局部皮损处用碘伏棉签由内向外环形消毒皮肤（直径 5cm）。

（5）点刺：持毫火针或者一次性注射器针头（0.45mm×13mm）快速点刺局部皮肤，具体操作方法同上。

（6）坐罐：施术者右手持夹有 95% 酒精棉球的止血钳，左手持大小适合的玻璃罐，将点燃的酒精棉球迅速探入罐底，立即抽出，迅速拔在点刺局部皮损部位。

（7）取下罐后用无菌药棉擦净局部，再用碘伏对皮损处消毒以防感染。

【技术要领】

（1）根据皮损及选穴部位的不同，选择大小适宜的火罐。

（2）操作时必须动作迅速，才能使罐拔紧，吸附有力。

（3）起罐时，如罐吸附力较强，不可用力猛拔，以免擦伤皮肤。

【适应证】本法适应证广泛，可根据不同皮肤病及皮损、证候特点，选择不同的罐法。

（1）留罐法：病毒性皮肤病，如带状疱疹；细菌性皮肤病，如丹毒；变态反应性皮肤病，如湿疹、特应性皮炎；物理性皮肤病，如日晒伤；瘙痒性神经功能障碍性皮肤病，如瘙痒症、慢性单纯性苔藓、痒疹；红斑及丘疹鳞屑性皮肤病，如银屑病、玫瑰糠疹、扁平苔藓、毛发红糠疹；结缔组织病，如红斑狼疮、皮肌炎、硬皮病；皮肤附属器疾病，如痤疮、玫瑰痤疮、斑秃；色素性皮肤病，如白癜风、黄褐斑。

（2）走罐法：适用于热证、实证，如单纯疱疹、带状疱疹后遗神经痛、日晒伤、痤疮、玫瑰痤疮等。也适用于皮损肥厚的皮肤病，如斑块状银屑病、毛发红糠疹、硬皮病、慢性单纯性苔藓等。

（3）闪罐法：适用于虚证。如带状疱疹、特应性皮炎、日晒伤、瘙痒症、银屑病、玫瑰糠疹、扁平苔藓、红斑狼疮、皮肌炎、痤疮、玫瑰痤疮、斑秃、白癜风、黄褐斑等辨证为虚证者。

（4）刺络拔罐法：浸润性、肥厚性皮肤病或皮损红、肿、热、痛的皮肤疾病，如斑块状银屑病、原发性皮肤淀粉样变、慢性湿疹、带状疱疹。

【注意事项】

（1）皮肤有破损、溃疡、水肿及心脏、大血管分布部位，不宜拔罐。

（2）高热抽搐者，以及孕妇的腹部、腰骶部不宜拔罐。

（3）操作时必须动作迅速，才能使罐拔紧，吸附有力。

（4）操作时注意勿灼伤或烫伤皮肤。若烫伤或留罐时间长而皮肤起水疱，小者无需处理，仅敷以消毒纱布，防止擦破即可；水疱较大时，用消毒针将水放出，涂以烫伤油等，或用消毒纱布包敷，以防感染。

【环境条件】室内温度适宜，留罐时应注意保暖。

十三、艾灸疗法

艾灸疗法简称灸法，是运用艾绒或其他药物在体表腧穴上烧灼、温熨，借灸火的热力以及药物的作用，通过经络的传导，以温

艾灸疗法介绍

通气血、扶正祛邪，达到防治疾病的一种外治法。灸法的种类多种多样，这里重点介绍刘红霞教授常用的温针灸、温和灸、雀啄灸、雷火灸、回旋灸、督灸。

（一）温针灸

温针灸是针刺与艾灸相结合的一种方法，又称针柄灸。即在留针过程中，将艾条或艾炷裹于针柄上点燃，通过针体将热力传入穴位。

【作用】温通经脉，行气活血。

【材料】一次性不同规格的毫针、碘伏棉签、艾绒或艾条一段（长1~2cm）、弯盘、打火机、隔板。

【操作步骤】

（1）辨证选择腧穴：如慢性湿疹等瘙痒类疾病可选择气海、合谷、曲池等穴位行温针灸，脾虚湿盛证配足三里、脾俞、胃俞，肝郁气滞证配肺俞、膈俞、厥阴俞，肾阳不足证配肾俞、膀胱俞、八髎等穴。

（2）消毒：对施术穴位用碘伏棉签消毒。

（3）留针：将毫针刺入腧穴，运用提插捻转行针手法，患者自觉得气后留针。

（4）防护：在施灸部位下方垫一张硬纸板。

（5）施灸：将艾绒制作成艾炷或取2~3cm艾条段包裹于针柄上，点燃施灸，待艾卷燃尽，除去灰烬，反复操作1~3壮，再将针取出。

【技术要领】

（1）艾卷燃烧端向下插套在针柄上，艾火与皮肤的距离要适当。

（2）一次灸治穴位不宜过多，一般选取3~5个穴位，每天1次，7天为1个疗程。

【适应证】慢性湿疹、银屑病、皮肤瘙痒症、结节性痒疹、原发性皮肤淀粉样变、白塞病、硬皮病、皮肌炎、红斑狼疮等。

【注意事项】

（1）阴虚阳亢、邪实内闭及热毒炽盛等证慎用温针灸。

（2）慎重选择施术部位。颜面五官、阴部、有大血管分布等部位不宜行温针灸。

（3）妊娠期妇女的腹部及腰骶部不宜施温针灸。

【环境条件】诊室要求通风良好，空气清新，避免烟尘过浓。

（二）温和灸

温和灸是将艾条燃着的一端与施灸部位的皮肤保持在3cm左右，使患者有温热而无灼痛的一种方法。

【作用】祛风散寒，温经通络，调和气血。

【材料】艾条、弯盘、打火机。

【操作步骤】

（1）治疗前先根据患者舌苔、脉象等辨证选取穴位，并将艾卷的一端点燃，对准应灸的腧穴部位或患处，距离皮肤 3cm 左右进行熏烤，以患者局部有温热感而无灼痛为宜。

（2）每穴灸 10~15 分钟，以皮肤红晕为度。

（3）每日 1 次，7 天为 1 个疗程。

【技术要领】

（1）艾卷燃端对准腧穴，距离局部皮肤约 3cm。

（2）一次灸治穴位不宜过多，一般每穴灸 10~15 分钟。

【适应证】带状疱疹、疣、特应性皮炎、湿疹、银屑病、皮肤瘙痒症、结节性痒疹、皮肤淀粉样变、白塞病、皮肌炎等属虚证、寒证、痛证者。

【注意事项】

（1）一般来说，阴虚阳亢、邪实内闭及热毒炽盛等证慎用温和灸。

（2）慎重选择施术部位。颜面五官、阴部、有大血管分布等部位不宜行温和灸。

（3）妊娠期妇女的腹部及腰骶部不宜施灸。

（4）如遇到昏厥或局部知觉减退的患者及小儿时，医者可将食、中两指置于施灸部位两侧，这样可以通过医生的手指来测知患者局部受热程度，以便随时调节施灸距离，掌握施灸时间，防止烫伤。

【环境条件】诊室要求通风良好，空气清新，避免烟尘过浓。

（三）雀啄灸

雀啄灸法是将艾条燃着的一端在施灸部位上做一上一下、忽近急远的一种灸法，形如雀啄，此法热感较其他悬灸法为强，多用于急症和较顽固的病证。

【作用】拔毒泄热，疏风解表，温散寒邪，温经通络，活血逐痹，回阳固脱，升阳举陷，消瘀散结。

【材料】艾条、弯盘、打火机。

【操作步骤】

（1）治疗前先根据患者舌苔、脉象等辨证选取穴位，点燃的艾条先置于穴位上约 3cm 高处。

（2）施灸时，艾卷点燃的一端与施灸部位的皮肤并不固定在一定的距离，而是像雀啄食一样，一上一下地移动，一般每穴灸 5~10 分钟。此法热感较强，注意防止灼伤皮肤。

（3）每天 1 次，7 天为 1 个疗程。

【技术要领】

（1）艾卷燃着端对准腧穴，一起一落的幅度要均匀一致。

（2）一般选取 3~5 穴，一次灸治穴位不宜过多。

【适应证】带状疱疹、疣、特应性皮炎、湿疹、银屑病、皮肤瘙痒症、结节性痒疹、硬皮病等属虚证、痛证者。

【注意事项】

（1）一般来说，阴虚阳亢、邪实内闭及热毒炽盛等证慎用雀啄灸。

（2）慎重选择施术部位。颜面五官、阴部、有大血管分布等部位不宜行雀啄灸。

（3）妊娠期妇女的腹部及腰骶部不宜施雀啄灸。

【环境条件】诊室要求通风良好，空气清新，避免烟尘过浓。

（四）回旋灸

回旋灸又称熨热灸，是将燃着的艾条在穴位上方做往复回旋移动的一种艾条悬起灸法。本法能给患者较大范围的温热刺激。回旋灸的艾条，一般以纯艾条即清艾条为主。

【作用】温经通络，益气活血，祛寒止痛，升阳举陷，补虚固脱。

【材料】艾条、弯盘、打火机。

【操作步骤】

（1）回旋灸时，艾卷点燃的一端与施灸皮肤保持一定的距离，但位置不固定，而是均匀地向左右方向移动或反复旋转地进行灸治，使皮肤温热但不至于灼痛。

（2）每穴灸 10~15 分钟，一次选取 3~5 个穴位，移动范围在 3cm 左右。

（3）每天 1 次，7 天为 1 个疗程。

【技术要领】艾卷燃烧端距离局部皮肤 3cm 左右，回旋的速度要均匀。

【适应证】病程长、皮损肥厚的皮肤病，如带状疱疹、特应性皮炎、湿疹、皮肤瘙痒症、结节性痒疹、斑秃、白塞病、硬皮病等属虚证者。

【注意事项】

（1）阴虚阳亢、邪实内闭及热毒炽盛等证慎用雀回旋灸。

（2）颜面五官、阴部、有大血管分布等部位不宜行回旋灸。

（3）妊娠期妇女的腹部及腰骶部不宜施回旋灸。

【环境条件】诊室要求通风良好，空气清新，避免烟尘过浓。

（五）雷火灸

雷火灸又叫雷火神灸，是用中药粉末加艾绒制成艾条，施灸于穴位上的一种灸法。我科多将雷火灸灸条与艾灸器组合运用。

【作用】温经散寒，行气通络，扶阳固脱，升阳举陷，拔毒泄热。

【材料】雷火灸条、弯盘、打火机、艾灸器。

【操作步骤】

（1）治疗前先根据患者舌苔、脉象等辨证选取穴位，扭开灸盒中部，将截断雷火灸置于艾灸器内置铜丝上固定。

（2）点燃艾条一端，将燃着端对准应灸部位，距离皮肤 2~3cm（注意随时保持红火），以灸至皮肤发红，深部组织发热为度（注意避免烫伤），每穴灸 20~30 分钟。一次灸治穴位不宜过多，一般选取 4~6 穴。

（3）每天 1 次，7 天为 1 个疗程。

【技术要领】以局部皮肤潮红为度，艾灸后注意避风保暖。

【适应证】虚证、痹证，以及因皮肤疾病导致的疼痛、瘙痒、失眠等，如带状疱疹、特应性皮炎、湿疹、皮肤瘙痒症、结节性痒疹、皮肤淀粉样变、白塞病、硬皮病、皮肌炎、红斑狼疮等。

【注意事项】

（1）无论外感或阴虚内热证，凡脉象数疾者禁灸。

（2）高热、抽搐或极度衰竭、形瘦骨弱者，亦不宜灸治。

（3）心脏、大血管处、皮薄肌少部位禁用。

（4）妊娠期妇女下腹部以及腰骶部，睾丸、乳头、阴部不可灸。

【环境条件】诊室要求通风良好，空气清新，避免烟尘过浓。

（六）督灸

督灸是在督脉的脊柱上，自大椎穴至腰椎穴处，铺姜和督灸粉艾灸的一种传统中医外治方法。

【作用】益肾通督，温阳散寒，破瘀散结，通痹止痛。

【材料】95% 医用酒精、3kg 生姜末、毛巾、艾绒（约 500g）、打火机、督灸架。

【操作步骤】

（1）体位：令患者裸背俯卧于治疗床上。

（2）取穴：督脉以及膀胱经第一和第二侧线背俞穴。

（3）涂抹药膏：清洁皮肤，沿脊柱凸部选穴涂抹自制中药药膏，沿督脉两侧及腰部双侧各放置1条毛巾，以免烫伤。

（4）在督灸架上平铺3kg生姜末，将400g艾绒均匀平铺在生姜末上，再取100g艾绒，呈"S"形放置在平铺的艾绒上，将督灸架放置在患者背部，

（5）点燃艾炷：用打火机将艾绒两端及中间，分三段点燃。

（6）更换艾炷：1壮灸完后再换1壮，无需将燃尽的艾绒灰烬取下，即在已燃尽的艾绒表面再添置新艾绒，共灸3壮。

（7）督灸后处理：灸完3壮后，将督灸架取下，并用干毛巾将患者背部灸处擦拭干净。

（8）每次治疗1小时，3~5天治疗1次，3次为1个疗程。

（9）发疱后的护理：起疱后注意保护水疱，不要抓、挠和涂抹药物。

（10）医者在操作时要密切注意患者情况，防止由于患者活动引起艾炷的脱落；患者治疗结束后，医者应嘱其缓慢坐起，并在治疗床上静坐5~10分钟，以免出现体位性眩晕而摔倒。

【技术要领】

（1）明确督灸部位。

（2）药物敷置循序进行，点火燃艾热力持久，酌用留灸延续刺激。

（3）治疗时间适当间隔。

【适应证】湿证、虚证、痹证、痛证。如带状疱疹后遗神经痛、红斑狼疮、皮肌炎、硬皮病、银屑病、玫瑰糠疹、扁平苔藓、毛发红糠疹、白癜风、黄褐斑等。

【禁忌证】

（1）哺乳期妇女、孕妇慎用。

（2）严重脏器衰竭，体质不耐受者禁用。

（3）施术部位有严重创面者禁用。

【环境条件】

（1）室内排烟通畅：治疗室内应有排烟设施，及时排除艾烟，以免污染空气。

（2）室内应有防火设备：治疗室内应准备1个水杯，贮存点燃过的火柴柄，以防火灾。

（3）室内温度控制在 23~25℃。

十四、穴位贴敷疗法

穴位贴敷疗法是把药物研成细末，用水、醋、酒、蛋清、蜂蜜、植物油、药液调成糊状，或用呈凝固状的油脂（如凡士林等）、黄醋、米饭、枣泥制成软膏、丸剂或饼剂，或将中药汤剂熬成膏，或将药末撒于膏药上，再直接贴敷穴位、患处（阿是穴），用来治疗疾病的一种方法。

穴位贴敷疗法
介绍

【作用】疏通经络，理气活血，行气止痛。

【材料】医用防渗水敷料贴、医用胶布、纱布、所选药物。

【操作步骤】

（1）贴敷操作方法：治疗前先根据患者舌苔、脉象等辨证选取穴位。

①贴法：将已制备好的药物直接涂抹于穴位贴上，并将穴贴贴于腧穴上。

②敷法：将已制备好的药物直接涂于腧穴上，外覆医用防渗水敷料贴，再以医用胶布固定。

③填法：将药膏或药粉填于脐中，外覆纱布，再以医用胶布固定。

④熨贴法：将熨贴剂加热，趁热外敷于腧穴。或先将熨贴剂敷贴腧穴上，再用艾火或其他热源在药物上温熨。

（2）贴敷时间和皮肤反应

①贴敷时间：刺激性小的药物，可每隔 1~3 天换药 1 次，还可适当延长至 5~7 天换药 1 次。刺激性大的药物，应视患者的反应和发疱程度确定敷贴时间，数分钟至数小时不等。

敷脐疗法每次敷贴 3~24 小时，隔日 1 次，所选药物不应为刺激性大及发疱之品。

三伏天灸是特殊的穴位贴敷，是指在特定的时期施以穴位贴敷治疗，具体时间是从每年夏至后第三个庚日（庚日是指"天干地支纪日法"中带庚字头的那天）到立秋后第一个庚日，每 10 天贴 1 次，共 3 次。三九天灸从冬至后第一个九天开始，每隔 9 天 1 次，共 3 次。天灸贴药成人每次保留 2 小时左右，小儿 0.5 小时左右。连续 3 年为 1 个疗程。

②皮肤反应：色素沉着、潮红、微痒、烧灼感、疼痛、轻微红肿、轻度出水疱属于敷贴的正常皮肤反应。

（3）施术后处理

①换药：敷贴部位无水疱、破溃者，可用消毒干棉球或棉签温水、植物油

或石蜡清洁皮肤上的药物，擦干并消毒后再行敷贴。敷贴部位起水疱或破溃者，应待皮肤愈后再行敷贴。

②水疱处理：小水疱一般不必特殊处理，让其自然吸收。大水疱应以消毒针具挑破其底，排尽液体，消毒以防感染。破溃的水疱应做消毒处理后，外用无菌纱布包扎以防感染。

【技术要领】

（1）贴法：将药物对准腧穴，用胶布固定，按压片刻。

（2）敷法：将药物涂擦于腧穴，外覆敷料贴，用胶布固定。

（3）填法：将药膏或药粉填于脐中，外覆纱布，用胶布固定。

（4）熨贴法：将熨贴剂加热，敷于腧穴。

【适应证】本法适应证广泛，可根据不同皮肤疾病及皮损、证候特点，选择不同的穴位、选用不同的药物。适用于病毒性皮肤病如带状疱疹；细菌性皮肤病如丹毒；变态反应性皮肤病如湿疹、特应性皮炎；瘙痒性皮肤病如瘙痒症、慢性单纯性苔藓、痒疹；红斑及丘疹鳞屑性皮肤病如银屑病、玫瑰糠疹、扁平苔藓、毛发红糠疹；色素性皮肤病如白癜风、黄褐斑。

【注意事项】

（1）对胶布过敏者，可改用无纺布制品或用侧带固定穴贴药物。

（2）刺激性强、毒性大的药物，敷贴穴不宜过多，敷贴面积不宜过大、时间不宜过长，以免发疱过大或发生药物中毒。

（3）久病、体弱、消瘦以及有严重心、肝、肾功能障碍者，使用量不宜过大，时间不宜过久，并在敷贴期间注意病情变化和有无不良反应。

（4）孕妇、幼儿，应避免敷贴刺激性强、毒性大的药物。

（5）残留在皮肤的药膏等，不可用汽油或肥皂等刺激性物品擦洗。

（6）敷贴后若出现范围较大、程度较重的皮肤红斑、水疱现象，应立即去除敷贴并进行对症处理。出现全身性皮肤过敏症状者，应及时到医院就诊。

【环境条件】诊室要求光线良好，空气清新，环境隐蔽，方便暴露不同敷贴部位。

十五、火灸疗法

火灸疗法简称火疗，是通过在患者局部皮肤上覆盖多层毛巾并在毛巾上均匀喷洒酒精，燃烧酒精，起到温通经脉、调理阴阳、扶正祛邪的作用，以治疗皮肤疾病的一种中医外治方法。

【作用】温通经脉，行气活血，消瘀散结，调理阴阳，扶正祛邪。

【材料】95% 医用酒精、酒精壶、打火枪、3 条纯棉治疗毛巾（规格：70cm×140cm）、1 条普通毛巾、温水、塑料薄膜。

【操作步骤】

（1）患者取舒适体位，充分暴露施治部位。

（2）将 3 条纯棉治疗毛巾浸入温水，拧至不滴水。取 2 条依次平铺于患者施治部位，注意遮盖施治部位的毛发及暴露的皮肤，1 条放置在施术者近侧用于灭火。

（3）背部：从大椎穴沿两侧膀胱经至腰阳关穴，用 95% 医用酒精喷洒方形框 2 遍，从大椎穴至腰阳关穴呈 "S" 形喷洒 95% 医用酒精 1 遍。皮损处：距平铺的治疗毛巾边缘 15cm 左右，用 95% 医用酒精喷洒方形框 2 遍，框内以 "S" 形喷洒 95% 医用酒精 1 遍，95% 医用酒精均匀喷洒于治疗巾上。

（4）用打火枪点燃纯棉治疗毛巾，燃烧约 10 秒后扑灭。

（5）询问患者有无不适感，停留约 10 秒后再次点燃，此法重复 3 遍。

（6）治疗后，擦干患者施治部位，把自制中药药膏均匀涂擦在患者施治部位，再用塑料薄膜包裹患处。

【技术要领】

（1）喷洒 95% 医用酒精在治疗巾上，勿喷洒于点火范围外。

（2）每次点火燃烧时间不宜过短或过长，约 10 秒。

（3）灭火后不可立即再次点燃，应该停留约 10 秒，询问患者感受。

（4）嘱患者避风保暖，多饮温水，卧床休息。

【适应证】银屑病静止期、带状疱疹后遗神经痛、慢性荨麻疹、硬皮病、结节性红斑、皮肤淀粉样变等皮肤疾病。

【注意事项】

（1）注意用火安全，以免灼伤患者。

（2）操作过程中术者注意力集中，随时询问患者感受，如有不适立即停止操作。

（3）患者自觉温度过高时，可适当将毛巾提起 3~4 秒，适量散热。

（4）操作后注意观察皮肤的情况，注意保暖，饮适量温开水。

【禁忌证】

（1）过饥、过饱者均不宜使用。

（2）阴雨天气时禁用，孕妇、女性月经期、精神障碍者禁用。

（3）严重心脏病、严重糖尿病、肾功能不全、癌症等患者禁用。

【环境条件】诊室要求光线及温度适宜，具备防火设备。

第六章

流派优势病种
诊治经验

第一节　银屑病

（一）疾病认识

银屑病是一种由环境因素刺激、多基因遗传控制、免疫机制介导的慢性、复发性、炎症性、系统性皮肤病，其发病机制复杂，组织病理学表现主要为表皮基底层角质形成细胞角化过度伴角化不全，真皮层毛细血管增生、扩张，炎性细胞浸润，最常见的临床表现为皮肤出现红色或粉色斑块、鳞屑等。属于难治性皮肤病，具有鲜明的皮肤损害，目前尚无根治办法，常罹患终生。反复发作的红斑鳞屑性皮损严重影响患者的生活质量。

在古代文献记载中，银屑病又被称为"白疕""干癣""松皮癣""蛇虱""白壳疮"等。虽然病名各不相同，但其病因均为风、湿、热、燥、毒等所致。隋唐时期多突出"风""湿""虫"等外在因素，明清时期则强调人体内在的脏腑功能变化，指出银屑病的发病是由内因、外因共同作用导致。各医家在此基础上结合自身临床经验，注重血分之变，多从血热、血瘀、血虚、血燥论治。尤其以赵炳南为代表的医家从血论治，认为血热是机体和体质的内在因素，是发病的主要根据，可因七情、饮食、风邪或风邪夹杂燥热之邪客于皮肤，内外合邪而发病。目前，中医学对银屑病的认识已逐渐深入至"湿""毒""脏腑"等辨证论治的理论体系。

银屑病受环境、地理、种族因素的影响，新疆位于亚洲大陆中心，气候干燥，年日照时间长，并且是一个多民族聚居的地区，共有 40 多个民族，其中维吾尔族是新疆的主要民族，具有典型的地域性。刘红霞教授认为新疆地区的银屑病，以脾虚为本，外燥之邪与内生湿浊相合，以湿浊内阻为特点，皆由脾土虚弱，燥湿之邪乘而袭之，脾胃中阳不振，无力化湿，水湿内聚，郁结肌表，则生外证。脾为后天之本，气血津液生化之源，脾失健运可导致气血亏虚，易致阴阳失衡，气血失调，正不胜邪，使病邪久留不去，病程延长，不易治愈。针对新疆地区银屑病的中医证候特点，刘红霞教授提出了"脾虚湿盛"亦是银屑病发生、发展的内在原因病机。

（二）辨治思路

新疆地处祖国西北，远离海洋，气候干燥，年降水量较少，具有明显的地域特征，且冬季漫长，气候异常寒冷。刘红霞教授认为不同的地域由于气候、水质、土质、物产、生活习惯、饮食结构各不相同，长期居住，便形成了地域性体质，从而导致易患疾病不同，因此患病时治疗方法也不相同。而且刘红霞教授在多年的临床实践中发现，新疆地区银屑病的很多患者易出现脾肾两虚、脾虚湿盛的症状，据此提出了"健脾祛湿"的学术观点。新疆患者喜食肉食、喜饮酒，又常常邮购药物，不规范地使用类固醇皮质激素、免疫抑制剂，伤及脾胃。脾为土脏，气血生化之源，脾脏损伤，更食油腻，而致湿邪内困于脾，脾失健运可致气血失调，阴阳失衡，正不胜邪，使病邪久留不去，病程延长，不易治愈，故刘红霞教授在治疗银屑病时提倡辨病、辨证、辨体，内外综合治疗，常在治疗难治型、顽固的银屑病时应用外治技法。

刘红霞教授在外治上尤重辨证，由于外治与内治之医理相同，故外治的辨证亦是遵循内治辨证规则，只是外治辨证更重视局部病灶。这一学术思想源于中医外治大师吴尚先，其曾在《理瀹骈文》中明确指出："外治之理即内治之理，外治之药即内治之药，所异者法耳。"说明外治与内治在病因病机、辨证用药等医理上是相同的，只是给药方法不同而已。因此在银屑病诊治过程中，刘红霞教授主张整体与局部相结合的辨证，并结合局部病变特点，以经络辨证、皮损辨证、部位辨证、颜色辨证、脓液辨证等，辨别是阴证或是阳证，来选择银屑病的外治技法和方药。如银屑病皮疹颜色鲜红，以皮损辨证，属实、属热，可选用连翘、生地黄、马齿苋等清热凉血解毒中药行中药溻渍疗法，选耳尖放血、大椎放血以泄热解毒；银屑病甲，根据部位辨证（肝主筋，其华在爪，爪为筋之余），可选用白芍、黄精、当归等养肝血之中药行熏洗疗法，并在膀胱经的肝俞穴、脾俞穴、肾俞穴上行闪罐、坐罐治疗，以调理肝、脾、肾脏功能。

刘红霞教授治疗银屑病，始终坚持以中医药为主，辨证施治的原则，突出中医药特色，形成了银屑病中药内服、外洗、外擦、针灸、割治、拔罐、穴位埋线等中医综合治疗方案，制订了诊疗规范及相应的中医护理操作规范。同时，遵行中医"因人制宜"原则，对不同个体选用不同治疗方法，比如对轻型银屑病患者，选用中药内服、外洗、涂擦、拔罐等治疗方案；对中重度银屑病患者，采用中药内服、外洗、熏蒸、外擦、针灸、走罐、拔罐、穴位埋线的中医综合治疗方案。

总之，以刘红霞教授为代表的天山刘氏皮科流派在银屑病的治疗中，提出了"内外同治""内病外治"的辨证思路。临证时重视辨病、辨证、辨体，辨皮损、辨颜色、辨虚实等相结合的辨证体系，不断总结经典方、经验方、特殊用药心得等，并大胆将走罐疗法、火灸疗法、穴位埋线、毫火针、罐法等治疗内科疾患的方法运用到银屑病的治疗中，取得良好的临床疗效。

（三）治疗方案

1.血热内蕴证

症状：皮疹多呈点滴状、发展迅速，颜色鲜红，层层鳞屑，瘙痒剧烈，刮去鳞屑有点状出血；伴口干舌燥，咽喉疼痛，心烦易怒，便干溲赤。舌质红，苔薄黄，脉弦滑或数。

辨证：血热内蕴，气血两燔。

治法：清热凉血，解毒消斑。

内服方：凉血解毒汤加减。

生地黄 30g	生地榆 30g	大青叶 15g	白茅根 15g
马齿苋 30g	连翘 15g	土茯苓 30g	萆薢 10g

加减：如伴有高热者，可加羚羊角粉 0.5g；咽部红肿疼痛者，加桔梗 6g，西青果 6g；瘙痒剧烈者，加刺蒺藜 9g，徐长卿 10g；心烦易怒，胁肋胀满者，加柴胡 10g，黄芩 10g，郁金 10g 等。

外治法：

（1）中药溻渍疗法：发于面部、女性经期或者皮肤敏感红肿、皮温偏高、有渗出倾向急性改变者可使用。常选用马齿苋、连翘、生地榆以清热凉血，解毒止痒。

（2）中药熏洗疗法：选用黄柏、马齿苋、丹参、土茯苓、连翘煎汤熏洗。瘙痒明显者加白鲜皮、苦参；皮损浸润肥厚者加夏枯草、蛇床子。

（3）中药淋洗疗法：头皮红斑丘疹、斑块，脱屑明显，伴瘙痒者，予侧柏叶、大青叶、皂角刺、丹参、防风、桑叶煎汤淋洗头部。瘙痒剧烈者加刺蒺藜、蛇床子；皮肤干燥脱屑明显者加当归、白芍。

（4）放血疗法：常选用耳尖部放血以清热、消炎、化瘀。

（5）刺络拔罐疗法：常选用督脉大椎穴，或者膀胱经肺俞穴、膈俞穴以清热泻火、解毒祛邪。

（6）中药涂搽疗法：常选用甘草油、普连膏、青黛膏等以清热解毒、润肤止痒。

分析：此证多见于寻常型银屑病进行期或红皮病型，或因七情内伤，久则化火，导致热伏营血；或因过食醒发之物，导致脾胃不和，郁久化热；或因外邪客于皮肤，内外相合而发病。故常选用耳尖放血疗法，大椎穴、肺俞穴、膈俞穴刺络拔罐法等泻法以清热泻火解毒。耳尖属于六条阳经的支脉，经别都直接上达于耳，足阳明胃经、足太阳膀胱经分别上耳前，至耳上角，故耳尖为阳气会聚之处，因而耳尖放血对各种实证、热证，尤其是发于头面部者效果最佳。大椎穴属督脉之穴，为手足六阳经交会之处，督脉为诸阳之海，统摄全身阳气，而太阳主开，少阳主枢，阳明主里，故大椎可清阳明之里，启太阳之开，和解少阳以驱邪外出。因而内可通行督脉，外可流走于三阳，除能调节本经经气外，还可以调节六阳经经气，泻之可清泻诸阳经之邪热盛实，补之可壮全身之阳、固卫安营，故常选大椎穴刺络放血拔罐以泄热解毒，调节阴阳。同时可选用马齿苋、生地榆、连翘、黄柏等中药行中药溻渍疗法或中药熏洗疗法以清热凉血解毒。

2. 血虚风燥证

症状：病程较久，皮疹多呈斑片状，颜色淡红，鳞屑减少，干燥皲裂，自觉瘙痒；伴口咽干燥。舌质淡红，苔少，脉沉细。

辨证：血虚风燥，肌肤失养。

治法：养血滋阴，活血解毒。

内治方：养血润肤饮加减。

鸡血藤 15g	赤芍 10g	白芍 10g	当归 10g
丹参 10g	炒枳壳 10g	土茯苓 30g	萆薢 10g

加减：乏力明显者，可加黄芪 10~30g，肉苁蓉 10g，黄精 10~30g；瘙痒明显者加刺蒺藜 9g，蛇床子 10g。

外治法：

（1）中药熏洗疗法：鸡血藤、白芍、茯苓、当归、丹参、桃仁煎汤熏洗以养血活血。皮损浸润肥厚者加三棱、莪术；皮肤干燥皲裂者加黄芪、白术；瘙痒者加刺蒺藜、蛇床子。

（2）中药熏蒸疗法：当归、丹参、夏枯草、鸡血藤、鬼箭羽、三棱、莪术煎汤熏蒸治疗以活血通络。皮损肥厚呈蛎壳状者加炒枳壳、连翘、路路通；畏寒四肢冰凉者可加桂枝、黄芪、细辛。

（3）走罐疗法：在背部膀胱经或局部皮损处行走罐疗法以调节气血阴阳、养血活血通络。

（4）闪罐疗法：可选取脾俞、肾俞、肝俞、神阙等穴位行闪罐治疗以振奋一身阳气、养血活血。

（5）中药封包疗法：选用普连乳膏、青黛膏、黄连膏在皮损肥厚处涂擦后用纱布或保鲜膜封包 1~2 小时。

分析：此证多见于寻常型银屑病静止期。本证既有因血热风燥，病程旷久，阴血暗耗，转为血虚风燥的一面；又有久病尚未康复，气血不足，卫外不固，风邪外袭的一面。总离不开血虚风从内生，肌肤失于濡煦，故见疹色淡红，鳞屑较多而干燥，原发皮损部分消退，病程迁延日久。用养血润肤饮加减内服以养血滋阴息风、活血润肤止痒。外治方法亦是如此，选用鸡血藤、白芍、当归、丹参、三棱、莪术等养血活血、软坚散结中药进行熏洗治疗、熏蒸治疗以达到温阳通脉、养血润肤、活血通络之功，起"以外调内"的作用。足太阳膀胱经，"太"是"极端、过"的意思；太阳，也就是人体最大的阳气出处。膀胱经在十二正经中的主要作用是升发人体阳气，换言之，人体有无精神、气力是否充足，都依赖于膀胱经是否通畅，故膀胱经或局部皮损处走罐可达到振奋阳气、活血通络的作用。中药封包治疗可促进局部药物的吸收。闪罐可调动局部气血，发挥通畅气血、平衡阴阳的作用。

3. 气滞血瘀证

症状：皮损反复不愈，皮疹多呈斑块状，鳞屑较厚，颜色暗红。舌质紫暗有瘀点、瘀斑，脉涩或细缓。

辨证：气滞血瘀，脉络瘀阻。

治法：行气活血，通经活络，祛瘀生新。

内治方：桃红四物汤加减。

桃仁 6~10g	当归 10g	川芎 9g	丹参 10g
赤芍 10g	鬼箭羽 10g	乌梢蛇 10g	土茯苓 15~30g
香附 10g	白花蛇舌草 15~30g		

加减：久病反复发作，睡眠不安者加首乌藤 15~30g，鸡血藤 15~30g；心情烦躁不安者加玫瑰花 6g，郁金 10g。

外治法：

（1）中药熏蒸疗法：当归、鸡血藤、丹参、桃仁、炒枳壳、夏枯草、赤芍煎汤熏蒸以软坚散结。皮肤干燥皲裂者加白芍、黄芪；瘙痒明显者加白鲜皮、蛇床子。

（2）中药熏洗疗法：桃仁、鬼箭羽、鸡血藤、赤芍、当归、丹参煎汤熏洗以养血活血通络。皮损浸润肥厚、色暗红者加三棱、莪术、炒枳壳；皮肤干燥皲裂者加黄芪、茯苓、白芍；四肢冰冷者加桂枝、细辛。

（3）走罐疗法：在膀胱经或四肢、躯干皮损肥厚处行走罐疗法以养血活血、化瘀通络。

（4）刺络拔罐疗法：在皮损肥厚处，或经治疗皮疹无明显变化的局部阿是穴进行。下肢斑块明显者在委中穴刺络拔罐以祛瘀散结。

（5）毫火针疗法：在皮损肥厚处的阿是穴运用毫火针局部点刺以祛瘀通络。

（6）火灸疗法：在膀胱经背俞穴或皮损肥厚处进行火灸疗法以温经通络、活血化瘀、软坚散结。

（7）中药熏药疗法：选用鬼箭羽、僵蚕、赤芍、三棱、莪术、桃仁、细辛等中药共研成粗末或用免煎颗粒剂，混合艾绒，用厚草纸卷药末成纸卷。进行局部熏疗以逐瘀散结、化瘀通络。

（8）穴位埋线疗法：选曲池、足三里、阴陵泉、三阴交、血海、膈俞、中脘、气海、关元穴埋线以调和气血阴阳。

（9）中药封包疗法：在皮损肥厚处可选普连乳膏、青黛膏、黄连膏等涂擦后用纱布或保鲜膜封包1~2小时。

分析：此证常见于银屑病静止期或退行期，可见皮损肥厚浸润，颜色暗红，鳞屑紧固，病程迁延，斑块局限，经久不退，有不同程度瘙痒，舌质红或见瘀斑、瘀点，苔薄，脉细涩。气滞血瘀证属气血同病，久病气机运行阻滞，以致血液运行障碍，气滞与血瘀并存，故见皮疹肥厚，迁延难退，颜色暗红或黑红。内服外治均遵循活血化瘀、行气通络的原则。外治首选桃仁、赤芍、三棱、莪术、鬼箭羽、枳壳等祛瘀通络、软坚散结之中药行中药熏蒸、熏洗等疗法以活血祛瘀通络。久病多瘀多毒，故皮损肥厚处可行局部刺络拔罐、毫火针治疗以达到祛瘀散结、疏通经络、行气活血的作用，遵循"瘀血不去，新血不生"之理。并可选择在膀胱经走罐治疗。走罐疗法通过罐内的负压吸附于皮损表面，并快速向皮损远心端方向拉动罐体，通过来回地走动达到软坚散结、疏通经络、行气活血的功效。选择足三里、血海、三阴交、阴陵泉、膈俞等穴进行穴位埋线。足三里是足阳明胃经的合穴，具有调理脾胃、补中益气、通经活络、疏风化湿、扶正祛邪的作用。膈俞穴是八会穴之血会穴，为血液所化之气，具有养血和营、理气宽胸、活血通络的作用。血海、三阴交、阴陵泉均属足太阴脾经，为养脾三穴，具有健脾利湿等作用，故在此穴位上行穴位埋线治疗可达到养脾益气、祛瘀通络、扶正祛邪的功效。现代研究发现，穴位埋线通过周围神经末梢调节大脑皮质及自主神经系统兴奋性，促进局部组织和机体的新陈代谢，改善微循环，从而达到帮助机体恢复，提高免疫功能的作用。

4. 湿毒蕴结证

症状：皮损多在腋窝、腹股沟等褶皱部位，红斑糜烂有渗出，痂屑黏厚，瘙痒剧烈，或表现为掌跖红斑、脓疱、脱皮；或伴关节酸痛、肿胀、下肢沉重。舌质红，苔黄腻，脉滑。

辨证：湿毒蕴结，闭阻经络。

治法：清热利湿，解毒通络。

内治方：清热除湿汤加减。

龙胆草 6g	大青叶 10g	黄芩 10g	马齿苋 30g
连翘 15g	徐长卿 10g	生薏苡仁 30g	土茯苓 30g
萆薢 10g	白花蛇舌草 15g	车前草 30g	

加减：渗出明显者加白蔹 9g；脓疱多者加蒲公英 10g，瓜蒌 10g；瘙痒剧烈者加蛇床子 10g，珍珠母 30g。

外治法：

（1）中药溻渍疗法：红斑、糜烂、脓疱脓痂明显者，选马齿苋、连翘、黄柏等煎汤冷溻渍；腋下、腹股沟红斑浸渍明显者加蛇床子、苦参清热解毒，燥湿止痒。

（2）刺络拔罐疗法：伴有发热或皮损鲜红者，可在大椎、肺俞穴刺络放血以凉血泄热解毒。

（3）放血疗法：耳尖穴放血以泄热解毒。

（4）敷脐疗法：瘙痒剧烈，夜不能寐者，选用马齿苋、炒蒺藜、蛇床子、甘草；烦躁不安者，选用珍珠母、龙骨、牡蛎、首乌藤等中药饮片粉碎或中药配方颗粒调涂敷于脐部。

（5）耳穴疗法：瘙痒明显，烦躁，夜寐不安者，在神门、内分泌、心、肝穴位埋针或埋豆以宁心安神。

分析：此证常见于反向性银屑病或脓疱型银屑病，为湿邪蕴结成毒，可见肌肤、阴股、下肢、趾间等处生疮、溃烂流水、剧烈瘙痒，苔腻，脉濡缓，是临床常见证候。内服清热除湿汤加龙胆草、马齿苋、徐长卿、车前草以清利湿热，解毒止痒。本证患者皮损多表现为红肿流滋，内服多为寒凉药物易碍胃，而外治方法施治于外，直接作用于病损部位，起效迅速。同时，外治还可调节全身气机，药物外施于表，透达腠理，气载药行，外布于肌表，而内达于脏腑。糜烂渗出明显者选用马齿苋、连翘、黄柏等中药行溻渍治疗以清热解毒、收敛祛湿。本法利用冷或热的物理作用，影响末梢血管和淋巴管的舒缩性，改善局部体液循环，从而达到抑制渗出、止痒的作用；覆盖的湿润敷料可软化痂皮，吸收各种分泌物，隔绝外界刺激，因而有保护及清洁作用。瘙痒明显，烦躁不安，夜寐不安者选用敷脐疗法，"脐为五脏六腑之本""元气归藏之根"，神阙穴有任、带、冲三脉通过，联系五脏六腑，可以通过敷脐疗法刺激神阙穴来调理气血，达到"阴平阳秘，精神乃治"的状态。大椎穴具有很好的清泻六经之火，宣透五脏之郁的作用，通过对大椎穴刺络放血，也具有很好的解毒清热、化瘀通络的作用。耳尖放血疗法也是此功效，达到"宛陈除之"目的，具有祛除病邪、通脉活血、祛腐生新、调理气血的作用。

5. 脾虚湿盛证

症状：病程较长，反复不愈，皮疹呈斑片状，鳞屑较少，颜色淡红；伴肢体困重。舌质淡胖，苔白腻，脉细滑。

辨证：脾虚湿盛，痰湿内生。

治法：健脾祛湿，解毒止痒。

内治方：健脾解毒汤加减。

土茯苓 30g	萆薢 10g	连翘 15g	生薏仁 30g
茯苓 12g	党参 10g	炒白术 10g	苦参 10g
当归 10g	丹参 10g	白花蛇舌草 15g	

加减：四肢困重、乏力者，加猪苓 10g、黄芪 15g、泽泻 9g；口干、脱屑明显者加南沙参 15g、玉竹 10g、黄精 15g。

外治法：

（1）中药熏洗疗法：黄柏、土茯苓、茯苓、白术、党参、蛇床子、白芍煎汤熏洗。四肢困重、冰凉者加黄芪、桂枝；浸润肥厚，迁延不愈者加炒枳壳、鬼箭羽、鸡血藤。

（2）中药熏蒸疗法：黄芪、茯苓、白术、白芍、土茯苓、当归、丹参煎汤熏蒸。皮疹肥厚干燥者加夏枯草、鸡血藤。

（3）走罐疗法：在背部膀胱经或四肢、躯干皮损肥厚处行走罐疗法。患者湿重，腹部肥胖者可在带脉走罐以健脾渗湿、行气活血。

（4）中药封包疗法：在皮损肥厚干燥处选普连乳膏、青黛膏、黄连膏等涂擦后用纱布或保鲜膜封包 1~2 小时。

（5）艾灸疗法：四肢困重乏力者，可选肾俞、神阙、关元、气海、腰阳关穴行艾灸疗法以益气固表，扶正祛邪。

（6）穴位埋线疗法：可选脾俞、肝俞、膈俞、肾俞、足三里、丰隆穴埋线。皮肤干燥脱屑明显者，加血海、膈俞；乏力畏寒者加气海、关元。

分析：此证常见于斑块状银屑病，为新疆地区银屑病的常见证型，我科常选用刘红霞教授经验方健脾解毒汤进行治疗。一是健脾解毒并用，二是燥湿同举，使散收同施，健脾益气除湿而不伤津，同时解毒润燥止痒。本病顽固难治，常需要较长时间的治疗，苦寒之药的用量宜轻不宜重，否则克伐生发之气，更不利于疾病的治疗。故外治熏洗、熏蒸的组方中也常选用茯苓、白术、党参、黄芪等药物以健脾益气，扶正祛邪。并选用肾俞、神阙、关元穴行艾灸疗法以温阳利水，通经行气，共同达到调理脾肾、益气扶正祛邪的目的。背俞穴与五脏六腑内外相应，关系密切，是五脏六腑之气转输聚会于背部的重要穴位，因此背俞穴是治疗各脏腑病证的常用要穴。凡脏腑有病可以取相关的背俞穴，用来治疗本脏腑及与本脏腑相关的五官九窍、皮肉筋骨处的病症。故临证中见病情反复，缠绵不愈，乏力四肢困重者，可选脾俞、肝俞、膈俞、肾俞、心俞等背俞穴以达到健脾益气，固本强体的作用。

6. 风寒湿痹证

症状：皮疹红斑不显，鳞屑色白而厚，抓之易脱；关节肿痛，活动受限，甚至僵硬畸形，形寒肢冷。舌质淡，苔白腻，脉濡滑。

辨证：风寒湿邪，闭阻脉络，血脉瘀滞。

治法：祛风除湿，散寒通络。

内治方：独活寄生汤加减。

独活 9g	桑寄生 6g	秦艽 6g	防风 6g
细辛 3g	川芎 9g	杜仲 10g	丝瓜络 9g
牛膝 9g	党参 10g	炙甘草 6g	

加减：四肢酸困、耳鸣乏力者，加菟丝子、山萸肉、肉苁蓉；口干盗汗者，加黄精、玉竹、南沙参等。

外治法：

（1）中药熏洗疗法：鸡血藤、白芍、当归、丹参、桂枝、黄芪、防风煎汤熏洗以益气通阳、活血通络。

（2）中药熏蒸疗法：桂枝、路路通、鸡血藤、独活、羌活、黄芪、土茯苓煎汤熏蒸以温经通络。关节肿胀疼痛明显者加伸筋草、透骨草、牛膝、木瓜以祛风湿、温经散寒。

（3）走罐疗法：在膀胱经走罐以振奋阳气，益气固本通络。

（4）中药封包疗法：关节红肿疼痛处可用金黄膏局部封包治疗以清热解毒、消肿止痛。

（5）针刺疗法：在皮损肥厚处及关节疼痛处围刺；也可选合谷、曲池、犊鼻、阳陵泉、委中、承山、足三里、三阴交等穴行针刺治疗；或在足三里、丰隆穴行温针灸治疗以祛风湿、通经络。

（6）毫火针疗法：在皮损肥厚处、关节红肿处的阿是穴用毫火针点刺以温经散寒、通经活络、扶阳益气。

（7）艾灸疗法：在皮损肥厚，或关节疼痛处，用雷火灸等；或选肾俞穴、神阙穴、关元穴，行艾灸治疗以益气扶正。

分析：此证常见于关节型银屑病，多因肝肾两亏，气血不足，风寒湿邪外侵，致关节肿胀疼痛、屈伸不利，以累及手指末节关节为主，甲板增厚、浑浊、失去光泽。故外治法常用中药熏蒸、熏洗疗法，中药选用鸡血藤、白芍、桂枝、黄芪、当归、透骨草、伸筋草等祛风散寒、滋补肝肾、温通经络之品，并选用毫火针、艾灸等有温经散寒、通经活络、消肿止痛作用的疗法。

7. 火毒赤盛证

症状：全身皮肤潮红、肿胀、大量脱屑，或有密集小脓疱，伴有局部灼热痒痛；壮热畏寒，头身疼痛，口渴欲饮，便干溲赤。舌质红绛，苔黄腻，脉弦滑数。

辨证：火毒炽盛，气血两燔。

治法：清热泻火，凉血解毒。

内治方：清瘟败毒饮加减。

生石膏 30g	羚羊角粉 0.5g	生地黄 30g	栀子 10g
黄芩 10g	连翘 30g	黄连 6g	赤芍 10g
玄参 10g	竹叶 10g	桔梗 6g	甘草 6g

外治法：

（1）刺络拔罐疗法：可选择大椎穴或（和）膈俞穴刺络拔罐以清热凉血、消肿解毒。

（2）中药涂擦疗法：周身红斑、脓疱等，选用甘草油、紫草油或青黛膏外涂以清热凉血解毒。

（3）中药灌肠疗法：大便干燥或高热不退者，可选生地黄、徐长卿、马齿苋煎汤灌肠以通腹泄热。

（4）中药溻渍疗法：周身红斑，皮肤干燥有大量脱屑者，可用黄芪、地榆煎汤溻渍以润肤滋肌。

分析：此证常见于红皮病型银屑病伴有发热者，多因温热邪毒，入于营血，气血两燔，症见壮热，大渴引饮，周身红斑、脓疱，甚则发斑吐衄，四肢抽搐，舌绛唇焦，脉沉细而数或浮大而数。选用大椎、膈俞刺络放血以泄热解毒，配合青黛膏、甘草油、紫草油中药涂擦清热解毒、凉血止痒、软化痂皮，且可在皮肤表面形成浅在油膜，有效阻止皮肤水分丢失，改善皮肤屏障功能。中药溻渍疗法选用黄芪以益气扶正固本，地榆凉血止血、清热解毒、消肿敛疮，两味药配伍达到扶正祛邪功效。中药灌肠疗法是在继承中医传统直肠给药方法的基础上，结合现代灌肠技术和中医辨证论治发展起来的一种疗法。中医学认为，肺与大肠相表里，直肠吸收药物后，通过经脉上输于肺，再通过肺的宣发作用输布全身，从而达到治疗的目的。该型患者火毒炽盛，故选用生地黄、徐长卿、马齿苋等中药灌肠以通腹泄热、凉血解毒。

8. 脾肾两虚证

症状：皮疹暗淡、脱少许鳞屑，或皮疹均已消退，仅留有色素沉着斑或色素脱失斑；多伴有纳呆、腹胀、便溏，胃脘冷痛，面色萎黄，耳鸣耳聋，少寐健忘，腰膝酸软，遗精。舌质淡嫩，苔白而滑，脉虚。

辨证：脾肾两虚，阴阳不调，气滞血瘀。

治法：补脾益肾，养血活血。

内治方：健脾益肾汤加减。

党参 10g	茯苓 12g	炒白术 10g	白扁豆 10g
山药 10g	淫羊藿 10g	仙茅 10g	炙黄芪 10g
土茯苓 30g	当归 10g	川芎 9g	陈皮 6g

加减：不思饮食者加砂仁 6g，炒麦芽 10g；耳鸣目涩者加白芍 10g，肉苁蓉 10g；腰膝酸软、健忘者加杜仲 10g，黄精 15~30g。

外治法：

（1）中药熏洗疗法：黄芪、桑寄生、蛇床子、茯苓、党参、附子、桂枝煎汤，每日行足部熏洗以健脾益肾、温阳通络。黄芪、党参、茯苓、白术、桑寄生、肉桂、白芍、鸡血藤等煎汤全身熏洗以健脾益肾、养血活血。

（2）闪罐疗法：选脾俞、心俞、膈俞、肾俞、神阙等穴位行闪罐疗法，以振奋阳气、健脾益气。腹部肥胖、腰腹部皮损明显者可于中脘、下脘、关元穴闪罐。

（3）督灸疗法：在督脉上用生姜、艾绒施灸以平衡阴阳、调理气血。

（4）穴位埋线疗法：选曲池、中脘、下脘、天枢、气海、关元、血海、肝俞、肺俞、足三里、脾俞、肾俞、膈俞穴行埋线疗法以健脾益气，调和阴阳气血。

（5）中药封包疗法：选用普连乳膏、黄连膏或者自制马油、羊油、鸡油涂擦于皮损处，用纱布或保鲜膜封包 1~2 小时。

分析：此证常见于银屑病消退期，或者病史较久、失治误治后的体虚者。新疆地处祖国西北，远离海洋，银屑病具有明显的地域特征。多见脾虚湿盛证、脾肾两虚证，脾为土脏，气血生化之源；肾为水脏，精之所在。脾主运化水谷精微，须肾中阳气的温煦；肾主水藏精，有赖于水谷精微的补充和化生。脾与肾，相互资生，相互影响。脾失健运或肾精亏损均可导致气血亏虚，阴阳失衡，气血失调，正不胜邪，使病邪久留而不去，病程延长，不易治愈。故我们通过"调理脾肾"可使阴阳平衡，气血充盈，正气充足，正气存内，则邪不可干。外治疗法也遵循此法，中药熏洗疗法中选用黄芪、桑寄生、蛇床子、茯苓、党参、附子等补肾健脾中药熏洗治疗，通过皮肤黏膜的吸收直接达到补脾肾、调免疫的功效。配合非药物疗法，穴位埋线选用膈俞、脾俞、肾俞穴以治疗本疾患，关元、气海、天枢穴以温补肾阳、益气补虚、升举阳气。督灸疗法是指在人体背部督脉上施以隔物灸的一种特色治疗方法。督脉是"阳脉之海"，可以统人体一身之阳气，对全身阳经气血起调节作用。督脉两侧有心俞、肺俞、脾俞、胃俞、肝俞、肾俞等与五脏六腑相关的重要穴位，通过在督脉施以生姜艾绒灸疗，可直达病所，充分发挥益肾通督、温肾壮阳、行气破瘀、沟通内外、运行气血、平衡阴阳的功效，与其他疗法协同达到调理脾肾，提高机体免疫的作用。

（四）典型案例

阿某，男，28 岁，维吾尔族，学生，2017 年 1 月 2 日初诊。

患者诉 2006 年 6 月无明显诱因头面部出现红斑疹，未予治疗，复因饮食辛辣后病情渐重，发展至全身。2006 年 8 月至喀什某医院就诊，诊断为"银屑病"，予银屑颗粒口服，外用维肤膏治疗后，病情略有好转，但周身仍可见暗红色斑块，自行间断外用维肤膏，并邮购胶囊（药物成分不详）口服。口服胶囊 1 个月左右，周身皮疹明显消退，停药后病情反复，自行间断购药口服 3 年，头部、躯干部斑块消退，但头皮、四肢、背部斑块浸润较深，干燥脱屑明显。2016 年 8 月又至某私人门诊就诊，予粉末药物口服，具体药物不详，病情好转，停药后病情又反复，用药 2 个月内体重增加 8kg，现头面部、躯干、四肢可见手掌大小淡红色斑块，部分融合成地图状，浸润肥厚，上覆较多银白色鳞屑，自觉瘙痒，搔之大量脱屑，未见新出皮疹，未见指（趾）甲损害，乏力伴肢体困重。舌质淡，舌体胖大，边有齿痕，苔白腻，脉濡缓。平素喜食辛辣刺激油腻食品，体态偏胖，否认烟酒史。大便质软，日行 2 次，小便清长。

中医诊断：白疕（脾虚湿盛证）。

西医诊断：寻常型银屑病（斑块状）。

辨证：脾虚湿盛，湿阻肌肤，痰湿阻络。

治法：健脾祛湿，解毒止痒。

内治方：健脾解毒汤加减。

土茯苓 30g	萆薢 10g	连翘 15g	炒薏苡仁 30g
茯苓 12g	炒白术 10g	党参 10g	炒枳壳 10g
生黄芪 15g	当归 10g	丹参 10g	鬼箭羽 10g
白花蛇舌草 15g	炙甘草 6g		

7 剂，水煎服，每日 1 剂。

外治处方：①选用中药熏洗疗法：健脾润肤方。白术 15g，当归 15g，白芍 15g，生黄芪 30g，土茯苓 30g，夏枯草 15g，蛇床子 15g，煎汤，中药熏洗治疗，每天 1 次。②走罐疗法：先予膀胱经走罐后，再在双侧肺俞、膈俞、脾俞、肝俞、肾俞穴行坐罐疗法，每天 1 次。③中药封包疗法：选用普连乳膏局部封包疗法，每天 1 次。④艾灸疗法：取神阙穴、肾俞穴、腰阳关行艾灸治疗，每天 1 次。

二诊：口服中药，配合药浴、走罐、留罐、中药膏封包及艾灸综合治疗 1 周，患者躯干、四肢红斑块明显好转，浸润变薄，脱屑减少。头部散在鸡蛋大小红色斑块，浸润变薄，少量脱屑，夜间偶有瘙痒。纳寐可，二便调，舌质淡胖，苔薄白，脉濡，乏力、肢体困重改善。口服方去炒薏苡仁、炒枳壳、鬼箭羽、白花蛇舌草，加鸡血藤 15g，山药 12g，肉苁蓉 30g。中药熏洗方继续治疗，隔日 1 次。并每晚予黄芪、蛇床子、茯苓、党参、当归、桂枝煎汤足浴半小时以加强益气通阳之功。增加中药祛风止痒方淋洗头部，继予背部膀胱经走罐后行坐罐治疗。再予普连乳膏涂擦治疗。2 周后复诊。

三诊：口服中药，配合隔日药浴、走罐、留罐、中药涂擦、头部淋洗、足浴综合治疗 2 周，头部、躯干、四肢红色斑块完全消退，未见皮肤瘙痒等不适症状。体重减轻 3kg，自觉腰部冰凉，纳寐可，二便调。舌质淡胖，苔薄白，脉沉细。口服药改以健脾益肾、养血活血为法，以健脾益肾汤加减。

党参 10g	茯苓 12g	炒白术 10g	白扁豆 10g
炒枳壳 10g	桔梗 6g	炙黄芪 15g	土茯苓 30g
鸡血藤 15g	肉苁蓉 30g	山萸肉 10g	菟丝子 10g
陈皮 6g			

告知患者隔日口服中药 2 周。

药渣继续煮水，每晚足浴半小时，并予关元、中脘、气海、脾俞、肾俞、膈俞、足三里、内关穴穴位埋线以健脾益气、固本培元、巩固疗效、预防复发。5 周后病情痊愈停药。

5 周后病情痊愈，改为膏方口服；每 2 周穴位埋线 1 次，治疗 3 次；黄芪 30g，当归 15g，茯苓 15g，白术 15g，白芍 15g，鸡血藤 30g 水煎浴足治疗，每 3 天 1 次。6 个月后随访未见复发。

案例点评：银屑病是一种慢性、反复发作、以表皮细胞角化紊乱为特点的皮肤病。中医称为"白疕""松花癣"。本案为维吾尔族患者，饮食以肉食为主，易生湿化热，伤及脾胃，脾虚导致水液在体内停滞，产生水湿；患者未规范治疗，服用成分不明药物后形体变胖，更伤及脾胃。患者皮疹以头、躯干、四肢斑块为主，伴形体肥胖、乏力，舌体胖大边有齿痕、苔白腻、脉濡缓，辨证为脾虚湿盛证，一诊：口服刘红霞教授经验方健脾解毒汤以健脾祛湿、解毒止痒，皮疹色淡红，故用党参、茯苓、黄芪等健脾益气中药行中药熏洗以健脾益气，养血活血。经熏洗后皮疹变薄，予背俞穴走罐后并坐罐以振奋阳气、祛湿通络，再用普连乳膏封包以解毒润肤止痒。神阙穴、肾俞穴、腰阳关艾灸治疗以扶正祛邪，以达"正气存内，邪不可干"之意。二诊：患者躯干皮疹明显消退好转，头部皮疹消退略慢，口服药物仍以健脾解毒汤为主，继予膀胱经走罐后坐罐以振奋阳气，加强健脾祛湿通络功效，躯干继予中药熏洗治疗以巩固疗效，头部加用淋洗疗法以清热祛风、除湿止痒，促进皮疹消退，继予普连乳膏外用以解毒润肤止痒。但患者久病，口服邮购药物伤及肝、脾、肾，余毒未清，故增加黄芪、蛇床子、茯苓、党参、当归、桂枝煎汤行足部泡洗治疗。因人体的五脏六腑在足底都有相应的反射区，足部的穴位有60余个，选用黄芪、茯苓、桂枝中药浴足，可促使人体气血运行通畅、上下贯通、平衡阴阳、温煦脏腑。足部熏洗刺激身体各部位反射区，使血液循环畅通，达到强身健体的功效。三诊：皮疹已基本消退，患者曾有使用激素病史，损伤脾肾，故口服中药改以刘红霞教授经验方健脾益肾汤加减以调理脾肾为主，内服、外洗中药均以调理脾肾为主，党参、黄芪、茯苓、白术、肉苁蓉、菟丝子、山萸肉等合用可补元气、益脾气、利水消肿。并辅助补脾益气的穴位行穴位埋线疗法以促进正气恢复，调理脏腑、补益脾肾。病情痊愈后，再选用膏方、穴位埋线等疗法综合治疗巩固疗效，防止复发。

（五）临证经验

1. 健脾解毒汤临床运用心得

刘红霞教授通过30余年的临床实践发现，新疆地区的很多银屑病患者易出现"脾虚湿盛"的症状。2010年对1074例寻常型银屑病住院患者临床资料分析显示，血热型311例，占28.95%；血燥型147例，占13.69%；血瘀型139例，12.94%；脾虚湿盛型477例，占44.41%。提示新疆地区银屑病的辨证分型具有地域特点，在辨证上提出了脾虚湿盛证，拟定了健脾解毒汤治疗银屑病。脾为土脏，为气血生化之源，脾脏损伤，多因过食油腻，或宿于阴湿之所，而致湿邪内困于脾，所谓"湿邪外受，终归脾胃"，刘红霞教授据此提出了"健脾祛湿解毒"治疗银屑病的学术观点。在这个学术思想的指导下，拟定了健脾解毒汤治疗寻常型银屑病。全方配伍刚柔相济，散收同施，健脾益气，除湿不伤津，解毒润燥止痒，用于治疗寻常型银屑病脾虚湿盛证，取得了良好疗效，可明显缩短病程。临床运用近10年后，经过新疆维吾尔自治区药监局审批，于2009年制成院内制剂"健脾解毒散"，丰富了银屑病治疗药物的剂型，以其方便携带、溶出快、吸收好为特点深受患者及同行认可。

2. 主张内外结合治疗，擅用非药物疗法

刘红霞主张内外结合治疗皮肤病，擅用非药物疗法，如拔罐、火灸、针灸等。银屑病为慢性复发性疾病，刘红霞教授在银屑病的治疗中主张"内外同治""内病外治""异病同治""同病异治"的治疗原则。她始终坚持中医中药为主的原则，突出中医药特色，内外同治。遵行中医"因人制宜"的原则，对不同的个体选用不同的治疗方法，制订中药内服、外洗、针灸、拔罐等综合治疗方案。如对于进行期银屑病患者，初起可予凉血解毒作用较强的中药熏洗疗法，配合穴位放血以泄热。伴有发热、大便秘结者，可行中药保留灌肠以通腹泄热。对于静止期患者可给予养血活血、解毒祛瘀为主的中药熏洗疗法，并增加中药熏蒸治疗、膀胱经拔罐以加强通经活络、解毒祛邪之效。如皮损呈斑块状，浸润明显者，可配合走罐、闪罐、艾灸、毫火针等外治法，以加强活血化瘀通络之效；皮损颜色较暗者，可行刺络拔罐以加强活血化瘀解毒之效。对于消退期患者给予养血活血润肤为主的中药熏洗疗法，并配合穴位埋线、艾灸等疗法以扶正祛邪。其中毫火针、梅花针、穴位埋线、拔罐、走罐、艾灸、耳穴压豆等非药物疗法更能直接起到祛湿、解毒、化瘀的作用，配合内治法以提高疗效，其临床疗效不可替代。

3. 建立了"药-浴-罐-养"全程式银屑病防治模式

银屑病是一种常见的慢性、复发性、炎症性、系统性皮肤病，是由遗传因素、环境因素共同作用，与免疫相关的疾病。银屑病不但存在显著的种族差异、性别差异，以及年龄差异，而且还存在着地理差异，存在发病率北高南低的分布特点。由于新疆在地域、种族、气候、生活环境等方面与内地有显著差异，因此新疆银屑病的发病有典型的地域特点。新疆年降水量少，气候干燥，燥邪伤津耗气，易伤及脾肾；冬季漫长，以肉食为主，易生湿化热，伤及脾胃，临床上多以斑块状、颜色暗红、难以消退、舌质淡胖、边有齿痕、舌苔白腻、脉濡缓为证候特点。因此刘红霞教授在30多年临床工作中根据新疆地区银屑病的地域性特点，提出了"健脾祛湿法"治疗银屑病的学术观点，拟定了"健脾解毒汤"治疗脾虚湿盛证寻常性银屑病。

在银屑病的治疗上，坚持中医整体观念和辨证论治，突出中医药特色，将中医外治疗法纳入银屑病的治疗中，综合运用如中药药浴、中药熏蒸、中药溻渍、中药涂擦、刺络拔罐、走罐、毫火针、火疗、穴位埋线等疗法，形成了银屑病中药内服联合外洗、外擦、针灸、拔罐、埋线等中医综合个体化治疗方案，进行银屑病的全面治疗。待病情稳定、皮疹消退后，再通过膏方、督灸、穴位贴敷等方法巩固治疗、预防复发。形成了独具特色的药-浴-罐-养全程式防

治银屑病的诊疗模式，在银屑病的治疗及预防方面，取得良好的临床疗效。通过临床研究证实，可以延长银屑病的复发时间，提高银屑病患者的生活质量。

4. 强调外治的辨证、辨体、个体化治疗

刘红霞教授临证时重视辨病、辨证、辨体、辨皮损、辨颜色、辨虚实等相结合的辨证体系，提倡个体化的综合治疗方案。在治疗过程中始终遵循"扶正祛邪"的原则，外治方法亦是如此。"外治之理，即内治之理，外治之药，即内治之药。所异者，法耳。医理药性无二，而法则神奇变幻"。刘红霞教授认为，皮肤病虽然发生在人体体表，但与人的整体有密切关系。因此在运用外治法时，不仅着眼于体表的局部病变，而且还贯彻整体辨证、辨体观念。辨病与辨证相结合，如应用中药熏洗法时，银屑病气虚者加黄芪，特禀质者加马齿苋，痰湿重者加瓜蒌、半夏等。病证结合、药针罐结合，取长补短，全面分析疾病的发病原因、部位和性质，了解疾病的全部发病过程，疗效好、见效快、复发慢、针对性更强。

外治与内治之医理相同，只是银屑病外治辨证更重视局部病灶的状况，而局部病灶除辨颜色、辨浸润、辨部位、辨痒痛等外，尚须与辨体相结合。如银屑病好发于四肢伸侧、腰背等处，颜色鲜红，病性属热，根据八纲辨证，为表证、热证，属阳，故取穴多以阳经穴位为主，重点取足太阳膀胱经背部俞穴。足太阳膀胱经主表，可散一身之风阳，背俞穴为脏腑经脉之气输注的部位，与脏腑有特殊联系，能反映五脏六腑之虚实盛衰，故对背俞穴施加相应的治疗可调节五脏气血阴阳。如此根据病情、病变部位和患者体质情况，辨别是阴证或是阳证，再选择相应的外治法和方药。

（六）零金碎玉

刘红霞教授对寻常型银屑病的治疗中有自己独到的认识，探索出一套内服外治的治疗方法，根据病情、病变部位和体质情况，选择应用适合的内服汤药和外治法。现介绍几组常用药对和组穴。

1. 土茯苓、萆薢

（1）单味功用：土茯苓为百合科植物光叶菝葜的根茎，味甘、淡，性平，有毒，归肝、胃、肾、脾经，能开散降泄，解毒利湿，清热消肿，通利关节。萆薢性平或温，味苦、甘，归肝、肾、胃、膀胱、肺、心经，有祛风湿、利湿浊、祛热、补益、解毒之功。

（2）伍用经验：土茯苓可健脾胃，通利关节；萆薢可利湿分清祛浊，祛风除痹。两药配伍解毒清热利湿作用强，适用于脾虚湿邪蕴结的银屑病。以土茯

苓为君药的健脾解毒汤，经过大量的临床研究和验证，已被证明对银屑病具有确切的疗效。

2. 马齿苋、地榆

（1）单味功用：马齿苋味酸，性寒，归心、肝、脾、大肠经，能清热解毒，利水祛湿，散血消肿。生地榆味苦、酸，性寒，归肝、肺、肾、大肠经，能凉血止血，清热解毒，消肿敛疮。

（2）伍用经验：马齿苋具有清热解毒、凉血解毒功效，外用可减少渗出，促进炎症消散，具有抗细菌、抗病毒、抗真菌作用。地榆味苦，性寒，能入于下焦血分除热。且其性沉而涩，凡人患吐衄崩中、肠风血痢等症，得此则能涩血而解。其性主收敛，既能清降，又能收涩，则清不虑其过泄，涩亦不虑其过滞，实为解热止血药。刘红霞教授常将此二药配伍运用于进行期银屑病、红皮病型银屑病、脓疱型银屑病的中药溻渍疗法、中药熏洗疗法中。马齿苋偏于清热解毒，生地榆凉血消肿力强，故在治疗银屑病血热内盛证、湿毒蕴结证、火毒炽盛证中使用。凡见皮疹色红，有糜烂渗出、脓疱时，可运用马齿苋、生地榆相伍煎汤行中药溻渍疗法，或在银屑病进行期，皮疹色红明显、瘙痒脱屑时煎汤行中药熏洗疗法，可达到清热凉血解毒的功效。

3. 黄芪、地榆

（1）单味功用：黄芪味甘，性微温，入脾、肺经，有益气固表、敛汗固脱、托疮生肌、利水消肿之功效，为补气圣药。地榆味苦、酸，性寒，归肝、肺、肾、大肠经，能凉血止血、清热解毒、消肿敛疮。

（2）伍用经验：黄芪是非常重要的补气药，不但可以补全身之气，而且善补肌表之气，尤其对脾气虚所引起的疾病有很好的疗效。地榆性寒，功能凉血止血，清热解毒，消肿敛疮。银屑病血虚风燥证、脾虚湿盛证见皮疹色红瘙痒明显，患者久病不愈，神疲乏力，可将两药相伍，黄芪以扶正为主，地榆以祛邪为要，一温一寒，与其他药物配伍运用于中药熏洗疗法、中药熏蒸疗法中，相得益彰。

4. 马齿苋、蛇床子

（1）单味功用：马齿苋味酸，性寒，归心、肝、脾、大肠经，能清热解毒，利水祛湿，散血消肿。蛇床子味辛、苦，性温，归脾、肾经，能温肾壮阳，燥湿杀虫，祛风止痒。

（2）伍用经验：马齿苋酸寒，入心经走血分，功能凉血、止血、解毒、疗痈，又入大肠经善清热凉血，为疮毒常用药。蛇床子性温，归肾经，能温肾壮阳、燥湿祛风、杀虫，属杀虫止痒药，也属补阳药。两药配伍使用，一味入心经，一味入肾经，一上一下，一寒一温，协调心火与肾水，使心肾相通，人体阴阳气机协调，以达到治疗银屑病的目的。

5. 膈俞、脾俞、血海穴

（1）功效：膈俞穴属足太阳膀胱经，是八会穴之血会。膈指横膈，俞即输注，本穴是横膈之气转输的部位，故名膈俞。膈俞穴具有补血化瘀、调理血脉的作用。脾俞穴是脾气转输于后背的部位，此穴为脾在背之俞穴，内应脾脏，是脾气转输、输注之所，为治脾要穴，具有健脾和胃、利湿升清的功效。血海穴位于足太阴脾经，是血所汇集之处，统治各种与血有关的病症，具有活血化瘀、引血归经、补血养血的功效，是生血和活血化瘀的功能穴。

（2）伍用经验：银屑病脾虚湿盛证、血虚风燥证、气滞血瘀证等，见皮疹暗红、肥厚、缠绵不愈者，以此三个穴位配伍，用于拔罐、艾灸、穴位埋线等疗法中，可达到健脾化湿、养血活血、化瘀通络的功效。

（七）专病专方

1. 健脾解毒汤

组成：土茯苓 30g，萆薢 10g，茯苓 12g，薏苡仁 30g，白术（炒）10g，黄柏 10g，苦参 9g，连翘 15g，白花蛇舌草 15g，丹参 10g，炙甘草 6g。

功用：健脾祛湿，解毒止痒。

主治：静止期银屑病患者，皮疹色红或暗红，面色萎黄，乏力，四肢困重，大便黏腻者；或者病程较长，反复不愈，皮疹呈斑片状，鳞屑较少，颜色淡红，伴肢体困重，腹部肥胖者。

用法：日 1 剂，水煎，每日 2 次口服，每次 200ml，饭后温服。

2. 解毒止痒方（外洗 1 号）

组成：马齿苋 30g，生地榆 30g 等。

功用：清热除湿，解毒止痒。

主治：进行期银屑病不断新出皮疹，皮损色红瘙痒，脱屑明显者；面部银屑病皮疹色鲜红者；红皮病型银屑病、脓疱型银屑病皮疹有糜烂、渗出、脓疱，或者伴发热、低蛋白血症、下肢肿胀明显者。

用法：中药濬渍疗法或者中药熏洗疗法。

3. 除湿止痒方（外洗 2 号）

组成：马齿苋 30g，黄柏 30g，白鲜皮 15g，茯苓 30g，刺蒺藜 15g，蛇床子 15g 等。

功用：健脾解毒，除湿止痒。

主治：静止期银屑病，皮肤瘙痒明显者；或者红皮病型银屑病、脓疱型银屑病，病情趋于稳定，皮损色暗红，无明显糜烂渗出、脓疱者。

用法：中药溻渍疗法或者中药熏洗疗法。

4. 健脾润肤方（外洗 3 号）

组成：黄芪 30g，白术 30g，茯苓 30g，白芍 30g，丹参 30g，当归 15g 等。

功用：健脾养血，润肤止痒。

主治：斑块状银屑病，见皮疹干燥，浸润肥厚，脱屑明显者；关节型银屑病关节肿胀疼痛者。

用法：中药熏洗疗法或中药熏蒸疗法。

5. 活血祛瘀方（外洗 4 号）

组成：鸡血藤 30g，当地 15g，三棱 15g，莪术 15g，桃仁 10g，枳壳 15g 等。

功用：活血通络，软坚散结。

主治：静止期、退行期斑块状银屑病，皮疹呈地图状、蛎壳状，浸润肥厚，上覆大量银白色鳞屑者。

用法：中药熏洗疗法或中药熏蒸疗法。

6. 祛风止痒方（外洗 5 号）

组成：侧柏叶 30g，桑叶 15g，大青叶 15g，防风 15g，刺蒺藜 15g，丹参 30g 等。

功用：清热祛风止痒。

主治：头部银屑病，红斑脱屑瘙痒者。

用法：中药淋洗疗法。

第二节　湿疹

（一）疾病认识

湿疹是由多种内外因素引起的一种具有明显渗出倾向的炎症性皮肤病，特点是皮损对称分布，呈多形损害，剧烈瘙痒，有渗出倾向，反复发作，易成慢性等，严重影响患者的生活质量。湿疹临床表现可以分为急性、亚急性及慢性三期。皮疹一般对称分布，常反复发作，自觉症状为瘙痒，甚至剧痒。中医称之为"湿疮""浸淫疮"等。古代中医文献中湿疮多见于"疮""癣""风"之中，包括各种湿疮及各部位的湿疮。

中医学认为湿疹乃因禀赋不耐，风湿热客于肌肤而成，或因脾失健运或营血不足，以致血虚风燥，肌肤失养而成。近现代医家对湿疹病因病机的认识多从湿热蕴肤、脾虚湿蕴、血虚风燥三个辨证论治的角度出发。赵炳南认为本病多由于饮食伤及脾胃，外受湿热之邪而成。患者因过食肥甘厚味、辛辣刺激之品，或因过度吸烟、饮酒导致脾为湿热所困，脾胃运化失司，又有腠理不密，外受湿热之邪，冲于腠理而发为湿疹。林燕认为湿疹的主要病机为素体阳虚，阴血不足，阴虚化热，兼夹风、湿、热邪等。刘红霞教授认为湿疹是由于禀赋不耐，饮食不节，脾胃受损，兼因湿邪阻于肌肤所致。脾位于中焦，为"仓廪之官""后天之本"。脾喜燥恶湿，为气机升降之枢纽。故脾最易受湿邪侵袭，使水液运化功能失职，气机升降受阻。新疆位于祖国西北地区，西北地区最大的特点就是气候干燥，在饮食结构上，人们嗜食肥甘厚味及腥发动风之品，容易损伤脾胃运化功能，脾失健运，以致湿热内生，"湿"性重浊黏腻，日久耗血伤阴，血虚则风从内生，肌肤失于濡养，造成湿疹等皮肤病的发生。

（二）辨治思路

湿疹多因患者禀赋不耐，饮食失节，或过食辛辣刺激、荤腥动风之物，使脾胃功能受损，失其健运，湿热内生，又兼外受风邪，内外两邪相搏，风湿热邪浸淫肌肤。急性者以湿热为主，亚急性者多与脾虚湿恋有关，故刘红霞教授认为，湿疹的治疗应以健脾、清热祛湿、止痒润肤为主。

急性湿疹可发生在全身任何部位，但往往多出现于头部、四肢屈侧、阴部、手足背等部位。此期为病症初起，刘红霞教授在常规治疗的基础上，强调配合中药溻渍治疗以清热除湿止痒，配合耳尖放血、膀胱经拔罐加强清热祛湿，瘙痒明显者可予毫火针解毒止痒。当急性湿疹的炎症反应缓解，红肿、渗出明显减轻，整个病变以丘疹为主，间有轻度糜烂、少量渗出，且伴有少许结痂或鳞屑，转为亚急性湿疹时，刘红霞教授认为此时应在清热除湿止痒的基础上，增加养血润肤之品。瘙痒仍明显者，可配合毫火针疗法以热引热而止痒。倘若病情迁延不愈者，可演变为慢性湿疹；如果处理不当，病情迅速变化，还可逆转为急性湿疹。慢性湿疹好发于四肢，如手足、小腿、肘窝、腘窝等处，皮损常为局限型，皮肤肥厚、浸润，往往呈苔藓样变，色素沉着屡见不鲜，境界清楚。此期患者可继予中药溻渍巩固病情，配合养血润肤中药进行洗浴，局部肥厚皮损可予穴位放血、刺络拔罐、闪罐等疗法，加强局部活血化瘀、解毒通络之效。上述各阶段均可配合中药涂擦疗法。

（三）治疗方案

1. 湿热蕴结证

症状：发病急，病程短，皮损处潮红灼热，可见红斑、丘疹、丘疱疹、水疱、糜烂、渗出、结痂等，自觉瘙痒剧烈；伴身热，心烦，口渴，大便干结，小便短赤。舌红，苔薄白或黄，脉滑或数。

辨证：湿热邪气，浸淫肌肤。

治法：清热除湿，祛风止痒。

内治方：清热除湿汤加减。

龙胆草 6g	栀子 10g	黄芩 10g	生地黄 15g
泽泻 10g	当归 10g	车前子 15g	甘草 6g

加减：破后流滋多者，加土茯苓、鱼腥草；热盛者，加黄连解毒汤；瘙痒重者，加紫荆皮、地肤子、白鲜皮。

外治法：

（1）中药溻渍疗法：选用马齿苋等中药煎水局部冷溻渍以清热解毒、除湿止痒。

（2）拔罐疗法：取双侧肺俞、心俞、肝俞、脾俞、肾俞穴以疏通经络、行气活血。

（3）放血疗法：取双侧耳尖、曲池、委中穴以泄热解毒。

（4）刺络拔罐疗法：取大椎、双侧膈俞和肝俞穴以清热解毒、凉血活血。

（5）耳穴压丸疗法：瘙痒明显，烦躁夜寐不安者，在耳尖、神门、膀胱、小肠、脾、心、三焦穴贴王不留行籽以安神止痒。

分析：中医学认为此型湿疹的发生原因多为过食腥发之品或饮食失节，引起脾失健运，脾脏被湿热所困，湿热风邪瘀积体内，内外相搏，充于腠理，浸淫肌肤。故刘红霞教授认为此型治疗不仅要清热解毒，同时要扶正祛邪。外治宜清热安抚，避免刺激，故选用马齿苋等具有清热解毒、收敛止痒作用的中药溻渍。渗出明显，红热症状重者，可选取大椎、膈俞、肝俞等穴位进行刺络拔罐。刘红霞教授选取背部膀胱经拔罐（双侧肺俞、膈俞、肝俞、脾俞、肾俞穴）以调理机体五脏六腑功能。拔罐能起到祛风除湿、活血通络、清热降火、解毒泄浊、祛腐生新、调和阴阳、扶正祛邪的作用。西医学认为，拔罐能产生良性物理刺激作用，罐内负压可使局部组织充血、水肿，使毛细血管通透性与组织的气体交换增强，进而使毛细血管破裂，发生自体溶血现象，其产生的良性物理刺激，不仅调节了血液循环，也刺激了神经、皮下腺体、肌肉等多系统，从而引起一系列的神经 – 内分泌反应。

2. 风热蕴肤证

症状：皮疹多发在头面部，发病急，病程短，皮损潮红灼热，可见红斑、丘疹、丘疱疹、水疱、糜烂、渗出、结痂等，自觉瘙痒剧烈；可伴有发热，咽干咽痛，便干溲黄。舌质红，苔薄黄，脉浮数。

辨证：风热袭表，郁阻肌肤。

治法：疏风清热，解毒止痒。

内治方：银花汤加减。

金银花 9g	黄连 10g	防风 10g	连翘 30g
川芎 6g	黄柏 10g	泽泻 10g	刺蒺藜 10g
甘草 6g			

加减：凡流水不止，奇痒甚者，加全蝎、蛇床子。

外治法：

（1）中药湿渍疗法：此型好发于头面部，可选用地榆、马齿苋等中药煎水进行局部冷湿渍以清热解毒、除湿止痒。

（2）耳穴刺血疗法：选取双侧耳尖穴泄热解毒。

（3）刺络拔罐疗法：选取大椎、双侧膈俞和肝俞穴以清热解毒，凉血活血。

（4）耳穴压丸疗法：瘙痒明显，烦躁夜寐不安者，在神门、内分泌、心、肝穴位埋针以安神止痒。

（5）刮痧疗法：选取两侧膀胱经，分别从天柱至脾俞刮痧以祛风清热、驱邪排毒。

分析：此型多见于急性、亚急性湿疹，病因为素体禀赋不耐，腠理不密，故外界风湿热邪易客于肌肤而发病。外感内伤皆可生毒，毒既是病理产物又是新的致病因素；既能加重病情又能变生新证。因此，毒邪是湿疹的重要病因。刘红霞教授认为其外治原则应以祛风止痒、清热解毒、燥湿收敛为主。《医学源流》曰："外科治法，最重外治。"内服汤药之时，同时配合外用药，往往事半功倍。如中药湿渍选择马齿苋以增强清热解毒，地榆清热凉血、消肿敛疮，并配合双侧耳尖放血以增强泄热解毒。因本病外感风热之邪，故或伴有发热、咽干咽痛等症状，刘红霞教授选取背部膀胱经行刮痧疗法以祛风清热、驱邪排毒。足太阳膀胱经主一身之表，该经在背部内、外两侧从上往下循环。背部为阳，风为阳邪，易犯阳位。若风邪侵入，当从其侵犯的部位着手治疗，所以，选择背部足太阳膀胱经分布区域行刮痧疗法。治血者莫如刺血，一者邪在血分，刺血可以直达病灶，最为便捷，通过刺络拔罐疗法，选取大椎、膈俞、肝俞穴以加强泄热解毒之效。放出适量血液，使邪随血而出，湿毒尽除，祛风达邪，使气机通利，血脉通畅。

3. 脾虚湿蕴证

症状：发病较缓，病程日久，皮损渗出较少，以丘疹、丘疱疹、结痂、鳞屑为主，仅有少量水疱及轻度糜烂，自觉瘙痒剧烈；伴纳差，神疲，腹胀便溏，小便调。舌质淡红，舌体胖大，苔白或腻，脉弦缓。

辨证：禀赋不耐，脾胃失运，湿热内生，蕴于肌肤。

治法：健脾利湿，祛风止痒。

内治方：除湿止痒汤加减。

炒蒺藜 9g	黄柏 10g	苦参 9g	生薏仁 30g
茯苓 10g	炒白术 10g	党参 10g	生地黄 15g
丹参 10g	炙甘草 6g		

加减：伴便溏者，生薏仁 30g 改为炒薏苡仁 15g，加炒芡实 10g，炒枳壳 10g。

外治法：

（1）中药溻渍疗法：适用于仍有渗出、丘疹颜色较红的湿疹，选用马齿苋等中药煎水局部溻渍以清热解毒、除湿止痒。

（2）中药熏洗疗法：自觉瘙痒剧烈，伴有结痂、鳞屑者，可选用炒蒺藜、黄柏、苦参、连翘、防风、蛇床子、茯苓等中药煎汤熏洗以清热解毒、润肤止痒。

（3）拔罐疗法：选取双侧肺俞、膈俞、肝俞、脾俞、肾俞穴，以及局部皮损处的阿是穴予拔罐。

（4）穴位贴敷疗法：选取脾俞、阴陵泉、内庭穴行穴位贴敷治疗。

（5）耳穴压丸疗法：瘙痒明显，烦躁夜寐不安者，在耳穴之脾、肾、三焦、小肠、内分泌、胃穴行压丸疗法。

分析：刘红霞教授认为湿疹的发生是由于机体禀赋不足，风湿热邪客于肌肤而成，根本病因为湿。而脾的生理特点为喜燥恶湿，其发病与脾的关系最为密切。故本病是虚实夹杂的疾病，以脾虚为本，风湿热毒蕴阻肌肤为标，据此提出了从"脾"论治湿疹的治疗思想。治疗上，刘红霞教授很重视调理脏腑气血，并始终贯穿清热凉血、健脾祛湿法，提倡标本兼治。对于自觉瘙痒剧烈，伴有渗出、结痂、鳞屑者，选用炒蒺藜、黄柏、苦参、连翘、蛇床子、茯苓等中药煎汤熏洗，使药物有效成分直达病所，促进炎症消散，减少渗出，从而迅速发挥治疗作用，以清热解毒、润肤止痒。茯苓擅利水渗湿，且能健脾；防风归肺、脾经，可祛风除湿，加入连翘可清热解毒，苦参可清热燥湿，配合炒蒺藜、蛇床子以加强祛风止痒之效。肺俞、膈俞、肝俞、脾俞、肾俞拔罐则可振奋阳气，行气活血。

4.血虚风燥证

症状：病程日久，皮肤肥厚粗糙，皮纹明显，呈苔藓样改变，颜色为褐红或褐色，表面常覆有糠状鳞屑，有色素沉着、抓痕、血痂，剧烈瘙痒，夜间较甚；伴口干不欲饮，纳差，腹胀。舌淡，体胖，苔白，脉沉缓或滑。

辨证：风邪外袭，卫外不固，耗伤阴血，气血不足，血热风燥。

治法：养血润肤，祛风止痒。

内治方：当归饮子合参苓白术散加减。

生地黄 15g	当归 10g	赤芍 10g	荆芥 10g
白术 10g	黄芪 15g	茯苓 10g	柴胡 10g
川芎 6g	黄芩 10g	炒蒺藜 9g	甘草 6g

加减：瘙痒不能入眠者，加珍珠母（先煎）、徐长卿、夜交藤、酸枣仁。

外治法：

（1）中药熏洗疗法：选用鸡血藤 15g，当归 15g，丹参 30g，黄芪 30g，白术 30g，刺蒺藜 15g，黄柏 15g，白芍 10g，对皮损局部进行熏洗。

（2）中药熏蒸疗法：适用于皮损肥厚粗糙者，选用丹参、当归、鸡血藤等中药煎水熏蒸。

（3）毫火针疗法：对于皮损肥厚、瘙痒明显处，予毫火针治疗。

（4）走罐疗法：在皮损肥厚处行走罐疗法。

（5）中药熏药疗法：选用三棱 15g，莪术 15g，炒枳壳 30g，鸡血藤 15g，丹参 30g，黄芪 30g，白术 30g，细辛 6g，在皮损肥厚处进行，以疏通气血、软坚散结、杀虫止痒、温经回阳。

（6）艾灸疗法：在皮损肥厚处行艾灸疗法。

（7）耳穴压丸疗法：选取耳尖、交感、神门、内分泌、脾、肾穴行耳穴压丸法以安神止痒。

分析：血虚风燥证湿疹的发生主要因湿邪蕴阻皮肤日久，耗阴伤血，化风化燥，肌肤失养而成，"瘀阻"是其病机的关键，宋代陈自明所著《妇人大全良方》提出"活血止痒，血行风自灭"的观点，故刘红霞教授认为本型治疗应以化瘀为主。若慢性湿疹皮损肥厚、迁延难愈，采用皮损局部刺络放血疗法，通过针刺皮损、穴位的方式使血液少量流出，热毒之邪随血而泄，使疾病得到治愈。刘红霞教授将熏药疗法分为中药熏药疗法和中药熏蒸疗法。二者都可产生温热之性，开阖肌肤腠理，使药物成分直接达到脏腑经络，使皮肤气血得以流通，瘀血得以驱散，经络得以疏通。其中，熏药疗法的作用更偏重于火热之性，振奋阳气，起通行温散之功。使风湿毒热外泄，阳得温，湿得化，热得泄，痰得散，瘀得通，血得行，腠理肌肤得养而燥除风息，痛痒自止。鸡血藤可祛风、温经通络，丹参可活血祛瘀、通经止痛，配合三棱、莪术以破血行气。还可配合梅花针局部叩刺，直接作用于皮损部位，使瘀积的气血得到通散，达到治疗效果，在一定程度上缩短病程。亦可用黄柏、鸡血藤、丹参等中药煎汤熏洗以解毒止痒、养血润肤。

5. 肝郁脾虚证

症状：病程长，缠绵反复，皮损暗红，可见红斑、丘疹、丘疱疹、水疱、糜烂、渗出、结痂等，自觉瘙痒剧烈；多伴有胸胁、乳房胀痛，脘腹胀或窜痛，喜叹气，嗳气吞酸，呕吐苦水，纳呆，腹痛泄泻。苔薄，脉弦。

辨证：肝失疏泄，横乘脾土，损伤脾气，脾失健运，湿壅木郁。

治法：疏肝解郁，养血健脾。

内治方：逍遥散加减。

柴胡 10g	白芍 10g	当归 10g	茯苓 10g
白术 10g	炒蒺藜 9g	连翘 15g	白花蛇舌草 15g
炙甘草 6g			

加减：伴有胸胁、乳房胀痛，加川楝子；伴纳呆、腹痛泄泻，加醋鸡内金、炒薏苡仁、炒芡实、炒枳壳。

外治法：

（1）中药熏洗疗法：选用马齿苋 30g，黄柏 15g，苦参 15g，连翘 30g，白术 30g，刺蒺藜 15g，白芍 10g，蛇床子 10g，对皮损局部进行熏洗。

（2）走罐疗法：在皮损难愈处行走罐疗法。

（3）拔罐疗法：取双侧膈俞、肝俞、脾俞、肾俞穴行拔罐疗法。

（4）刺络拔罐疗法：取大椎或双侧膈俞穴以及皮损局部肥厚处行刺络拔罐以疏通经络、行气活血。

（5）刮痧疗法：在胁肋肌肉丰厚处刮痧。

（6）毫火针疗法：在皮损处行毫火针治疗。

（7）穴位贴敷疗法：选取肝俞、足三里、关元穴行穴位贴敷以安神止痒。

分析：此证多因情志不畅、饮食不节，致肝气乘脾，脾胃运化失司，湿浊内困，脾湿不化，日久而生热，气血不畅，经络受阻，卫外之腠理不密，风、湿、热三邪浸淫肌肤而发病。此时病情反复，迁延难愈，皮损多行损害，在口服中药的基础上，加中药熏洗疗法，配合毫火针等外治疗法可直达病所，内外兼治，相辅相成。熏洗疗法是中医外治法的一种，是用草药煎汤，趁热在皮肤或患处进行熏洗的治疗方法。中医学理论认为，本法是借助药力热力，通过皮肤、黏膜作用于肌体，促使腠理疏通、脉络调和、气血流畅，从而达到预防和治疗疾病的目的。《外科真诠》云："由肝经湿热，风邪外袭所致，宜外用蛇床子汤熏洗。"刘红霞教授在临证中运用马齿苋、黄柏、苦参、连翘、白术、刺蒺藜、白芍、蛇床子煎汤熏洗以起到清热解毒之效。配合膀胱经背俞穴拔罐，有助于调和气血。膈俞穴属于足太阳膀胱经的背俞穴，也是八会穴之一的血会，具有理气宽胸、活血通脉的功效，下连脾胃与肝胆，脾为气血化生之源，输布水谷精微，化生气血；肝俞穴是肝脏气血转输之处所，外现于膀胱经的穴位，具有疏肝利胆、宽胸理气、行气止痛、通络和血的作用。两穴相配可达调畅气机、疏肝理气之效。同时在胁肋肌肉丰厚处刮痧以加强疏肝解郁之效。

6. 顽湿聚结证

症状：多数起病缓慢，皮疹表现为手背、手指等处出现暗红斑，浸润肥厚，边缘较清，表面干燥粗糙，冬季常有裂隙，自觉瘙痒剧烈；除特应性体质外，有些患者发病可能与职业、情绪状态等因素有关。可伴有发热，咽干咽痛，便干溲黄。舌质红，苔薄黄，脉浮数。

辨证：湿热积聚，脉络瘀阻，肌肤失养。

治法：清热除湿，消瘀散结。

内治方：全虫方加减。

全虫（全蝎）6g	生地黄 15g	当归 10g	赤芍 10g
白鲜皮 15g	蛇床子 10g	厚朴 10g	陈皮 6g
炙甘草 9g			

外治法：

（1）中药熏洗疗法：可选用丹参 30g，苦参 15g，当归 30g，鸡血藤 15g，茯苓 30g，枳壳 30g。

（2）拔罐疗法：选取双侧肺俞、膈俞、肝俞、脾俞、肾俞穴。

（3）走罐疗法：选取膀胱经联合督脉或局部皮损肥厚处走罐。

（4）毫火针疗法：于皮损处行毫火针治疗。

（5）刺络拔罐疗法：选取大椎穴或膈俞穴以及皮损局部肥厚处刺络拔罐。

（6）中药熏药疗法：选用三棱 15g，莪术 15g，炒枳壳 30g，鸡血藤 15g，丹参 30g，黄芪 30g，白术 30g，细辛 6g 在皮损肥厚处进行。

分析：此证大多见于湿疹后期，多因饮食不节，日久生湿，蕴积肌肤，故发病较缓，加之过食辛辣温燥，久居湿热之地，外感风湿热邪，血虚风燥，湿热困阻，故而引发皮肤浸润肥厚，边缘较清，表面干燥粗糙。外洗中药常选用活血润肤之品，丹参具有活血化瘀、清热凉血的功效，可清血热，行瘀血；当归活血补血，调气活血；鸡血藤可祛风活血、舒筋活络。三药合用，则活血行瘀之力倍增；适当加入炒枳壳等行气类药物，可起到气行则血行，增强其活血化瘀之力。配合背俞穴拔罐以调和气血。局部皮损缠绵难愈处，可配合局部走罐，疏通气血，或者配合熏药，以温热之性开阖肌肤腠理，使皮肤气血得以流通，瘀血得以消散，经络得以疏通。

7. 心肝火旺证

症状：皮损潮红，敏感，瘙痒剧烈；伴有烦躁不安，性情急躁，夜不能寐，便干。舌质红，舌苔薄黄或白，脉弦滑或数。

辨证：肝气不疏，郁久化火，迫血妄行。

治法：平肝泻火，养心安神。

内治方：泻肝安神汤加减。

珍珠母 30g	白术 10g	茯神 30g	丹参 10g
远志 10g	龙骨 30g	牡蛎 30g	连翘 30g
泽泻 10g	薏苡仁 15g	刺蒺藜 9g	白花蛇舌草 15g
甘草 6g			

外治法：

（1）中药溻渍疗法：发于面部、皮肤敏感红肿、皮温偏高，有渗出倾向急性改变者可使用。选择马齿苋、连翘、地榆等煎汤冷溻渍。

（2）中药熏洗疗法：黄柏、马齿苋、刺蒺藜、土茯苓、连翘煎汤行熏洗治疗。

（3）刺血疗法：选取耳尖或大椎穴放血。

（4）刺络拔罐疗法：选取大椎或膈俞穴刺络放血拔罐。

（5）耳穴压丸疗法：选取心、肝、三焦、内分泌、皮质下、耳中、风溪，贴王不留行籽。

分析：此证多因肝气郁结，郁而化火，导致热伏营血，脾胃不调，郁久化热；或因外邪客于皮肤，内外相合而发病。体内阴火内盛，阴火灼津，聚于皮肤，导致皮肤潮红，便干，瘙痒剧烈。"诸痛痒疮皆属于心"，心肝之火容易亢盛，且兼有湿热之邪，耗伤肌腠。因此，以清热泻火、解毒利湿为主要治法。刘红霞教授选用马齿苋、地榆、连翘中药溻渍治疗以凉血解毒；患者越是烦躁，湿疹越会加重，渗出则越明显，此时还要平肝火，清心火，引火外行，药用刺蒺藜、黄柏、土茯苓、马齿苋、连翘行中药熏洗治疗以清热解毒，配合耳尖及大椎穴放血以泻火除烦。烦躁与湿疹相互影响，互为因果，治疗湿疹时，注意治其烦躁，可使皮肤渗出减少，皮疹减轻。

（四）典型案例

刘某，男，54岁，汉族，2017年5月2日初诊。

患者全身起红斑、丘疹伴瘙痒反复10年，加重2天。患者自述10年前无明显诱因，躯干、四肢皮肤出现红斑、丘疹，至当地医院就诊，诊断为"湿疹"。予"自制药"外用后，皮疹好转，停药后病情反复，全身起红斑、丘疹、水疱，伴有糜烂、渗出、结痂等，自觉瘙痒剧烈。多次于当地医院就诊，予红光治疗、激素药膏外用后稍改善，此后间断外用药膏控制皮疹。近2日四肢皮疹逐渐增多，躯干、四肢皮肤可见多个米粒至黄豆大小红斑、丘疹，左小腿胫前见手掌大小斑丘疹、糜烂、结痂，有渗出。自觉剧烈瘙痒，四肢酸困乏力，口干，纳可，夜寐差，小便黄，大便干、2日一行。舌质红，苔白腻，脉弦数。

中医诊断：湿疮（湿热蕴结证）。

西医诊断：亚急性湿疹。

辨证：湿热邪气，浸淫肌肤。

治法：清热除湿，祛风止痒。

内治方：清热除湿汤加减。

龙胆草 6g	大青叶 10g	生地黄 30g	生薏苡仁 30g
马齿苋 30g	白花蛇舌草 15g	连翘 30g	蒲公英 30g
黄芩 10g	茵陈 10g	车前草 15g	茯苓 10g
炒白术 10g	甘草 6g		

水煎口服，早晚各1次，每次200ml，饭后温服。

外治法：

（1）中药溻渍疗法：用马齿苋煎汁溻渍，每日2次，5天为1个疗程。

（2）耳穴刺血法：取双侧耳尖穴，每日1次，5天为1个疗程。

（3）刺络拔罐疗法：取大椎穴，每日1次，5天为1个疗程。

嘱患者避风寒，清淡饮食，规律作息，调畅情志，定时服药，5天后复诊。

二诊：5天后复查，躯干、四肢斑丘疹颜色明显变淡，部分消退，左小腿糜烂面结痂，痂皮脱落，无渗出，瘙痒剧烈，四肢酸困乏力，口干较前减轻，纳少，夜寐欠安，二便正常。舌质淡红，苔薄白，脉弦。口服中药后热象已去，出现脾虚，中药口服以标本兼治为原则，方以"健脾除湿、解毒止痒"为法，选除湿止痒汤加减。白鲜皮、炒蒺藜各9g，黄柏、党参、茯苓、炒白术、徐长卿、泽泻、牡丹皮、丹参各 10g，连翘、生地黄、生薏苡仁、马齿苋、白花蛇舌草各 10g，山药 20g，炙甘草 6g，7 剂，水煎服，早晚各 1 次饭后温服。外治予以黄柏、马齿苋、蛇床子、白芍、丹参、茯苓煎汁熏洗，每日 1 次，1 周为 1 个疗程；背俞穴（双侧肺俞、膈俞、肝俞、脾俞、肾俞穴）拔罐，每周 1 次。嘱患者避风寒，合理饮食，作息规律，调畅情志，定时服药，1 周后复诊。

三诊：1 周后复诊，躯干、四肢斑丘疹较前部分消退，皮损浸润、肥厚，皮肤干燥粗糙，时有瘙痒，四肢倦怠乏力减轻，纳少，夜寐欠佳，舌质红，苔白腻，脉弦细。上方去白花蛇舌草、生地黄，加砂仁 6g，豆蔻 6g，水煎服，早晚各 1 次，饭后温服。外治：皮损处予毫火针治疗 1 次；皮损处拔罐；予丹参、当归、鸡血藤、茯苓煎汁熏洗，每日 1 次，1 周为 1 个疗程。

四诊：1 周后复诊，躯干、四肢皮疹均消退，皮肤干燥，瘙痒明显减轻，四肢倦怠乏力明显改善，纳寐可，舌质红，苔薄白，脉弦细。中药守方以巩固疗效。外治继予守方煎汁熏洗，每日 1 次，1 周为 1 个疗程。

案例点评：中医外治法治疗湿疹充分发挥了传统中医药的优势，提供了更为有效及丰富的治疗方法。对于湿疹的中医外治疗法，主要集中在熏洗、溻渍、封包等，配合毫火针、刺络放血、拔罐、耳尖放血。刘红霞教授针对不同证型的湿疹，主要以祛风、泄热、健脾、养血、利湿为原则。通过辨证施治或特殊治疗进行取穴或是直接作用于皮损局部，通过溻渍疗法作用于皮损局部可迅速达到清热解毒、凉血祛湿的目的，然后再予药物熏洗、封包疗法以养血活血、润肤止痒，配合毫火针借火助阳、祛邪引热，拔罐疗法激发背部膀胱经的阳气，调和五脏六腑的气血运行，从而达到治疗目的。

本病初诊时病程日久，反复发作，伴有渗出明显，使用马齿苋煎汁冷溻渍，可清热除湿、解毒止痒。患者舌质红，故予双侧耳尖穴放血以清热凉血解毒，大椎穴刺络放血以清解表热。二诊时热象已去，出现四肢酸困乏力、纳少等脾虚症状，渗出减少，故予黄柏、马齿苋、蛇床子、白芍、丹参、茯苓煎汁熏洗以除湿止痒，并配合背俞穴（双侧肺俞、膈俞、肝俞、脾俞穴、肾俞穴）拔罐以提升阳气、疏通经络。三诊时红斑、丘疹减少，无渗出，皮损以浸润肥厚为主，配以养血润肤的中药煎汁外洗，皮损处予毫火针、拔罐治疗以活血化瘀、润肤止痒。四诊时患者已无皮损，可继予中药熏洗润泽皮肤以巩固疗效。

（五）临证经验

湿疮多由风、湿、热互结郁于肌肤引起，其中湿为本病的根源。中医学将湿疹的病机归于先天禀赋不足，即患者为过敏性体质，且后天失于调养。患者的饮食不规律，多食肥甘厚味或烟酒浓茶等伤及其脾胃，导致脾为湿困，湿热内蕴。

刘红霞教授认为治疗湿疹应该将健脾贯彻治疗全程，前期热象重应加强清热解毒，予火针围刺皮损局部，针刺选穴可取手阳明大肠经的曲池、合谷等穴以清热凉血、祛风止痒。后期则应当健脾祛湿，针刺选穴以足太阴脾经为主，脾经的三阴交、阴陵泉为健脾利湿的最佳搭配，配血海以活血化瘀、祛瘀生新。本病病在肌肤腠理，在表，而足太阳膀胱经主一身之表，背俞穴乃脏腑精气输注之所，故取膀胱经上的膈俞、脾俞等穴拔罐以补养脏腑之气，祛邪外出。

（六）零金碎玉

1. 徐长卿、白花蛇舌草

（1）单味功用：徐长卿味辛、温，入心、脾经，善解毒消肿、祛风止痒。白花蛇舌草苦、寒，归胃、大肠、小肠经，有较强的清热解毒、利湿通淋之功。

（2）伍用经验：二者配伍用于急性湿疹、亚急性湿疹，皮损以潮红、渗出为主，自觉灼热。中药口服，两药配伍，可增强清热解毒之效，清一身上下之热毒。

2. 合欢花、首乌藤

（1）单味功用：合欢花性平，味甘，归心、肝经，可解郁安神，用治夜眠不安、抑郁不舒等症。首乌藤性平，味甘，归心、肝经，可养血安神、祛风通络。

（2）伍用经验：两药配伍可养心安神，用于因夜间瘙痒难忍导致的睡眠欠佳者。中药口服可加强安神止痒之功。

3. 丹参、连翘

（1）单味功用：丹参活血祛瘀，连翘具有清热解毒、消肿散结的作用。

（2）伍用经验：二者配伍用于急性湿疹、亚急性湿疹，皮损以潮红、肿胀为主，见丘疹、丘疱疹者。刘红霞教授在临床上将两药配伍，用于中药熏洗疗法，可有效提高解毒排毒之功，通常用于治疗温热病的卫、气、营、血分病证，只要具备血瘀毒结的基本病机，便可灵活加用丹参、连翘两味，获效甚捷。

4. 膈俞、脾俞穴

（1）单穴功用：膈俞穴位于背部第7胸椎棘突下，正中线旁开1.5寸处，具有养血和营、理气止痛的功效。脾俞穴位于第11胸椎棘突下，旁开1.5寸，具有健脾利湿的功效。

（2）伍用经验：慢性湿疹属气血不足，心脾两虚，症见皮损浸润、肥厚，皮肤干燥粗糙，时有瘙痒，并伴有四肢倦怠乏力等症状者，在膈俞、脾俞穴行拔罐治疗，不仅可以活血化瘀，还可以养血生血、健脾补心。

（七）专病专方

1. 除湿止痒汤

组成：炒蒺藜 9g，黄柏 10g，苦参 9g，生薏苡仁 30g，茯苓 10g，炒白术 10g，党参 10g，白花蛇舌草 15g，蒲公英 15g，炙甘草 6g。

功用：健脾利湿，祛风止痒。

主治：属脾虚湿蕴证的急性、亚急性慢性湿疹，皮损主要表现为潮红、肿胀、糜烂、渗出，可见丘疹、丘疱疹、水疱，自觉灼热、瘙痒。睡眠不安、急躁者加珍珠母 30g，制远志 10g。

用法：煎汤口服。

2. 解毒止痒方（外洗 1 号）

组成：黄柏 15g，马齿苋 30g，连翘 15g，白鲜皮 15g，炒蒺藜 15g 等。

功用：清热解毒，润肤止痒。

主治：属湿热蕴肤证、风热蕴肤证、脾虚湿蕴证的急、慢性湿疹，皮损表现以潮红、肿胀为主，可见丘疹、丘疱疹，自觉灼热、瘙痒。

用法：中药溻渍疗法或中药熏洗疗法。

3. 耳穴压丸

组成：神门、内分泌、心、肝穴等。

功用：安神止痒。

主治：急、慢性湿疹，症见瘙痒剧烈，睡眠欠佳者。

用法：耳穴贴王不留行籽。

第三节　结节性痒疹

（一）疾病认识

结节性痒疹为慢性疣状结节损害，多发生于四肢，尤其是小腿的伸侧面。皮损初期为水肿性红色坚实丘疹，很快呈黄豆或更大的圆锥形或半球形坚实结节，表面光滑，顶部角化明显，可呈疣状增生，颜色为灰褐或褐红色，由于剧烈搔抓，可发生表皮剥脱、出血及血痂。结节周围的皮肤有色素沉着或增厚，呈苔藓样变。西医学认为本病的发病机制可能与患者自身免疫异常、精神紧张、虫咬刺激等有关。发病机制尚未明确，其发病时瘙痒难耐，可对患者的日常生活、工作造成影响，进而带来精神情志方面的压力。

中医学文献中记载的"马疥"与其类似，《诸病源候论》中记载："马疥者，皮内隐嶙起作根墌，搔之不知痛。"《医宗金鉴·外科心法要诀》记载"……疮形如粟粒，其色红，搔之愈痒。"指出本病特点为坚实结节，高于皮肤，且瘙痒剧烈。赵炳南认为本病由"顽湿聚结"所致。病因病机大致为体内蕴湿，外感风毒或昆虫叮咬，湿邪风毒，聚结肌肤而成结节作痒。湿为重浊有滞之邪，湿邪下注，故发病往往先发于小腿；湿性黏腻，故缠绵不愈。刘红霞教授认为本病应从健脾除湿入手，《四圣心源·劳伤解》曰："脾为己土，以太阴而主升。胃为戊土，以阳明而主降。升降之权，则在阴阳之交，是谓中气。胃主受盛，脾主消磨，中气旺则胃降而善纳，脾升而善磨，水谷腐熟，精气滋生，所以无病。"体内蕴湿大致因脾虚不能健运，所以同时考虑健运脾气。且凡是患此病者，多伴有情绪急躁、心烦不寐，患者多在心烦急躁的情况下，反复搔抓刺激皮肤，在反复刺激作用下，皮损更加坚实、皮肤干燥，抓痕明显，形成恶性循环，故需兼顾疏肝理气。

（二）辨治思路

刘红霞教授治疗结节性痒疹的重点为疏肝健脾。本病发病主要与湿、热、毒、瘀有关。结合因时、因地、因人的三因辨证原则治疗：现代社会，生活节奏快，人们往往缺乏运动以疏通阳气，或运动时间不符合一日阳气升发之旦，一身之气不能条达，故大致为虚证；新疆人民喜食刺激辛辣、肥甘厚腻之品，易使脾胃虚弱，痰湿聚久则浸淫皮肤，发为结节；瘙痒导致情志不畅，肝郁气滞，反复搔抓则病情更甚。此外，各个家庭的生活习惯也有不同，故还需根据个人的饮食、生活习惯进行辨证。湿毒邪一旦聚集相搏结聚于肌肤，致脉络瘀阻，日久造成局部气血凝滞、经络阻隔而发病。故治疗以疏肝调畅患者情志，健脾运化水湿为主。

先结合患者的舌脉、临床症状、罐印颜色，综合判断后得出患者病证虚实，再予中药口服配合中医外治法。中药口服是从内调节气血和脏腑功能，如肝郁、脾虚或湿盛者予以不同的方剂治疗。外治法的选择则根据皮损辨证，直接作用于局部，直达病所。皮损肥厚为湿毒聚结，可予毫火针疗法、熏药疗法以软坚散结、祛邪通络、排脓敛疮；皮损色鲜红为血热，可予拔罐、刺络放血、耳尖放血疗法以清热泻火、排瘀解毒；皮损色淡、较正常，且体虚者可配合灸法、埋线疗法以健脾除湿、补肾助阳。

（三）治疗方案

1. 湿毒蕴结证

症状：结节坚实呈红褐色半球形，绿豆至蚕豆大小，分布于四肢伸侧，毗邻皮肤可见苔藓样变，剧烈瘙痒；伴便溏，肢体重着。舌淡红或白，苔白腻，脉滑缓。

辨证：素体蕴湿，外感虫毒，凝聚而成。

治法：除湿解毒，疏风止痒。

内治方：全虫方加减。

全虫 6g	皂角刺 10g	关黄柏 10g	连翘 30g
薏苡仁 30g	茯苓 10g	丹参 10g	白花蛇舌草 15g
炙甘草 6g			

加减：痒甚，加蛇床子 10g，刺蒺藜 9g；夜间难入睡、急躁，加珍珠母 30g，制远志 10g。

外治法：

（1）中药熏洗疗法：选择马齿苋、黄柏、连翘、丹参等煎汤熏洗。

（2）毫火针疗法：在皮损肥厚处予毫火针治疗。

（3）刺络拔罐疗法：可选用大椎穴，下肢皮疹明显瘙痒剧烈者可选用委中穴。

（4）刮痧疗法：在督脉及膀胱经行刮痧疗法。

（5）中药封包疗法：取青黛膏、黄连膏先擦干皮损肥厚处，再用保鲜膜封包。

分析：本型大致为素体蕴湿，外感风毒、蚊虫叮咬，湿邪风毒聚结肌肤而成。经络阻滞，气血凝结于局部，故见半球形坚实结节。湿邪风毒凝结则致瘙痒难耐。方中全虫、皂角刺、黄柏除湿解毒，息风止痒；丹参活血祛瘀以通局部气血；薏苡仁、茯苓健脾益气，燥湿行气；连翘、白花蛇舌草清热解毒；炙甘草调和诸药。外治方面配合中药熏洗以解毒止痒；毫火针治疗以散结止痒；毫火针疗法既能开门驱邪、引热外出、消肿散结，又能除湿、祛风、止痒。毫火针点刺可直接激发经气，鼓舞正气，并且借火力强开外门，使毒热外泄，从而起到活血化瘀、通经活络、解毒除湿之功。热毒壅盛，经络阻隔，湿邪凝滞而形成痒疹，火针通过以泄热散结之功消其结节。委中穴可疏通太阳经气，泄脏腑里热，于此处刺络出血可清热泻火、引火下行，又能泄血分之热邪、清热利湿。遵循"急则治其标"的原则，运用刮痧手法强刺激经络，使局部皮肤发红充血，从而起到解毒祛邪、清热解表、行气止痛止痒的作用。

2. 湿热蕴结证

症状：黄豆大小暗红色丘疹结节，分布于双下肢，糜烂渗出，部分见溃疡，剧烈瘙痒；伴头痛目赤，口苦，急躁易怒，夜寐欠安。舌红，苔黄腻，脉滑弦。

辨证：素体蕴湿，饮食厚腻，湿热内生。

治法：清热除湿，解毒止痒。

内治方：龙胆泻肝汤加减。

龙胆草 6g	连翘 30g	生地黄 30g	车前草 15g
泽泻 10g	黄芩 10g	刺蒺藜 10g	珍珠母 30g
制远志 10g	炙甘草 6g		

加减：苔厚腻者加半夏 10g，厚朴 10g；大便干结者加熟大黄 6g；病久难愈，瘙痒剧烈者加全虫 6g。

外治法：

（1）中药熏洗疗法：选用马齿苋、黄柏、连翘、刺蒺藜、夏枯草、土茯苓等煎汤熏洗。

（2）毫火针疗法：在皮损肥厚处予毫火针治疗。

（3）耳穴压丸疗法：取神门、心、肝、脾、枕、皮质下、交感等穴。痒甚者加对屏间。

（4）放血疗法：于大椎、肝俞、耳尖放血。

（5）拔罐疗法：选大椎、肺俞、心俞、膈俞、肝俞、大肠俞、三焦俞拔罐。

（6）中药封包疗法：取青黛膏、黄连膏涂擦于皮损肥厚处，用纱布或保鲜膜封包。

分析：本证患者往往平素性情急躁，喜食厚腻之品，本就为肝火郁结体质，又兼湿邪，郁而化热，聚为湿热，湿热蕴结中焦，纳运失司，升降失常，加重湿热；舌质红，苔黄腻，脉弦滑，为湿热内蕴之征。予马齿苋、黄柏、连翘、刺蒺藜、夏枯草、土茯苓等煎汤熏洗以止痒散结。配合毫火针治疗以热引热、散结止痒。外治予耳穴压豆通络活血、益气安神，可以有效缓解患者烦躁、焦虑等情绪，具有良好的镇静安神、催眠效果，提高患者的睡眠质量。神门补益心气，安定心神；皮质下益心安神，养血通络；交感益心安神；肝穴养血柔肝，清热疏郁；心穴养血益心，安神通络。诸穴相配共奏疏肝解郁、宁心安神之功。大椎、肝俞、耳尖放血以清热泻火、引火下行。选大椎、肺俞、心俞、膈俞、肝俞、大肠俞、三焦俞予拔罐疗法可起到调和全身气血的目的。封包疗法是临床有效治疗肥厚皮损的主要手段，其利用封闭性良好的薄膜以及绷带、保鲜膜，形成一个比较封闭的环境，促使局部湿度、温度适当增加，进而加强皮肤吸收药物。青黛膏为中药外用制剂，主要成分包括青黛和黄柏，其中青黛性味咸寒，有清肝泻火、燥湿解毒、凉血消斑之功；黄柏清热燥湿止痒，为佐药。

3. 肝郁气滞证

症状：黄豆大小暗褐色丘疹，分布于背部、四肢，散在色素沉着，自觉瘙痒；伴胁肋胀闷，头晕，情志抑郁不舒，善太息，夜寐欠安。舌边尖红，舌苔白，脉弦。

辨证：肝气郁滞，脾虚失运。

治法：疏肝理气，止痒解毒。

内治方：加味逍遥散加减。

牡丹皮 10g	炒栀子 10g	柴胡 10g	黄芩 10g
当归 10g	白芍 10g	连翘 15g	马齿苋 30g
夏枯草 10g	郁金 10g	蛇床子 10g	刺蒺藜 9g
薄荷 6g	炙甘草 6g		

加减：夜间难入睡、急躁者加珍珠 30g；便溏者加炒白术 10g，山药 10g；舌尖瘀点者加鸡血藤 15g，丹参 10g。

外治法：

（1）中药熏洗疗法：选马齿苋、白芍、鸡血藤、刺蒺藜、蛇床子等煎汤熏洗。

（2）毫火针疗法：在皮损肥厚处予毫火针治疗。

（3）针刺疗法：选膻中、大敦、太冲、中封、魂门等穴行毫针刺法。

（4）拔罐疗法：在膀胱经拔罐。

（5）走罐疗法：在膀胱经走罐。

（6）耳穴压丸疗法：取肝、枕、皮质下、交感等穴行耳穴压丸法。入睡困难者加神门、心以镇静安神。

（7）穴位贴敷疗法：将厚朴、白术、艾叶、干姜等中药调敷于神阙穴。

（8）穴位埋线疗法：主穴取期门、肝俞、章门、阴包、曲泉、胆俞以疏肝理气，配以天枢、足三里、大横、脾俞健脾。

分析：本证为疾病后期，皮损为丘疹，患者因瘙痒而睡眠不佳、情绪焦虑。肝为刚脏，喜条达而恶抑郁，肝气不能条达舒畅，则肝气郁结，气滞于皮肤形成丘疹。脉弦、善太息等肝郁兼证可辨别证型。方中柴胡、郁金疏肝理气；牡丹皮清热凉血；白芍滋阴柔肝，上药皆可入肝经，从肝论治。刺蒺藜祛风止痒。马齿苋、白芍、鸡血藤、刺蒺藜、蛇床子等煎汤熏洗可清热解毒润肤。皮损肥厚处予毫火针治疗可软坚散结。针灸具备调整阴阳、祛邪扶正、疏通经脉的作用，能够让机体对刺激产生反应，同时还可达到防治疾病的效果。膻中为气会，心包募穴，具调理人身气机功能，可用于一切气机不畅病变。大敦为木经木穴（肝经属木），疏肝理气作用最强，善治因气郁不疏引起的诸症。太冲属足厥阴肝经。肝经风气在中封穴处势弱缓行并化为凉性水气。肝脏的阳热风气由魂门外输膀胱经。以上穴位相结合将肝气缓和，疏散调节。膀胱经拔罐疏通气血；膀胱经走罐通经络；耳穴压豆通络活血、镇静安神；将中药外敷于神阙穴温中健脾行气；穴位埋线将辨证论治与辨经取穴相结合，主要选取肝胆经上的穴位，结合强健脾胃的配穴，埋线留置于穴内，刺激时间长、强度大，使肝、脾功能正常。

（四）典型案例

刘某，男，45岁，2019年10月初诊。

患者自诉5年前外出旅游被蚊虫叮咬后，下肢皮肤出现红丘疹伴瘙痒明显，自行外用"黄皮肤软膏"，但瘙痒时有反复，双下肢伸侧逐渐出现散在暗红色坚实丘疹，痒甚。2个月后就诊于昌吉当地医院考虑"结节性痒疹"，予奥洛他定片口服，复方丙酸氯倍他索软膏外用，瘙痒缓解，下肢暗红色丘疹逐渐消退。后凡食海鲜、辛辣或季节变化则四肢瘙痒明显，四肢暗红色丘疹、结节逐渐增多，多次就诊于乌鲁木齐市多家医院，诊断为"结节性痒疹"，曾予"依巴斯汀片"口服，"曲安奈德"局部封闭，"复方氟米松、地奈德乳膏"等外用，皮损及瘙痒较前好转。但病情常因饮食、情绪、季节时有反复，常自行外用"卤米松乳膏"。2周前无明显诱因，上述症状加重，现为求进一步中医治疗遂至我院就诊。现双下肢可见黄豆大小暗红色结节，伴抓痕、血痂，下肢皮肤干燥、粗糙、脱屑，自觉瘙痒剧烈，夜间尤甚。患者性情急躁、易怒，纳可，寐欠安，痒甚难入睡，小便调，大便黏滞。舌边尖红，有芒刺，苔白腻，脉弦滑。

中医诊断：马疥。

西医诊断：结节性痒疹。

辨证：湿毒蕴结证。

治法：除湿解毒，疏风止痒。

内治法：全虫方加减。

全虫 6g	皂角刺 10g	关黄柏 10g	威灵仙 15g
连翘 30g	薏苡仁 30g	茯苓 10g	牡丹皮 10g
白花蛇舌草 15g	炒白术 10g	刺蒺藜 9g	珍珠母 30g

远志 10g　　　　　郁金 10g　　　　　合欢花 10g　　　　　川牛膝 6g

炙甘草 6g

水煎口服，早晚各 1 次，每次 200ml，饭后温服。

外治法：中药熏洗疗法，予马齿苋 30g，黄柏 30g，连翘 30g，夏枯草 15g，丹参 30g，茯苓 30g，刺蒺藜 15g，蛇床子 15g，煎汤，每日 1 次；火针疗法，每周 1 次；大椎、肝俞刺络放血疗法，每周 1 次；膀胱经拔罐，每 3 天 1 次；配合普连乳膏封包，每日 1 次。1 周后复诊。

二诊：双下肢未见新发丘疹、结节，原皮损较前颜色变浅，瘙痒明显减轻，可耐受。舌边红，苔少，脉弦滑。中药口服方去白花蛇舌草，薏苡仁减量至 15g，加丹参 10g，生地黄 30g 以清热养阴活血，14 剂，水煎服，早晚饭后温服。中药熏洗疗法予马齿苋 30g，白芍 30g，土茯苓 30g，鸡血藤 15g，黄柏 30g，丹参 30g，蛇床子 15g，煎汤，每天 1 次；毫火针疗法，每周 1 次；膀胱经走罐，每周 1 次；膀胱经拔罐，每周 1 次；配合普连乳膏封包，每日 1 次。2 周后复诊。

三诊：双下肢结节较前减小，轻微瘙痒，无抓痕、血痂，夜寐安，舌淡红，苔少，脉滑。口服方去生地黄、珍珠母、远志；中药熏洗疗法予丹参 30g，当归 15g，鸡血藤 30g，桃仁 15g，茯苓 30g，蛇床子 15g，煎汤，每天 1 次；毫火针疗法，每周 1 次；穴位埋线，2 周 1 次；配合黄连膏外用。

案例点评：患者脾失健运，脾胃传导失司，湿气内生，形成气滞血瘀、痰湿毒聚结，兼外感湿邪风毒，故治以健脾除湿、解毒止痒，方选赵炳南先生经验方全虫方加减，治疗肥厚结节皮肤病疗效甚佳。

一诊后，湿毒邪已减，湿邪一除则本质阴水不足显露，故二诊去白花蛇舌草意为中病即止，毒去则停用解毒之品；薏苡仁原 30g 意为除湿健脾，湿去后则减量意为健脾益气；患者仍舌边红，为阴水不足，加生地黄清热养阴；加丹参以活血祛瘀。三诊时患者睡眠好转，情绪渐宁，故去珍珠母、远志；热象已退，故去生地黄，口服中药后期以益气健脾为主。

前期皮损为坚实结节，瘙痒剧烈，予中药熏洗方旨在除湿解毒止痒，方中连翘、黄柏清热解毒燥湿，夏枯草软坚散结，丹参、马齿苋凉血活血脱敏，刺蒺藜、蛇床子祛风止痒，茯苓利湿；辅以大椎、肝俞放血以泻肝火，助安神；膀胱经拔罐疏通气血；普连乳膏清热止痒。二诊时瘙痒减轻，去刺蒺藜为中病即止，不可过治，加白芍养血润肤。后期湿毒渐退，皮损渐消、瘙痒减轻，主要的问题是皮肤干燥脱屑及色素沉着，故予中药熏洗方意为活血化瘀，方中鸡血藤、白芍活血补血，丹参活血凉血祛瘀。患者本虚渐显，故停用放血疗法以防泄热太过而伤营阴，改为用走罐疏通经络，外用熏洗，共奏润肤活血之效，对于后期余瘀消退甚佳。三诊予埋线治疗以健脾疏肝、理气通络，外用药膏改为黄连膏以润肤止痒为主。

（五）临证经验

刘红霞教授治疗本病采用熏洗加毫火针组合治疗，配合中药口服达到疗效。本病治疗以健脾祛湿、兼顾疏肝为主，宁心安神为辅，防止患者因精神压力大而加重病情。外治疗法从散结、宁心、疏肝、解毒四方面入手。散结方面有散结止痒、活血通经的毫火针局部温通刺激以开腠理止痒，根据皮损情况选择合适的中药熏洗疗法如前期解毒止痒、后期润肤活血，中药免煎颗粒结合艾绒行灸疗以局部刺激并用中药外擦、封包共同达到散结软坚的效果。宁心方面有耳穴压豆，选取有镇静功能的耳穴。疏肝方面有针刺治疗、埋线治疗，针对肝郁选穴，也可在肝俞穴放血以降肝火。解毒方面，大椎、耳尖放血以泄热解毒，皮损坚实难消处可用毫火针后拔罐促进局部瘀血排出。在疾病发展过程中会有不断变化，因此要及时调整治疗思路，对症治疗。

（六）零金碎玉

1. 黄柏、苦参

（1）单味功用：黄柏味苦，性寒，归肾、膀胱经，功能清热燥湿，泻火除蒸，解毒疗疮。苦参味苦，性寒，归心、肝、胃、大肠、膀胱经，功能清热燥湿，杀虫，利尿。

（2）伍用经验：二药配伍，并走于下，针对本病的湿热毒邪，外洗可加强清热燥湿止痒之功。

2. 三棱、莪术

（1）单味功用：三棱味苦、辛，性平，归肝、脾经，能破血行气，消积止痛。莪术味苦、辛，性温，归肝、脾经，能行气破血，消积止痛。

（2）伍用经验：三棱善于破血，莪术善于行气，二者配伍在熏药中主要用于气滞血瘀引起的病久顽固、结节难消的患者，可加强软坚散结之功。

3. 丹参、黄芪

（1）单味功用：丹参味苦，性微寒，归心、肝经，能祛瘀止痛，活血通经，清心除烦。黄芪味甘，性微温，归脾、肺经，可补气固表，利尿，托毒排脓，生肌。

（2）伍用经验：一味丹参，功同四物，黄芪益气升阳、生肌托疮，在疾病后期皮损大部分消退、遗留色素沉着斑时，予两药合用外洗可活血益气。

4. 曲池、丰隆穴

曲池为手阳明大肠经的合穴，大肠经与肺经相表里，肺主皮毛。曲池有清热解表、疏经通络的作用。丰隆为足阳明胃经的络穴，有健脾化痰、和胃降逆、开窍的作用。对于湿热内蕴的患者可对此对穴以泻法针刺或埋线治疗以清利湿热止痒。

5. 太冲、阳陵泉穴

太冲为足厥阴肝经原穴。阳陵泉既是足少阳胆经合穴，又是胆的下合穴。在针灸治疗上，五脏病取原穴，六腑病取合穴或下合穴。太冲、阳陵泉相配作为主穴，专治肝失疏泄、肝胆郁滞所致的肝胆系统疾病，具有疏利肝胆、解郁清热、和解少阳之功效，可缓解瘙痒带来的焦虑状态。

6. 神门、三阴交穴

心藏神，神门为手少阴心经之输穴、原穴，《针灸大成》载其"主心性痴呆，健忘"，具有宁心安神、养心通络的作用。三阴交为脾肾经要穴，具有补脾土、调气血作用。神门善走气分，三阴交善行血分，二者相配可调气血、和阴阳、养心安神。

（七）专病专方

1. 除湿止痒方

组成：马齿苋 30g，黄柏 30g，连翘 30g，丹参 30g，茯苓 30g，刺蒺藜 15g，全虫 6g 等。

功用：解毒止痒除湿。

主治：结节性痒疹，坚实红褐色半球形结节，毗邻皮肤可见苔藓样变，剧烈瘙痒。

用法：中药渍渍疗法或中药熏洗疗法。

2. 活血化瘀方

组成：丹参 30g，当归 15g，鸡血藤 30g，桃仁 15g，茯苓 30g，夏枯草 15g，蛇床子 15g，枳壳 15g 等。

功用：活血化瘀，养血润肤。

主治：结节性痒疹，后期毒已去，见淡红或淡褐色丘疹，瘙痒减轻，无抓痕、血痂，皮肤干燥脱屑。

用法：中药渍渍疗法或中药熏洗疗法。

3. 癣证熏药

组成：三棱 15g，莪术 15g，僵蚕 15g，黄柏 30g，防风 15g，五倍子 30g，

桃仁 15g，细辛 10g 等。

功用：疏通气血，润肤软坚。

主治：结节性痒疹，坚硬暗红色结节，蚕豆大小，其他治疗后依旧肥厚长久难消，瘙痒。

用法：将中药免煎颗粒研磨，与半根艾条量的艾绒混合，用黄纸卷药卷。将一端点燃，用其所产生的药烟对准皮损，距离一般以患者感觉温热舒适为度，大约 15cm，每次 15~30 分钟，每天 2 次，熏毕后，皮损表面可有油脂（烟油），不用擦除。

第四节　特应性皮炎

（一）疾病认识

特应性皮炎是一种慢性、复发性、炎症性皮肤病，患者往往有剧烈瘙痒，严重影响生活质量。特应性皮炎的临床表现多种多样，最基本的特征是皮肤干燥、慢性湿疹样皮炎和剧烈瘙痒。本病绝大多数初发于婴幼儿期，部分可发生于儿童和成人期。根据不同年龄段，分为婴儿期、儿童期和青年与成人期三个阶段。

特应性皮炎属中医"四弯风""奶癣""浸淫疮"等范畴，如《医宗金鉴·外科心法》记载："四弯风生在两腿弯、脚弯，每月一发，形如风癣，属风邪袭入腠理而成，其痒无度，搔破津水形如湿癣。"中医学认为，该病急性期多因感受风湿热邪而成实证，慢性期则由于久病伤正，多表现为脾虚湿困或阴虚血燥证。特应性皮炎的发病多与脾胃有关，"脾主运化"，脾虚水液运化失司，湿浊困阻中焦，郁滞日久，内生湿热，向体表蔓延则困阻肌肤，加之脾虚失于健运，胃内水谷不能化生津血，气阴亏虚，无以濡养周身，以致肌肤失养，血虚风燥，再兼外感风热困肤，感邪而发。因小儿有"易虚易实，易寒易热"的病理特点，故患儿感邪后易气阴两伤，阴虚阳亢，形成心火偏旺的实证；加之风热蕴肤，日久积热甚，内扰心神，以致心火亢盛，心神不利；内外相应，而发为"四弯风"。刘红霞教授通过多年临床总结，认为在特应性皮炎的病程中，心火脾湿为其主导病因，主要归于先天禀赋不耐、胎毒遗热，主要病机关乎心火脾虚，故在临床中强调健脾和消导的重要性。

（二）辨治思路

中医学强调整体观念，有"脏局于内，象形于外"之说，皮肤是人体防御外邪入侵的首要屏障，卫气温养皮肤腠理，司汗孔之开阖，使皮肤柔软，腠理致密，构成抵御外邪入侵的防线。皮肤屏障异常虽表现于外，实为人体脏腑气血阴阳失调造成。刘红霞教授认为，特应性皮炎发病主要与先天脾虚不足有关，脾虚是本，风、湿、热邪是标。发病初期或急性发作期以风湿热邪困阻皮肤为主，发病后期或病情缓解期以脾虚或血虚肌肤失养为主，所以治疗上发病初期或急性发作期宜以祛风清热利湿为主，佐以健脾扶正；发病后期或缓解期宜以健脾益气、养血润燥为主，佐以利湿祛风止痒。中医外治法也强调从整体入手，根据皮损特点及中医辨证论治情况，选择恰当的方法。发病初期，根据皮损面积大小，选取中药熏洗或中药溻渍疗法，以清热解毒、除湿止痒为法，选取如马齿苋、黄柏、连翘等中药，配以毫火针治疗以"以热引热"达到止痒的目的或用穴位放血疗法以泻脏腑热毒。对于小儿特应性皮炎患者，可采用耳尖放血、大椎穴刺络拔罐、耳穴压豆等方法。发病后期，常采用中药溻渍疗法配以保湿剂外用，以养血润肤、润燥止痒为法，多选用当归、丹参、白芍、鸡血藤等药物，佐以穴位埋线等治疗方法以巩固疗效。

（三）治疗方案

1.湿热浸淫证

症状：发病急，病程短，皮损潮红灼热，可见红斑、丘疹、丘疱疹、水疱、糜烂、渗出、结痂等，自觉瘙痒剧烈；伴身热，心烦，口渴，大便干结，小便短赤。舌红，苔薄白或黄，脉滑或数。

辨证：脾虚湿盛，日久化热，蕴阻肌肤。

治法：清热除湿，祛风止痒。

内治方：清热除湿汤加减。

龙胆草 6g	白茅根 15g	生地黄 15g	大青叶 15g
黄芩 10g	薏苡仁 15g	马齿苋 15g	车前草 15g
茯苓 10g	猪苓 10g	泽泻 10g	徐长卿 10g
蛇床子 10g	白花蛇舌草 10g	炒蒺藜 9g	炙甘草 6g

加减：舌苔厚腻者加厚朴，舌尖红者加牡丹皮。

外治法：

（1）中药溻渍疗法：取马齿苋、黄柏、连翘等药物以清热解毒，除湿止痒。渗出明显者加白蔹。

（2）拔罐疗法：取大椎和双侧肺俞、心俞、肝俞、胆俞、大肠俞、脾俞拔罐。

（3）放血疗法：取耳尖、大椎穴放血，下肢明显者选委中穴。

（4）耳穴压丸疗法：选双侧耳中穴、耳背穴、风溪穴贴以王不留行籽。

（5）中药涂擦疗法：糜烂渗出处可予祛湿散、甘草油等局部外擦。

分析： 此证患者皮疹色红，部分可见渗出，因此外洗中药选择马齿苋、黄柏、连翘等以清热解毒止痒，可适当加入白蔹以收涩止痒。刘红霞教授临床常选用大剂量黄芪辅佐正气，常收到较好的效果。配合大椎及背俞穴拔罐疗法，有助于泄热解毒、调和气血。针对不同辨证，选取大椎及背俞穴以泻脏腑热毒，除湿止痒。耳穴压丸疗法选择耳背、风溪等穴以祛风止痒。根据皮损渗出较多的特点，选取祛湿散、甘草油以收敛燥湿止痒。

2. 脾虚蕴湿证

症状：发病较缓，病程日久，皮损渗出较少，以丘疹、丘疱疹、结痂、鳞屑为主，仅有少量水疱及轻度糜烂，自觉瘙痒剧烈；伴纳差，神疲，腹胀便溏，小便调。舌质淡红，舌体胖大，苔白或腻，脉弦缓。

辨证：痰湿困脾，湿阻中焦，蕴阻肌肤。

治法：健脾祛湿，解毒止痒。

内治方：除湿止痒汤加减。

炒蒺藜 9g	关黄柏 10g	苦参 10g	威灵仙 10g
茯苓 10g	薏苡仁 10g	连翘 15g	马齿苋 15g
厚朴 10g	白花蛇舌草 15g	徐长卿 10g	黄芩 10g
丹参 10g	炙甘草 6g	白术 10g	炒麦芽 10g

加减：小儿患者舌尖红者，加入淡竹叶、莲子心等；瘙痒顽固者加全虫；大便干结者加炒莱菔子；寐欠安者加茯神、远志；舌苔厚腻者加陈皮、法半夏。

外治法：

（1）中药熏洗疗法：马齿苋、黄柏、连翘、丹参、黄芪煎汤熏洗。

（2）闪罐疗法：选脾俞、三焦俞行闪罐疗法。

（3）拔罐疗法：可选神阙穴或膀胱经上的肺俞、膈俞、脾俞、肾俞等穴行拔罐疗法。

（4）耳穴压丸疗法：选耳廓的脾、肾、三焦、小肠、内分泌、胃等穴贴压王不留行籽。

（5）穴位埋线疗法：选中脘、下脘、天枢、气海、关元、曲池、血海、足三里、脾俞等穴行穴位埋线疗法。

（6）毫火针疗法：取皮损瘙痒处及局部阿是穴予毫火针点刺。

分析： 针对此型患者的外用中药宜选择具有清热除湿功能的药物，酌情加入黄芪 15~30g，以加强行气活血的目的。背俞穴拔罐选择神阙穴，闪罐疗法选择可通调水道的脾俞、三焦俞加强健脾祛湿、调和气血之效。耳穴压丸选择具有调理脾胃作用的穴位，以起到健脾祛湿止痒的目的。穴位埋线是以线代针，能对组织产生长久刺激，从而起到平衡阴阳、协调脏腑、调和气血、疏通经络、补虚泻实的治疗作用。用毫火针在皮损瘙痒处点刺加强止痒效果。

3. 血虚风燥证

症状：皮肤干燥，肘窝、腘窝常见苔藓样变，躯干、四肢可见结节性痒疹，继发抓痕，瘙痒剧烈；面色苍白，形体偏瘦，眠差，大便偏干。舌质偏淡，脉弦细。本证常见于青少年和成人期反复发作的稳定期。

辨证：血虚风燥，阴血暗耗。

治法：养血润肤，润燥止痒。

内治方：当归饮子加减。

当归 10g	生地黄 15g	白芍 10g	川芎 10g
丹参 10g	牡丹皮 10g	炒蒺藜 9g	荆芥 9g
防风 10g	白术 10g	黄芪 10g	鸡血藤 10g
南沙参 30g	玉竹 10g	制远志 10g	炙甘草 6g
白花蛇舌草 15g			

加减：肝气郁结者加柴胡；阴伤者加生地黄、南沙参、玉竹等。

外治法：

（1）中药熏洗疗法：可选用活血润肤药物如丹参、当归、鸡血藤、桃仁、茯苓、枳壳等，若皮损色红可适当加入连翘、黄芩等药物解毒止痒。

（2）拔罐疗法：选双侧肺俞、膈俞、肝俞、脾俞、肾俞以疏通经络、行气活血、祛风止痒。

（3）走罐疗法：可在背部膀胱经或局部皮损肥厚处走罐。

（4）毫火针疗法：在局部皮损浸润肥厚处，或阿是穴用毫火针点刺。

（5）中药熏药疗法：取艾绒 15g，三棱 15g，莪术 15g，细辛 15g，当归 15g 等行熏药疗法。

（6）穴位埋线疗法：选中脘、下脘、天枢、气海、关元、曲池、血海、足三里、膈俞等穴行穴位埋线治疗。

（7）中药涂擦疗法：选甘草油、紫草油、黄连膏等外涂。

（8）中药封包疗法：取青黛膏、黄连膏涂擦在皮损肥厚处，用纱布或保鲜膜封包。

分析：此期患者常由婴幼儿期病情迁延不愈而来，病程日久，耗伤气血，损伤肾气，气血暗耗，肾之气阴不足，不能推动气血运行，无以温煦滋养于外，加之过食辛辣温燥，久居湿热之地，外感风湿热邪，致血虚风燥，湿热困阻，故而引发皮肤干燥、苔藓样变等皮损表现。口服中药可根据患者病情适当加入疏肝理气之品，外洗中药常选用活血润肤等药物，适当加入炒枳壳等行气类药物，使气行则血行。可采用中药封包或中药涂擦等疗法，直接作用于皮损处以起到软坚散结、活血通络的作用。选择调理气血的穴位如膈俞、肝俞、脾俞等背俞穴拔罐以调和气血。于膀胱经走罐可振奋阳气、调和气血。局部皮损缠绵难愈处，可配合阿是穴局部走罐，疏通气血，或者配合熏药，以其温热之性开阖肌肤腠理，使皮肤气血得以流通，瘀血得以疏散，经络得以疏通。配合毫火针以活血润肤、泄热止痒。穴位埋线选择血海、膈俞、足三里等穴以调和气血，巩固疗效。

4. 肝郁脾虚证

症状：病程长，缠绵反复，皮损暗红，可见红斑、丘疹、丘疱疹、水疱、糜烂、渗出、结痂等，自觉瘙痒剧烈；患者多伴有胸胁、乳房胀痛，脘腹胀或窜痛，喜叹气，嗳气吞酸，呕吐苦水，纳呆，腹痛泄泻。苔薄，脉弦。

辨证：肝郁脾虚，肌肤失养。

治法：疏肝解郁，养血健脾。

内治方：逍遥散加减。

柴胡 10g	当归 10g	白芍 10g	白术 10g
茯苓 10g	薏苡仁 15	丹参 10g	郁金 10g
生地黄 15g	制远志 10g	厚朴 10g	泽泻 10g
白花蛇舌草 15g	蛇床子 10g		

加减：寐欠安者加茯神；易怒者加丹皮、栀子；月经不调者加益母草、泽兰。

外治法：

（1）中药熏洗疗法：取马齿苋、黄柏、连翘、丹参、当归、黄芪、白术、鸡血藤等煎汤熏洗；瘙痒明显者加炒蒺藜、蛇床子、苦参等。

（2）刺络拔罐疗法：选取肝俞、膈俞等穴刺络拔罐。

（3）拔罐疗法：选双侧肺俞、肝俞、脾俞、膈俞拔罐。

（4）走罐疗法：在膀胱经走罐。

（5）耳穴压丸疗法：选肝、脾、三焦、内分泌、神门、肾上腺等穴，贴王不留行籽。

（6）刮痧疗法：在肝俞、膈俞穴处或背部膀胱经、督脉或任脉刮痧。

（7）穴位埋线疗法：取中脘、下脘、天枢、气海、关元、曲池、足三里、肝俞、膈俞、脾俞行穴位埋线疗法。

分析：本证患者多情志不舒，故熏洗中药可适当加入行气活血药物，如丹参、当归等，选择肝俞、膈俞等调理肝脾的穴位行刺络拔罐以泻肝止痛，配以背俞穴如肝俞、脾俞等行拔罐及走罐疗法以加强疏通经络、行气活血之效。如女性患者在月经期，不能采用拔罐等疗法可选择耳穴压丸疗法，耳穴压丸是通过王不留行籽刺激耳穴而达到与针刺同样的治疗目的。耳廓与经络和五脏六腑关系十分密切，它是机体体表与内脏联系的重要部位，刺激耳穴能调整经脉，传导感应，调整虚实，使人体各部的功能活动得到调整，以保持相对平衡而达到治疗疾病的目的。耳廓的神经很丰富，分布在耳廓上的迷走神经和交感神经对全身脏器有双重支配作用。刮痧疗法是借助特制器具，在中医经络腧穴理论的指导下，采用相应的手法在体表进行刮拭，至出现皮肤潮红，或红色粟粒状，或紫红色或暗红色的血斑、血疱等出痧变化，从而活血化瘀、祛邪排毒，以防治疾病的一种外治法，本证患者多冲任不调，故选择膀胱经、督脉、任脉以活血祛瘀。穴位埋线疗法选择肝俞、脾俞、足三里等调理肝脾的穴位以巩固疗效。

5. 风热蕴肤证

症状：皮疹多发在头面部，发病急，病程短，皮损潮红灼热，可见红斑、丘疹、丘疱疹、水疱、糜烂、渗出、结痂等，自觉瘙痒剧烈；可伴有发热，咽干咽痛，便干溲黄。舌质红，苔薄黄，脉浮数。

辨证：肺胃蕴热，蕴阻肌肤。

治法：疏风清热，解毒止痒。

内治方：银花汤加减。

金银花 10g	黄芩 10g	连翘 15g	槐花 10g
炒白术 10g	薏苡仁 15g	皂角刺 10g	夏枯草 10g
牡丹皮 10g	丹参 10g	菊花 10g	

加减：舌苔白腻者加车前草、泽泻。

外治法：

（1）中药溻渍疗法：选马齿苋、连翘等药物行溻渍治疗。

（2）拔罐疗法：选大椎、肺俞、脾俞、膈俞拔罐。

（3）放血疗法：取耳尖、大椎穴放血。

（4）刺络拔罐疗法：选大椎穴刺络拔罐。

（5）穴位埋线疗法：取中脘、下脘、天枢、气海、关元、曲池、血海、肺俞、阳陵泉行穴位埋线疗法。

分析：本证好发于头面部，故以马齿苋煎水外敷以收敛除湿止痒，并减少对面部皮肤的刺激。选择脾俞、膈俞等穴位拔罐以清热除湿、疏通经络，配以刺络拔罐疗法以清泻肺胃热。选择耳尖、大椎穴放血以泄热解毒。配以肺俞、阳陵泉等穴位行埋线疗法以疏风清热，巩固疗效。

（四）典型案例

杜某，男，22岁，2014年1月14日初诊。

患者腹部、双肘部起红斑、丘疹伴瘙痒反复6年。有鼻炎病史。自述6年前无明显诱因身起红斑、红丘疹、丘疱疹，每次接触花粉或进食辛辣刺激食物后皮肤瘙痒明显，曾于多家医院就诊，效果欠佳，予卤米松、黄皮肤乳膏外用，效果一般，病情反复发作。专科检查：腹部及四肢可见红斑、丘疹、丘疱疹，腹部及上肢处可见抓痕及结痂，全身皮肤干燥，自觉瘙痒，掌纹征明显。纳可寐安，大便稀、每日1次。舌红苔薄白，边有齿痕，脉弦。

中医诊断：四弯风。

西医诊断：特应性皮炎。

辨证：脾虚湿盛证。

治法：健脾利湿，祛风止痒。

内治方：除湿止痒汤加减。

白鲜皮10g	炒蒺藜9g	黄柏10g	苦参9g
茯苓10g	麸炒薏苡仁15g	炒白术10g	马齿苋15g
连翘15g	徐长卿10g	丹参10g	佛手10g
黄芩10g	牡丹皮10g	白花蛇舌草15g	郁金10g
泽泻10g	炙甘草6g	柴胡10g	炒白扁豆10g

7剂，每日1剂，水煎口服，日2次，每次200ml。

外治法：中药溻渍疗法选马齿苋、连翘、蛇床子、炒蒺藜、白蔹煎汤局部溻渍，每日1次。膀胱经走罐治疗，之后取脾俞、肝俞、膈俞行闪罐治疗，腹部及四肢阿是穴皮损可选用毫火针疗法。配合黄连膏外用以润肤解毒。嘱患者避风寒，清淡饮食，规律作息，调畅情志，定时服药，7天后复诊。

二诊：患者腹部、四肢暗红斑较前面积稍减小、颜色变淡，丘疹数目较前减少，自觉瘙痒较前稍好转，纳可，寐欠佳，大便稀、每日1次。舌红苔薄白，边有齿痕，脉弦。上方减少清热解毒中药，去连翘、徐长卿，加麸炒枳壳、麸炒芡实健脾止泻，加远志以安神助眠，继服 7 剂。予马齿苋、连翘、蛇床子煎汤溻渍，每日 1 次。继予背俞穴拔罐，阿是穴毫火针治疗，以及穴位埋线（取中脘、下脘、天枢、气海、关元、曲池、血海、足三里、脾俞）配合黄连膏外用。

三诊：患者腹部、四肢暗红斑面积较前明显减小、颜色变淡，丘疹数目较前明显减少，瘙痒程度明显减轻，纳可寐安，二便调、每日 1 次。舌红苔薄白，边有齿痕，脉弦。口服方去黄芩，加川芎、白芍以增活血润肤之效。皮损较前减少，皮肤仍干燥，予马齿苋、黄柏、鸡血藤、白芍、当归煎汤行溻渍治疗，配合穴位埋线治疗以巩固疗效，继予黄连膏外用。

案例点评：患者初诊时皮疹主要为丘疹、丘疱疹、红斑，伴瘙痒，舌红，苔薄白，辨证属脾虚湿盛证，治宜健脾利湿，祛风止痒。患者瘙痒明显，皮疹色红，可见少量丘疱疹，配合马齿苋、连翘、蛇床子、炒蒺藜、白蔹中药溻渍以清热除湿止痒。膀胱经走罐以祛湿通络，振奋阳气，配以脾俞、肝俞、膈俞行闪罐治疗。予火针疗法以泄热止痒。黄连膏外用以润肤解毒止痒。二诊时，患者皮损部分消退，瘙痒减轻，渗出减少，故溻渍方去白蔹、炒蒺藜，继予中药溻渍以清热解毒止痒，及背俞穴拔罐加强祛湿通络之效，阿是穴用毫火针治疗以止痒，配以埋线治疗以健脾祛湿止痒。三诊时患者皮疹基本消退，瘙痒减轻，皮肤干燥，故加入鸡血藤、白芍、当归继予中药溻渍以润肤解毒止痒，继续配合穴位埋线以调理脾胃、行气活血，巩固疗效。

（五）临证经验

特应性皮炎发作期临床表现为皮损偏红、渗液、结痂等多态损害，伴瘙痒剧烈。在发病初期，多选用清热解毒、除湿止痒类的中药，可视皮损面积大小选择中药溻渍疗法或熏洗疗法；若渗出较多，可选择白蔹等具有收敛之效的中药。拔罐疗法，如肝郁脾虚证选择肝俞、脾俞等，脾虚湿盛证选择脾俞、三焦俞等，湿热蕴肤证选择肺俞、脾俞等。热象较重者可采用刺络拔罐疗法（选大椎穴、肺俞穴、膈俞穴等），或放血疗法（如头面部或上身皮损较重者选择耳尖放血，下肢皮损较重者可选委中穴）。毫火针疗法可以起到较好的止痒作用，若患者皮损处见较多红色丘疹、结节，或皮损浸润较厚者可以选择毫火针疗法。研究证明，火针可以通过热力刺激引起局部血管扩张，改善血液循环，增强针刺局部的血液供应，增加白细胞的数量，提高白细胞的吞噬功能，进而促使炎症消退，控制病灶复发，促进皮肤修复，防止瘢痕形成。火针是温通之法应用于皮肤瘙痒症的代表疗法，适用于气滞血瘀、湿邪内蕴引发的顽固性皮肤瘙痒症。对于皮损浸润肥厚，或缠绵难愈处，可采用熏药疗法，选择三棱、莪术、细辛、桃仁等行气活血类药物。穴位埋线疗法在疾病稳定期可选用，根据辨证选择最佳的穴位。耳穴压豆操作方便，适用范围广，且属于无创操作，患者易接受，故可辨证选用。

（六）零金碎玉

（1）特应性皮炎患者的常见特征："鼻炎、哮喘"病史、掌纹征、口周苍白圈、皮肤白皙等。

（2）外用中药选择：处于急性期时可选用清热解毒的中药，如马齿苋、蛇床子、连翘、黄芩、炒蒺藜、苦参、地肤子等。年龄较小的儿童或者特殊人群如孕妇则需减少中药的种类，可单用马齿苋、黄芪等，或者酌情加减。待患者皮损基本消退则应选用活血润肤的中药如丹参、当归、白芍、鸡血藤、桃仁、茯苓等，并增加行气药物如炒枳壳等。

（3）拔罐疗法是通过刺激腧穴及经络，起到扶正祛邪、平衡阴阳、调整脏腑气机等作用，从而达到治疗疾病的目的。可根据患者不同的罐印采取不同措施，如罐印色黑提示瘀滞较重，嘱患者少进食生冷；罐印色红，提示热盛，嘱患者少进食辛辣刺激之物，并隔日拔罐至罐印色泽正常；罐印色白，提示为虚证，嘱患者进食辛温之品，如羊肉等。

（4）对于有热象的患者，可以采取耳尖放血疗法，或者背俞穴（取大椎、肺俞）放血疗法以泄热解毒。

（5）对于剧烈瘙痒患者，可在皮损处采用毫火针针刺的方法。

（七）专病专方

1. 过敏煎

组成：马齿苋 30g，银柴胡 10g，乌梅 10g，五味子 10g，防风 10g，炒白术 10g，黄芪 15g，炙甘草 6g。

功用：解毒除湿，益气健脾。

主治：患者高敏体质，除特应性皮炎表现外，尚有鼻炎、哮喘等过敏性疾病；伴有高 IgE 测定、吸入性及食物性过敏原异常者。

用法：每日 1 剂，水煎服，每日 2 次，每次 200ml，饭后温服。

2. 祛湿止痒方

组成：马齿苋 15g，黄芪 30g。

功用：清热解毒，祛风止痒。

主治：特应性皮炎周身皮肤干燥粗糙，瘙痒明显，躯干、肘窝、腘窝等见红斑、丘疹、丘疱疹者。

用法：中药溻渍治疗或者中药熏洗治疗。

注意事项：各年龄段，尤其是年龄较小患儿或孕妇等。

3. 安神止痒耳穴

穴位：脾、肾、三焦、小肠、内分泌、胃、神门、耳背心。

功效：调理脾胃，宁心助眠。

主治：特应性皮炎瘙痒明显，夜寐不安，性情急躁者。

用法：耳穴压丸治疗。

第五节　皮肤淀粉样变

（一）疾病认识

淀粉样变病是一种淀粉样蛋白沉积于正常皮肤中而其他器官均无受累的一种局限性疾病。临床上，淀粉样变可以分为原发性及继发性两种。主要临床表现为半球形、多角形或圆锥形质硬丘疹，顶端有黑色角栓，皮损密集而不融合，剧烈瘙痒。临床类型包括苔藓样、斑块状和结节状。病因及发病机制目前尚不清楚，有相关文献表明与创伤、自身免疫、遗传等因素有关。

中医学称本病为"荔壳风"，属"松皮癣""顽癣"等范畴。《外科正宗·顽癣第七十六》记载："顽癣乃风、热、湿、虫四者为患。发之大小圆斜不一，干湿新久之殊……顽癣抓之则全然不痛……此等总皆血燥风毒克于脾、肺二经。"《医宗金鉴·外科心法要诀》亦记载："此证总由风湿热邪，侵袭皮肤，郁久风盛，则化为虫，是以瘙痒之无休也……松皮癣，状如苍松之皮，红白斑点相连，时时作痒。"

中医学认为本病多因先天气血不足，外感风湿之邪，导致客于肌肤，郁结于气血，致气血运行无法保持正常，肌肤失养而引发。

（二）辨治思路

皮肤淀粉样变临床辨证多为营血不足，体内蕴湿，复外感风邪，郁久化热，湿热化燥，而致气血瘀滞，使皮肤失于濡养所致。故治疗当以清热解毒利湿，活血通络，疏风止痒，养血润肤为主。刘红霞教授根据多年临床经验，认为皮肤病存在显著地域差异，《素问·阴阳应象大论》云："东方生风……南方生热……西方生燥……北方生寒……中央生湿。"新疆地处西北，气候干燥，燥邪易伤及脾肾，而且因新疆地区气温低、湿度小，人体需要消耗较多盐分，因此当地人饮食口味偏重，以肉食为主，且多喜饮酒，易生湿化热，伤及脾胃，故形体肥胖，腠理致密，卫外抗邪能力强。

基于本病皮损特点较为坚硬，难以消退，刘红霞教授主张通过辨皮损选法，注重外治，辨证遣方，并结合脏腑辨证。前期注重脾胃，后期注重滋补肝肾。在中药内服的基础上，根据体质选取不同外治方法，以祛湿止痒、养血润肤为治则，辨病、辨证、辨体结合，提高了疾病的治愈率和缓解率，减少了外用激素的使用，降低了药物的毒副作用。

中医外治法在皮肤淀粉样变的治疗中属于特色治疗，虽外治于体表但药效仍可达脏腑，治在局部而通达全身，与内治法比较只是给药途径不同，可调节全身气机，发挥整体效应。

（三）治疗方案

1. 痰浊阻滞证

症状：皮疹多为结实坚硬的丘疹，融合成片，呈苔藓样变，伴瘙痒；伴脘腹胀满，食欲不佳。舌质暗胖，苔白腻，脉濡滑。

辨证：痰湿阻滞，脾失健运。

治法：化痰软坚，健脾除湿。

内治方：除湿止痒汤加减。

炒蒺藜 9g	黄柏 10g	苦参 10g	连翘 15g
薏苡仁 15g	茯苓 10g	马齿苋 15g	炒白术 10g
白花蛇舌草 15g	丹参 10g	泽泻 10g	炒麦芽 10g
佛手 10g	炙甘草 6g		

加减：中焦湿重，加法半夏 9g，陈皮 6g；瘙痒尤甚，加蛇床子 15g，连翘 30g；大便溏泄者，薏苡仁改用麸炒，用量 15g，加炒芡实 10g，炒枳壳 10g；纳呆食少，加豆蔻 6g，砂仁 6g。

外治法：

（1）中药熏洗疗法：黄柏 30g，刺蒺藜 15g，苦参 15g，丹参 30g，白术 15g，连翘 30g，茯苓 30g，用煎汤熏洗。瘙痒尤甚者加蛇床子 15g，地肤子 15g；皮损浸润厚者加当归 15g，黄芪 15g。

（2）走罐疗法：局部皮损浸润较厚，可局部走罐；或选取膀胱经走罐。

（3）毫火针疗法：皮损粗糙、肥厚、瘙痒明显处施毫火针疗法。

（4）艾灸疗法：局部选取足阳明胃经丰隆穴、足太阴脾经地机穴施艾灸疗法。

（5）中药涂擦疗法：取黄连膏外擦皮损处。

分析：本证多见于青壮年，因饮食不节，脾失健运，水液与血液代谢失调，致痰湿与瘀血积聚于皮肤而成，治疗应以调理脏腑为主，方选除湿化痰散结、宣通皮肤腠理之品。患者发病初期丘疹较多，浸润较厚，瘙痒尤甚，用黄柏、刺蒺藜、苦参、连翘清热解毒散结，白术、当归活血养血中药熏洗，经透皮吸收加强药物作用。此证型患者体内痰湿内阻，可选取膀胱经走罐祛湿通络，浸润肥厚皮疹局部走罐活血散结化瘀；局部浸润肥厚、瘙痒剧烈者，用火针以散结止痒；局部艾灸以健脾化湿；外用黄连膏清热解毒。

2. 顽湿互结证

症状：皮损颜色较红，或有瘀斑瘀点，瘙痒甚，睡眠较差，夜痒甚；伴小便黄，大便秘结，口渴咽干。舌质偏红，苔白腻，脉滑数。

辨证：顽湿聚结，肌肤失养。

治法：息风止痒，除湿解毒。

内治方：全虫方加减。

全虫 5g	皂角刺 10g	黄柏 10g	苦参 10g
连翘 30g	茯苓 10g	白术 10g	丹参 10g
炙甘草 6g	牡丹皮 10g		

加减：皮疹较多、浸润较厚者，加炒蒺藜 10g，蛇床子 10g；夜寐不安者，加珍珠母 30g，制远志 10g，茯神 30g；湿重者，加厚朴 10g，炒苍术 10g；皮肤比较敏感者，加马齿苋 15g。

外治法：

（1）中药熏药疗法：取三棱 15g，莪术 15g，艾叶 10g，桂枝 10g，青皮 15g，细辛 10g，桃仁 10g 做成药卷局部外熏。瘙痒明显者加刺蒺藜 15g，蛇床子 15g；皮损浸润肥厚者可加鸡血藤 15g，当归 15g，夏枯草 15g。

（2）中药熏蒸疗法：取马齿苋 15g，黄柏 15g，茯苓 15g，全虫 3g，当归 15g，丹参 15g，连翘 30g 行中药熏蒸疗法。皮损明显瘙痒者，加蛇床子 15g，刺蒺藜 15g；浸润较厚者，加白芍 15g，桂枝 10g。

（3）刺络拔罐疗法：选取膀胱经膈俞、大椎穴行刺络拔罐。

（4）毫火针疗法：皮损瘙痒剧烈处或者浸润肥厚处用毫火针针刺。

（5）耳穴疗法：主穴取神门、脑，配穴取心、肝、内分泌、脾、肾等敏感点，贴王不留行籽，或用皮肤针刺穴。

（6）中药涂擦疗法：坚硬红肿者外用金黄膏，或黄连膏外涂。

（7）穴位贴敷疗法：将枳实、黄芪、厚朴、当归、生薏苡仁、白术等中药外敷于神阙穴。

（8）刮痧疗法：选择足三里、肾俞、关元等穴位及足阳明胃经和任脉，采用平补平泻中等强度的补法，顺经络分别每次刮拭 15~20 次，隔 2 天刮 1 次。

分析：刘红霞教授考虑此病多因外邪郁于体内，再加湿邪阻于中焦，久而化瘀，湿瘀互结于肌肤，由于湿为阴邪，易伤阳气，常使阳不入阴，夜痒甚，湿瘀上承于舌面，阻于络脉而成。治疗应选活血行气、化痰散结之品。刘红霞教授继承了赵老的熏药疗法，将中药免煎颗粒剂混合一定比例的艾绒，用黄纸卷至 1.5cm 大小的圆柱状，点燃熏皮损处，每日 2 次，每次熏 15~30 分钟，熏时接触皮损段一般在 40~80℃。以三棱、莪术、桂枝等局部温通中药熏药治疗；马齿苋、黄柏、连翘中药熏蒸清热解毒；刺络拔罐逐瘀通络；局部毫火针针刺以温经通络，解毒止痒；耳穴疗法用王不留行籽贴敷或皮肤针刺激穴位，通过经络和神经反射起到清热解毒、重镇安神、止痒止痛、活血散结作用；将中药外敷于神阙穴，可调节诸经络之血气运行，除湿化瘀、通调腑气，最终达到调节机体脏腑功能作用；刮痧疗法通过刺激经络及表皮，调和阴阳，加强气血运行，使全身更有效地吸收药物。外用金黄膏清热解毒、软坚散结，黄连膏清热解毒。

3. 阴血亏虚证

症状：皮疹多为局部皮肤肥厚、粗糙，形成局限性苔藓样变，颜色淡褐色；伴有口干，小便少，大便干。舌质白，苔薄而干，脉涩。

辨证：郁久耗阴，肌肤失养。

治法：养血润肤。

内治方：养血润肤饮加减。

鸡血藤 15g	当归 10g	赤芍 10g	白芍 10g
丹参 10g	桃仁 10g	土茯苓 30g	萆薢 10g
茯苓 10g	炒白术 10g	夏枯草 10g	

加减：老年患者加酒萸肉 10g，肉苁蓉 30g；皮损主要集中在四肢者，加山药 10g，白扁豆 10g。

外治法：

（1）中药溻渍疗法：取马齿苋 30g，蛇床子 15g，黄柏 15g，连翘 30g，丹参 10g，白芍 15g 行溻渍疗法。皮肤干燥明显者加当归 15g，生地黄 15g；颜色暗红、浸润肥厚处加鸡血藤 15g，当归 15g。

（2）毫针针刺疗法：以腹部穴位为主，取中脘、下脘、气海、关元、大横、足三里、梁丘，瘙痒明显者加曲池、血海。

（3）穴位埋线疗法：主穴取中脘、下脘、天枢、气海、关元，配穴取血海、足三里、曲池、膈俞、脾俞。

（4）雷火灸疗法：可在局部阿是穴用雷火灸。

（5）耳穴疗法：主穴取心、肝、脾、肾，配穴取脑、内分泌、胃、垂体等敏感点，贴王不留行籽或用皮肤针针刺。

（6）中药封包疗法：皮损肥厚处，取青黛膏、黄连膏，用纱布或保鲜膜封包以加强疗效。

分析：刘红霞教授认为此病多因外感风湿之邪，郁于腠理，日久伤阴，阴虚则火旺，气血运行不畅，肌肤失去濡养而成。治疗应选活血养血、润燥止痒之品。口服药中当归、鸡血藤、赤芍、桃仁养血活血，溻渍药中马齿苋、黄柏、连翘清热解毒散结。毫针针刺治疗可调理脏腑气血；穴位埋线可调理脏腑；雷火灸用于局部色素沉着斑、体质怕冷、四肢厥冷者，以温通经络；耳穴疗法用王不留行籽贴敷或皮肤针刺激穴位，通过经络和神经反射起到调理脏腑、养血止痒作用；青黛膏或黄连膏封包以解毒滋润。

（四）典型案例

姜某，男，63岁，2019年3月初诊。

患者全身起红斑、丘疹、鳞屑伴瘙痒8年，加重1个月。8年前患者无明显诱因肩背部及四肢伸侧出现少许肤色丘疹，自觉轻度瘙痒，搔抓后丘疹数量逐渐增多。多次就诊于当地县医院，诊断不详，予药膏外用（具体不详），效果不佳。2018年患者因反复搔抓，局部皮疹增厚，颜色加深呈淡褐色，就诊于上级医院皮肤科，行病理组织检查诊断为"原发性皮肤淀粉样变"，予复方多黏菌素B软膏、卤米松软膏外用，但停药后病情反复。1个月前患者自觉瘙痒加重，夜间尤甚，影响睡眠，为求进一步诊疗，就诊于我科门诊。现躯干、四肢伸侧可见密集淡褐色丘疹，融合成片，趋向融合，呈苔藓样变，浸润肥厚，表面粗糙，其间可见抓痕、血痂，局部色素沉着。二便调，纳可，寐欠安。舌红，苔腻微黄，脉滑。否认烟酒史。

中医诊断：松皮癣（痰浊阻滞证）。

西医诊断：皮肤淀粉样变。

辨证：痰湿阻滞，脾失健运。

治法：化痰软坚，健脾除湿。

内治方：祛湿止痒汤加减。

| 炒蒺藜 9g | 黄柏 10g | 苦参 10g | 连翘 15g |

麸炒薏苡仁 15g	茯苓 10g	马齿苋 15g	炒白术 10g
白花蛇舌草 15g	丹参 10g	泽泻 10g	炒麦芽 10g
佛手 10g	炙甘草 6g		

水煎服，每日 1 剂。

外治法：黄柏 15g，连翘 30g，当归 15g，丹参 30g，茯苓 30g，马齿苋 30g，炒蒺藜 15g，黄芪 30g，白芍 30g，煎汤，行中药熏洗治疗，每天 1 次；配合局部走罐以通络化瘀，局部毫火针软坚散结、祛湿止痒。

嘱患者避风寒，清淡饮食，规律作息，调畅情志，定时服药，2 周后复诊。

二诊：治疗 2 周，患者躯干、四肢原皮损较前变软，瘙痒减轻，皮肤转润，舌质红，苔白腻有裂纹，脉滑。中药内治继以健脾祛湿、化痰散结为法，继予上方。中药熏洗方加南沙参 30g；加中药熏药治疗：三棱 18g，莪术 18g，连翘 30g，桃仁 20g，白芍 20g，细辛 6g，加艾绒，局部外熏以活血通络；配合局部走罐以通络化瘀止痒；局部毫火针以祛湿解毒止痒。

三诊：治疗 4 周，患者躯干、四肢皮损基本平整，部分消退，无瘙痒，皮肤较润，舌质红，苔薄白，脉涩。中药内治以滋补肝肾为法，拟用养血润肤饮加减。经治疗，患者皮疹范围缩小、瘙痒缓解，外治法改用中药溻渍法（养血润肤方），加 500~1000ml 水煎汤溻渍于患处 30 分钟，每天 1 次；用穴位埋线疗法以调理气血；配合黄连膏外用 2 周，以巩固疗效。

内治方：

熟地黄 24g	山药 12g	酒萸肉 12g	牡丹皮 9g
泽泻 9g	茯苓 9g	肉苁蓉 30g	南沙参 30g
丹参 10g	黄芩 10g	佛手 10g	炒麦芽 10g
柏子仁 10g	石斛 10g	生地黄 15g	菟丝子 10g
连翘 15g	白花蛇舌草 15g	炙甘草 6g	

隔日口服。

外治换方改为中药溻渍以活血通络、养血润肤，药用鸡血藤 30g，当归 15g，丹参 30g，连翘 30g，茯苓 30g，马齿苋 30g，白术 15g，黄芪 30g，白芍 30g。并予关元、中脘、下脘、气海、脾俞、肾俞、膈俞、足三里、内关穴行穴位埋线以健脾益气，固本培元，巩固疗效，预防复发。2 周后停药，病情痊愈，3 个月后随访未见复发。

案例点评：患者年逾半百，外受风邪，阻滞气血，脏腑功能失调，脾失健运，痰湿内阻，蕴阻肌肤，郁久致瘀，耗伤阴血，阴血不足，以至于肌肤失养，故局部皮肤出现丘疹、瘙痒剧烈。中药内服当以健脾祛湿、活血化瘀、养血润肤为法治疗。近年来，刘红霞教授临床中发现中药熏洗、局部熏药、火针等外治法对皮肤淀粉样变疗效亦佳。中药熏洗方中所用黄柏、连翘清热解毒、燥湿止痒，丹参、白芍养血活血。一诊治疗后，因顽湿聚结于皮肤，皮损消退较慢，加以中药外熏将药力与热力联合应用可促进药物透过皮肤、孔窍、腧穴直接吸收，进入经络血脉，从而起到活血化瘀、清热燥湿、温经通络止痒的作用。熏药中三棱、莪术、桃仁破血化瘀，艾叶、细辛温经通络。三诊时患者皮损已基本平整，但因久病伤阴，将熏洗方改为中药溻渍，减去清热解毒药，加以鸡血藤、当归、黄芪益气活血。穴位埋线疗法从调理脏腑入手，选取中脘、下脘、气海、关元穴引气归原，其中中脘、下脘起调升降的作用，气海为气之海，关元培肾固本。

（五）临证经验

皮肤淀粉样变西医治疗困难，中医辨证治疗有优势，中医学认为此病属于"顽湿聚结"范围，治疗以健脾祛湿、消瘀散结为主。对于皮肤淀粉样变的中医特色外治，刘红霞教授采用药－罐－针整体治疗，以达到疗效。中药熏洗、局部熏药、中药溻渍治疗均是将中药成分直接作用于皮肤，通过局部皮肤吸收，达到软坚散结、养血润肤作用；熏药作为刘红霞教授的特色疗法，通过中药免煎颗粒剂与艾绒结合，可通过辨证取方选药治疗，对此类疾病有较好的临床疗效。采用走罐疗法，一方面是通过膀胱经走罐来疏通机体气机运行，另一方面局部走罐具有疏通经络作用，可加快局部血液循环，在引邪外出的同时也增强了肌肤表面对药物的吸收能力，加强治疗疗效。

本病多为久病致瘀，初起湿邪侵入，困阻脾胃，气机运行不畅，郁久至瘀，局部刺络拔罐可清热解毒、活血化瘀。针包括毫火针、毫针、穴位埋线疗法。毫火针治疗软坚散结、活血化瘀，疗效显著，毫火针点刺具有消肿散结，促进慢性炎症吸收作用，可破坏病变组织，激发自身对坏死组织的吸收，同时毫火针治疗可以使局部血液供应增强，加快血液循环，使受损组织和神经重新恢复。毫针通过辨病辨证取穴可通调营卫气血，调整经络、脏腑功能，选穴主要以皮损周围阿是穴及调中理气穴位为主。穴位埋线是在毫针基础上的进一步治疗，可巩固疗效，避免复发。刘红霞教授强调对于疾病治疗要做到辨病－辨体－辨证治疗，通过内外兼治，减少药物的不良反应及肝、肾功能损害，缩短患者治疗时间，运用安全有效的治疗方法达到满意的治疗效果，值得临床推广使用。

对于淀粉样变之皮损浸润较厚者可用中药熏洗治疗，对于皮损间有糜烂、血痂、渗出者可用中药溻渍治疗，对于病史较长、局部皮损难以消退者，可先采取局部走罐，再进行毫火针治疗，后予刺络拔罐。病程后期者，可进行毫针或穴位埋线治疗，巩固疗效。

（六）零金碎玉

1. 乳香、没药

（1）单味功用：乳香味辛、苦，性温，归心、肝、脾经。功能活血行气止痛、消肿生肌。没药味辛、苦，性平，归心、肝、脾经，功能散瘀定痛、消肿生肌。

（2）伍用经验：乳香、没药均有活血止痛、消肿生肌功效。乳香既入血分又入气分，偏于行气止痛，外用可消肿生肌。没药偏于散血化瘀止痛。两药相须为用，外治气滞血瘀肿痛类疾病效果较佳。

2. 三棱、莪术

（1）单味功用：三棱味辛、苦，性平，归肝、脾经，可破血行气，消积止痛。莪术味辛、苦，性温，归肝、脾经，能行气止痛、消积散结、破血祛瘀。

（2）伍用经验：三棱、莪术均为破血消瘀药，三棱破血力大，莪术行气力强，两药配伍，相辅相成，取长补短。

3. 丹参、连翘

（1）单味功用：丹参味苦，性微寒，归心、肝经，可活血祛瘀，通经止痛，清心除烦，凉血消痈。连翘味苦，性凉，归心、肝、胆经，可清热解毒，散结消肿。

（2）伍用经验：丹参活血祛瘀，连翘清热解毒、消肿散结，两药配合外治可有效提高解毒排毒之功，用于血瘀毒结者。

4. 赤芍、白芍

（1）单味功用：赤芍味苦，性微寒，归肝经，功能清热凉血、散瘀止痛。白芍味苦、酸，性微寒，归肝、脾经，功能养血调经、敛阴止汗、柔肝止痛、平抑肝阳。

（2）伍用经验：赤芍清热凉血，活血散瘀止痛。白芍收敛肝阴以养血，柔肝而止痛。二药配伍用之，补血与活血兼顾，皮肤干燥、慢性炎症疾病有外治需要皆可用。

5. 当归、鸡血藤、丹参

（1）单味功用：当归味甘、辛，性温，归肝、心、脾经，可补气和血，调经止痛，润燥滑肠。鸡血藤味苦、甘，性温，归肝、肾经，可活血补血，调经止痛，舒筋活络。丹参味苦，性微寒，归心、肝经，可活血祛瘀，通经止痛，清心除烦，凉血消痈。

（2）伍用经验：当归既能补血又能心血，以养血为主。丹参行血补血凉血，祛瘀生新而不伤正。鸡血藤养血活血，疏通经络。三药联合外用，可达到养血润肤功效。

6. 太冲、血海穴

（1）单穴功用：太冲属足厥阴肝经，有平肝息风、清热利湿、通络止痛作用；血海属足太阴脾经，有养血息风、活血止痒作用。

（2）伍用经验：太冲既能疏肝理气，又能定神安志。血海能活血养血。二药联合穴位放血可加强行气止痒功效。

7. 血海、足三里穴

（1）单穴功用：血海属足少阴脾经，有化血为气、运化脾血、养血活血作用；足三里属足阳明胃经，有生发胃气、燥化脾湿作用。

（2）伍用经验：血海为血之会，脾能统血，脾之精血发于此，为治疗血病之要穴；足三里为胃经经气会聚之处。血海与足三里相配，能加强疏通气血，祛湿消肿功效。

8. 脾俞、膈俞穴

（1）单穴功用：脾俞属足太阳膀胱经，内应脾脏，为脾经经气转输之处，是脾脏的背俞穴，有益气健脾的作用。膈俞穴属于足太阳膀胱经，为八会穴之血会，具有理气宽胸、活血通脉的功效。

（2）伍用经验：脾俞、膈俞穴均为足太阳膀胱经经穴，脾胃为气血生化之源，膈俞为血会，二者配伍有扶脾统血、清热止血的作用。

9. 耳穴之心、神门

（1）单穴功用：心穴位于耳甲腔正中凹陷处，即耳甲 15 区，可养血生脉，益心安神，通络止痛；神门穴位于三角窝内、对耳轮上下脚分叉处稍上方，可养心安神，清热止痛。

（2）伍用经验：心穴与神门穴可调节交感神经功能，二者配伍可加强养血宁心、安神定志作用。

（七）专病专方

刘红霞教授临床中主要运用的外治法方剂和组穴如下。

1. 祛湿止痒方

组成：黄柏 15g，连翘 30g，当归 15g，丹参 30g，茯苓 30g，马齿苋 30g，炒蒺藜 15g，黄芪 30g，白芍 30g。

功用：解毒止痒。

主治：皮肤瘙痒明显者，浸润较厚、无明显糜烂渗出者。

用法：中药溻渍或者中药熏洗治疗。

2. 健脾润肤方

组成：鸡血藤30g，当归15g，丹参30g，黄芪30g，茯苓30g，枳壳30g，白术15g，白芍30g等。

功用：健脾养血，润肤止痒。

主治：皮肤干燥粗糙、脱屑、瘙痒者，或者皮损消退后期。

用法：中药熏洗疗法或者中药熏蒸疗法。

3. 软坚散结方

组成：三棱15g，莪术15g，乳香10g，没药10g，细辛6g，连翘30g，鸡血藤30g，炒枳壳15g。

功用：软坚散结，通络止痒。

主治：皮损病程长、久不消退、浸润肥厚、瘙痒明显者。

用法：将中药免煎颗粒剂碾碎与艾绒融合，用黄纸卷成药卷，将其点燃。外熏距离以患者感觉温热舒适为度（约15cm），每次15~30分钟，每天1~2次，熏毕将药卷压灭。

4. 穴位埋线

选穴：主穴取气海、关元，配血海、足三里、曲池、膈俞、脾俞等，均取双侧。

功用：调节脏腑，平衡阴阳，固本培元。

主治：年老体弱、阴阳不调、体虚患者，或巩固治疗。

用法：穴位埋线。

第六节　白癜风

（一）疾病认识

白癜风是一种原发性、局限性或泛发性的皮肤黏膜色素脱失症。临床表现为皮肤乳白色色素脱失斑，界限清楚，大小不等，好发于面、项、手、背、前臂等暴露部位。西医学认为其病因可能与患者遗传、自身免疫、精神和神经化学异常、氧化应激损伤、微量元素缺乏及其他因素有关，病机尚不明确，是易诊难治的损容性皮肤病之一。不仅影响美观，对患者的心理与精神压力也很大。

中医古籍称本病为"斑驳""白驳风"等。中医学认为本病发病总由外感六淫，内伤七情，脏腑功能失调所致。外感风邪、肝气郁结，或肝肾不足，致气血不和，肌肤失养是本病发病的主要诱因。如隋代巢元方在《诸病源候论·白癜候》中曰："白癜者，面及颈项身体皮肉色变白，与肉色不同，亦不痛痒，谓之白癜，此亦风邪搏于皮肤，血气不和所生也。"清代吴谦在《医宗金鉴·外科心法要诀》中也有相似论述。

本病总因脉络瘀阻、气血失和所致，初起多为风邪外袭，气血不和；情志内伤，肝郁气滞，白斑发展迅速。日久常有脾胃虚弱、肝肾不足、经络瘀阻，故白斑色淡或边有色素沉着。刘红霞教授认为白癜风病程普遍较长，久病多虚、多瘀，病久入络，不论病因起于何邪，后期大多可有血瘀阻络，气血失和，肌肤失于荣养，治疗多用疏肝理气、健脾益肾、调和气血之法。

（二）辨治思路

《灵枢·本脏》说："视其外应，以知其内脏，则知所病矣。"人体的内外是紧密联系的，有诸内必形诸外。人体内部发生病变，必然会引起外表神色形态的改变，故而刘红霞教授强调在临床上应辨病-辨证-辨体相结合。白癜风属于皮肤科疑难杂症，易诊难治。根据中医五色辨证"青黑为痛，黄赤为热，白为寒""其色多青则痛，多黑则痹，黄赤则热，多白则寒，五色皆见则寒热也"的指导思想，结合白癜风皮损特点，其辨证应属阴属寒。黑色属肾，肾精充足则皮肤色泽正常，白癜风皮损为皮肤色淡或色素脱失，亦是肾虚之征。肝主疏泄，调畅气机，脾胃为气血生化之源，肝脾功能失调，致使气血运行不畅，气机逆乱，瘀阻脉络，发于肌肤为病。故临床辨证多为肝郁气滞、肝肾不足、脾肾两虚，以虚证较多。刘红霞教授治疗白癜风强调内外同治，尤重外治。中药内服稳定病情，外治则加强调和气血阴阳平衡的作用，并促进皮损复色。常会选择膀胱经拔罐、闪罐以调理脏腑、气血阴阳；神阙穴、关元穴等行艾灸疗法以益气固本；皮损处予毫火针可温热助阳，激发经气，调气活血。

（三）治疗方案

1. 肝郁脾虚证

症状：皮肤白斑大小常随情绪波动而加重；或伴有情志抑郁、喜叹息或心烦易怒，胸胁或少腹胀闷窜痛，妇女或有乳房胀痛、痛经、月经不调。舌淡红，苔薄白，脉弦。

辨证：气血不足，肝郁气滞，肌肤失养。

治法：疏肝解郁，健脾养血。

内治方：逍遥散加减。

柴胡 10g	白芍 10g	白术 10g	当归 10g
赤芍 10g	茯苓 10g	白芷 10g	补骨脂 10g
鸡血藤 15g	首乌藤 15g	炙甘草 6g	

加减：如舌下络脉迂曲、口唇颜色紫暗明显者，加郁金 10g，川芎 10g；皮损在手部加桑枝 3g；皮损在上肢加片姜黄 3g；皮疹在下肢加川牛膝 6g。

外治法：

（1）毫火针疗法：取阿是穴（皮损处）用毫火针治疗。

（2）闪罐疗法：取阿是穴（皮损处）行闪罐法。

（3）拔罐疗法：选双侧肺俞、膈俞、肝俞、脾俞、肾俞行拔罐法。

（4）刺络拔罐疗法：选膈俞、肝俞穴及皮损处刺络拔罐。

分析：《医宗金鉴·白驳风》指出白癜风是"由风邪相搏于皮肤，致令气血失和"所致。《医林改错·通窍活血汤所治症目》中有"白癜风血瘀于皮里"之说。肝失疏泄，气机不畅，致使气血运行失和，肌肤失养而出现白斑。中医学认为火针可温热助阳，激发经气，调气活血。西医学认为，火针可促进毛细血管扩张，改善局部血液循环，激发酪氨酸酶活性，促进黑色素生成，从而达到治疗白癜风的目的。皮损处行闪罐法可促进局部气血运行，配合背俞穴拔罐，有助于调和气血。膈俞穴是足太阳膀胱经的背俞穴，也是八会穴之一的血会，具有理气宽胸、活血通脉的功效。该穴上承心肺：心主血脉，肺朝百脉；下连脾胃与肝胆：脾为气血化生之源，输布水谷精微，化生气血之要地，主统血，肝为藏血之所，是调节人体气血的重要场所。肝俞穴是肝脏气血转输之处所，外现于膀胱经的穴位，具有疏肝利胆、宽胸理气、行气止痛、通络和血的作用。两穴相配可达调畅气机，疏肝理气之效。

2. 肝肾不足证

症状：皮肤白斑日久，色瓷白或乳白，形状不规则，边界清楚，白斑内毛发多有变白；伴有失眠多梦，头晕目眩，腰膝酸软。舌质红、少苔，脉细或沉细数。

辨证：肝肾不足，气血失和，肌肤失养。

治法：滋补肝肾，养血活血。

内治方：六味地黄丸加减。

熟地黄 24g	山药 12g	山萸肉 12g	茯苓 9g
牡丹皮 9g	泽泻 9g	白芷 10g	补骨脂 10g

白芍 10g　　　　　　白术 10g　　　　　　炙甘草 6g

加减：若夜间手足心热，盗汗，口干，加知母 10g，黄柏 10g。

外治法：

（1）毫火针疗法：选取阿是穴（皮损处）行毫火针治疗。

（2）走罐疗法：选取阿是穴（皮损处）或背部（膀胱经、督脉）走罐。

（3）拔罐疗法：选双侧肺俞、膈俞、肝俞、脾俞、肾俞拔罐。

（4）雷火灸疗法：选取阿是穴（皮损处）行雷火灸。

（5）穴位埋线疗法：主穴取肝俞、肾俞、膈俞、曲池、三阴交。有失眠多梦者，可加心俞；脾胃虚弱者，加脾俞、中脘、天枢、足三里。功效：协调脏腑、疏通经络、调和气血。

分析：本证多见于稳定期，毫火针、背俞穴拔罐机制同上，刘红霞教授认为此证型因病久，且肝肾不足，以致气血失和，肌肤失养，故而通过穴位埋线协调脏腑功能、疏通经络、调和气血、补虚泻实，使人体恢复阴平阳秘的状态，从而达到治疗目的。肝俞穴具有疏肝利胆、宽胸理气、行气止痛、通络和血的作用。肾俞穴是肾脏之气血外现于膀胱经的穴位。膈俞穴具有理气宽胸、活血通脉的功效。曲池穴为手阳明经合穴，阳明经为多气多血之经。三阴交为足三阴经（肝、脾、肾）的交会穴，有补肝、益肾、健脾的功效。主穴相配，可达补益肝肾、调和气血的功效。走罐疗法可以加强疏通经络、行气活血等作用，背部走罐可以疏通五脏六腑的经气，调理全身阴阳平衡及气血运行。督脉督领诸阳经，统摄全身阳气和真元，为阳脉之海，刺激督脉腧穴能够激发人体正气，有扶正功能。足太阳膀胱经主一身之表，为诸经循行交会处，太阳经统摄营卫，凡外感之邪入侵，必先犯太阳经。同时膀胱经第一侧线为脏腑俞穴之所在，五脏六腑经气皆输注于此，于此处施以走罐疗法能够起到调节营卫之气、抵御外邪入侵的作用。

3.脾肾两虚证

症状：皮肤白斑晦暗，境界欠清；或伴有神疲乏力，腰酸腿软，面黄，纳呆，口淡无味，腹胀、腹泻或便溏。舌质淡、少苔，脉细。

辨证：脾肾两虚，气血失和，肌肤失养。

治法：健脾益肾，养血活血。

内治方：参苓白术散加减。

党参 10g　　　　　茯苓 10g　　　　　白术 10g　　　　　当归 10g

白扁豆 10g　　　　薏苡仁 15g　　　　莲子 10g　　　　　山药 10g

桔梗 6g　　　　　　白芷 10g　　　　　补骨脂 10g　　　　炙甘草 6g

加减：若乏力、怕冷明显者，加黄芪15~30g；便溏明显者，改用炒白术、炒薏苡仁，并加炒芡实10g，炒枳壳10g；若饮食欠佳，舌苔厚腻者，加砂仁6g，豆蔻6g。

外治法：

（1）毫火针疗法：取阿是穴（皮损处）行毫火针治疗。

（2）走罐疗法：取阿是穴（皮损处）、背部（膀胱经、督脉）行走罐疗法。

（3）拔罐疗法：选双侧肺俞、膈俞、肝俞、脾俞、肾俞拔罐。

（4）穴位埋线疗法：选脾俞、肾俞、天枢、中脘、足三里、曲池、三阴交等穴行穴位埋线疗法。

（5）温和灸疗法：取阿是穴（皮损处）行温和灸，神阙穴、气海穴。

分析：本证多见于稳定期，病程长。患者因脾肾两虚，致使气血运行不畅，肌肤失养。走罐疗法可以加强疏通经络、行气活血等作用，背部走罐可以疏通五脏六腑的经气，调理全身阴阳平衡及气血运行。因背部正中的脊柱是督脉的循行线，总督一身阳经，有统帅、调节、联络其他阳经的作用，而脊柱两侧的膀胱经又贯通全身上下，经络上的十二背俞穴是五脏六腑经气所输注的部位，对提升人体正气有非常重要的作用。皮损处走罐和闪罐均可加强局部气血运行，对于皮损面积大者，宜选用走罐法。穴位埋线以腹部穴位为主，可加强健脾益气之功。

（四）典型案例

王某，女，44岁，教师，2015年4月18日初诊。

患者2年前无明显诱因，左侧耳后出现一块钱币大小乳白色斑片，间断在多家医院就诊，皮损未见改善，白斑无明显自觉症状。近半年来，因工作压力致精神抑郁，情绪急躁，白色斑片范围较前逐渐扩大。就诊时双侧颈部见2处3~5cm大小的白斑，其上汗毛色白，无痒痛感，伴胸闷嗳气，神疲食少，寐欠安，小便黄，大便溏。舌质红，苔薄白，脉弦滑。

中医诊断：白驳风。

西医诊断：白癜风。

辨证：肝郁脾虚证。

治法：疏肝解郁，健脾养血。

内治方：逍遥散加减。

| 牡丹皮10g | 栀子6g | 柴胡10g | 当归10g |
| 赤芍10g | 白芍10g | 香附10g | 茯苓15g |

| 白术 15g | 白芷 10g | 补骨脂 10g | 夜交藤 10g |
| 鸡血藤 15g | 炙甘草 6g | | |

水煎口服，早晚各 1 次，每次 200ml，饭后温服。

外治法：毫火针治疗，背俞穴拔罐，肝俞、膈俞穴刺络放血，每周 1 次。

二诊：治疗 1 周后，患者颈部白斑较前变化不大，胸闷、嗳气改善，仍感神疲乏力，纳少，不思饮食，夜寐多梦，小便黄，大便微溏。罐印颜色呈暗紫色。患者胸闷、嗳气改善提示肝郁气滞情况较前好转，神疲乏力、纳少、多梦、便溏提示脾失健运，气血生化无源，不能濡养肌肤，且脾虚生湿，湿阻中焦，致纳少便溏。治宜疏肝养血，健脾祛湿。口服方去夜交藤、鸡血藤，加党参、山药、生薏苡仁，加强调理脾胃，继服 14 剂。继续行毫火针治疗、背俞穴拔罐，每周 1 次。

三诊：上方中药口服 14 剂，配合毫火针疗法及背俞穴拔罐治疗后，患者颈部白斑内可见散在针尖至粟米大小皮岛，偶有嗳气，无明显胸闷感，纳可，寐尚安，二便调。背部罐印颜色较前变浅。舌质淡红，苔薄白，脉细。守方继服 14 剂。继续用毫火针治疗、背俞穴拔罐，每周 1 次。

四诊：守方服用 14 剂后，患者自觉不适症状较前均有改善，且白斑处已有皮岛出现，故治疗上宜加强补脾肾，中药调整改予参苓白术散加减，并配合穴位埋线疗法（选穴：脾俞、膈俞、曲池、中脘、天枢、气海、足三里），2 周 1 次，5 次为 1 个疗程，以加强调理脾胃的作用。

随诊 1 个月，患者颈部白斑出现皮岛，不断恢复，未见新出。

案例点评：白癜风是一种顽固性皮肤病，易诊难治，病因不明，治疗疗程较长。刘红霞教授认为白癜风的治疗需内外同治，尤其是配合毫火针疗法可以明显提高疗效，缩短病程。此案例因情志不畅引起，伴胸闷嗳气，神疲食少，郁怒伤肝，肝失疏泄，则见胸闷嗳气，肝失条达而横乘脾土，脾失健运，清气不升，水谷不化，气滞湿阻，则神疲、食少，舌脉之象均属肝郁脾虚常见之征。在治疗时方选加味逍遥散加减内服以疏肝理气，健脾养血。外治选用毫火针直接作用于皮损处，配合拔罐，加强局部刺激，改善局部微循环，促进气血运行，促使黑素细胞生成，达到治疗目的。选膈俞、肝俞穴刺络放血，具有理气宽胸、活血通脉的功效，加强疏肝理气的作用。二诊时患者胸闷、嗳气改善，但仍感神疲乏力，纳少，不思饮食，夜寐多梦，提示患者肝郁情况改善，脾虚明显，中药去夜交藤、鸡血藤，加党参、山药、生薏苡仁，加强调理脾胃，外治同前。三诊时患者颈部有皮岛新出，胸闷症状消失，饮食情况改善，背部罐印颜色较前次变浅，提示患者肝郁脾虚情况改善，中药守方以巩固疗效，外治同前。四诊时患者不适症状均有改善，此时治疗宜加强补脾益肾，中药方改予参苓白术散加减，并予穴位埋线，取穴以脾经为主，加强健脾益气之功。刘红霞教授临证上尤其重视辨病－辨证－辨体相结合，中药内服以调阴阳气血，重视调理脾胃，同时关注特色外治法在皮肤病中的应用，尤其是在难治性皮肤病的治疗过程中，联合应用多种外治方法，在临床上取得良好疗效。

（五）临证经验

1. 针－罐－线的应用

白癜风病位在皮肤，治疗宜内外同治，中医外治法是中医特色治疗的方法之一。对于白癜风的中医特色外治，刘红霞教授强调非药物疗法，针－罐－线组合运用，以达到最佳疗效。毫火针、闪罐、走罐治疗均可直接作用于局部，通过对局部的刺激，促进气血运行，达到治疗目的。背俞穴拔罐、穴位埋线则是整体调理，背俞穴是五脏六腑的气血外现于膀胱经的穴位，通过拔罐可以激发背部膀胱经的经气，调和五脏六腑的气血运行。临证时，刘红霞教授常结合患者罐印，综合分析及判断患者预后情况。穴位埋线具有调节脏腑气血阴阳的作用，在疾病后期，患者病情稳定，不再有新发白斑，可配合埋线治疗，巩固疗效，避免复发。刘红霞教授强调要灵活运用外治组合拳，其治疗方式灵活多样，能配合使用多种手段，起效时间较快，不良反应相对较少，长期运用比较安全，值得推广运用。

2. 毫火针的应用

刘红霞教授运用毫火针治疗白癜风，疗效确切，认为毫火针较传统火针治疗，优势明显，疗效肯定，操作简单，损伤小，更易被患者接受。毫火针疗法借"火"之力而取效，具有针和灸的双重作用。故毫火针治疗白癜风的中医机制主要有借火助阳、以热引热、开门祛邪三方面。临床中，医生可根据患者的年龄、分型、分期以及皮损位置制订个体化的联合治疗方案，及早促进复色。

对进展期白癜风可用浅刺、散刺治疗；对稳定期白癜风采用毫火针深刺、密刺治疗；对节段型白癜风选用毫火针治疗的同时，可配合走罐、闪罐等中医特色外治疗法；对于病史较长者，先局部留罐，后行毫火针治疗，再拔罐放血，可重复拔罐至瘀血拔尽；皮损面积较大者，肌肉丰厚的部位，如腰背、大腿等部位可走罐后施以毫火针治疗；皮损局限或肌肉比较松弛，吸拔不紧者，先予闪罐治疗后行毫火针治疗。临床中，合理应用、有效结合，才能提高白斑复色率。

（六）零金碎玉

1. 补骨脂、白芷

（1）单味功用：补骨脂苦、辛，性温，归肾、脾经，有补肾壮阳、补脾健胃的功效。白芷味辛，性温，归肺、脾、胃经，能解表散寒，祛风止痛，通鼻窍，燥湿止带，消肿排脓，祛风止痒。

（2）伍用经验：白芷散风辟秽，补骨脂温补脾肾，二药配伍，扶正祛邪。现代药理研究发现，白芷含呋喃香豆素类化合物等光活性物质，机体在日光或紫外线的照射下可使照射部位色素增加，这与补骨脂的光敏作用相似，二者共用可使光敏性增强，促进机体黑色素的生成并沉积于皮下。

2. 罐印颜色与对应症状

（1）如果罐印紫黑而暗，一般表示体有血瘀，如行经不畅等，当然，如患处受寒较重，也会出现紫黑而暗的印迹。如印迹数日不退，则常表示病程已久，需要多治疗一段时间。如走罐出现大面积黑紫印迹时，则提示风寒所犯面积甚大，应对症处理以驱寒除邪。

（2）罐印发紫伴有斑块，一般表示有寒凝血瘀之证。

（3）罐印呈散紫点，深浅不一，一般提示为气滞血瘀之证。淡紫发青伴有斑块，一般以虚证为主，兼有血瘀，如在肾俞穴处呈现，则提示肾虚，如在脾俞部位则系气虚血瘀。此点常伴有压痛。

（4）罐印呈鲜红散点，通常在大面积走罐后出现，并不高出于皮肤。如在某穴及其附近集中，则预示该穴所在脏腑存在病邪。

（5）罐印灰白，触之不温，多为虚寒和湿邪。

（6）皮色潮红、淡红，触之不温者，提示患虚证。

（7）吸拔后没有罐迹或虽有但起罐后立即消失、恢复常色者，则多提示病邪尚轻。

（七）专病专方

1. 闪罐法 + 毫火针疗法

功效：开泻腠理，温经通络，行气活血。

用法：在阿是穴（皮损处）先行闪罐法，直至皮肤潮红，再行毫火针治疗，毫火针治疗手法宜浅刺、散刺。

适应证：进展期白癜风。

2. 闪罐法 + 毫火针疗法 + 刺络拔罐法

功效：温经通络，行气活血，开泄腠理，祛瘀生新。

用法：病程长，多种治疗效果不明显者，在阿是穴（皮损处）先行闪罐治疗，再行毫火针治疗，毫火针治疗结束后，在治疗部位拔罐、留罐 3~5 分钟（拔罐时间可根据出血量适当增减），一般针后拔罐留置时间不超过 10 分钟。

适应证：稳定期白癜风。

3. 艾灸疗法 + 毫火针疗法 + 穴位埋线法

功效：温经通络，行气活血，协调脏腑，平衡阴阳。

用法：皮损处有皮岛出现，局部行艾灸治疗，再行毫火针治疗，配合穴位埋线治疗，2 周 1 次，5 次为 1 个疗程。

埋线选穴：中脘、下脘、关元、气海、天枢、血海、曲池、足三里。

适应证：稳定期白癜风。

第七节　黄褐斑

（一）疾病认识

黄褐斑是一种面部局限性、对称性、色素沉着性皮肤病，主要表现为额、眉、颊、上唇等处出现局限性淡褐色或褐色斑片，境界清楚，呈对称性分布。流行病学研究发现，黄褐斑患者中，女性占有较大比例，尤以生育期女性的发病率较高。黄褐斑的病因病机尚未完全阐明，西医学认为黄褐斑与遗传、精神紧张、睡眠质量差、日晒、妊娠、化妆品使用不当、口服避孕药和抗惊厥药物使用不当，以及伴有妇科疾病、甲状腺疾病等因素有关。近年研究表明，皮肤屏障受损、炎症因素及血管因素在黄褐斑发病过程中有重要意义。此外，对其发病机制的研究现已拓展至基因水平，皮肤因子、mRNA 等对其发病的影响使得黄褐斑的病因理论不断扩充。随着社会的发展，人们对于美的追求也越来越高，黄褐斑逐渐成为医学界及美容界共同面临的难题。

本病属于中医学"鼾黑斑""黑皯""面尘"范畴。最早可追溯至《黄帝内经》，《素问·至真要大论》谓："岁阳明在泉，燥淫所胜，则霿雾清暝，民病喜呕，呕有苦，善太息，心胁痛不能反侧，甚则嗌干面尘。"《灵枢·经脉》谓："口苦，善太息，心胁痛，不能转侧，甚则面微有尘，体无膏泽"，或"面尘脱色""饥不饮食，面如漆柴"，或"洒洒振寒，善伸，数欠，颜黑"。两汉时期的《难经·二十四难》称之为"面黑如鼾"。"手少阴气绝则脉不通，脉不通则血不流，血不流则色泽去，故面黑如鼾，此血先死。"这一时期的"面尘""面黑如黯"有黄褐斑的临床表现。明清中医外科学进入全盛时期，明代陈实功在《外科正宗·杂疮毒口》中指出："黧黑斑者，水亏不能制火……"首次提出黧黑斑名，此后医家多遵此名，一直沿用至今。

古代医家对黄褐斑的病因病机有如下观点：①古代医家对黄褐斑的发生多从肝、脾、肾脏入手，偶涉及肺脏。核心病机为肝郁、脾虚、肾虚。②古代医家指出血瘀在本病发生的重要作用，即所谓"无瘀不成斑"。同时结合女子的生理特点和易忧虑抑郁，解释了女子更易罹患黄褐斑之故。③黄褐斑的发生离不开外感风邪，痰湿内生，七情内伤，导致脏腑功能失调，气血失和或瘀滞，颜面失于荣养而发病。刘红霞教授认为黄褐斑发病总由气机不畅，腠理受风，忧思抑郁，肝、脾、肾功能失调所致。病机为肝郁气滞，气滞血瘀，脾胃虚弱，肝肾不足。脏腑不和、情志失调、气血失调、女子冲任功能失调是产生黄褐斑的根本原因。

（二）辨治思路

刘红霞教授在临床诊治黄褐斑的过程中，发现黄褐斑治疗的常规外用西药大多具有角质剥脱功能，使用这些药物不但不会起到治疗作用，反而会加重皮损的损害情况，增大治疗难度。中药辨证外用治疗黄褐斑，疗效确切，性质温和，刺激性小，不良反应小，优势明显，其外治手段丰富，包括中药面膜、针灸、穴位埋线、穴位注射、中药熏蒸、耳穴疗法、闪罐、走罐等，并取得了显著疗效。中药面膜、中药熏蒸组方灵活，可以直达病所，副作用小，疗效明显，作用温和。刘红霞教授通过多年的临床实践，根据新疆地区特殊的地域、气候、饮食等特点，把辨病、辨证、辨体有机地结合起来，在外治方面尤其注重辨证。如针灸、穴位埋线疗法等采取辨证取穴，肝郁气滞证加太冲，兼见腑热便秘加大肠俞、天枢；脾虚湿阻证加脾俞、中脘、关元。

（三）治疗方案

1.肝郁气滞证

症状：面部青褐色斑片，或浅或深，边界清楚，对称分布于两颧周围，性格急躁或抑郁，喜嗳气；女子或有月经不调，乳房胀痛；失眠多梦。舌质红，脉弦。

辨证：肝瘀阻络，气机不畅。

治法：疏肝解郁，调理气血。

内治方：逍遥散加减。

柴胡 10g　　　　当归 10g　　　　茯苓 10g　　　　白芍 10g

| 白术 10g | 香附 6g | 郁金 6g | 玫瑰花 6g |
| 川芎 6g | 僵蚕 10g | 薄荷 3g | |

加减：月经时腹痛者加苦参 10g；失眠者加首乌藤 10g，酸枣仁 30g。

外治法：

（1）中药面膜疗法：额头、两颧褐色斑片，选用地榆、茯苓、白术、白芷、白芍、郁金磨成粉末制成面膜外用。

（2）走罐疗法：选背部膀胱经走罐。

（3）闪罐疗法：在两颧骨褐色斑片处闪罐。

（4）刺络拔罐疗法：性情急躁易怒者，选用双侧肝俞穴刺络拔罐。两胁胀满、色斑色黑者，可选膈俞穴刺络拔罐。

（5）针刺疗法：皮损处围刺，或循经和辨证取穴，可加太冲、行间、合谷、曲池和支沟，行针手法以泻法为主。

（6）刮痧疗法：以皮损区和膀胱经肝胆区为重点进行刮痧。

分析：刘红霞教授认为此证患者多忧思抑郁，肝郁气滞，血弱不化，气血不调，气滞血瘀，头面失养，故生黧黑；燥邪伤肺，灼伤肺津，燥金淫胜于上，则木受金克，肝失疏导，气结于内，面见微尘。中药面膜治疗黄褐斑具有显著优势。刘红霞教授配制中药面膜注重辨证用药，组方一般用地榆、茯苓、白术、白芷、白芍、郁金。方中地榆清热解毒、凉血止血、消肿敛疮；茯苓利水消肿、健脾止泻、养心安神；白术利尿消肿、固表止汗、燥湿健脾；白芷祛风湿、活血排脓、生肌止痛；白芍养血调经、敛阴止汗、柔肝止痛、平抑肝阳；郁金行气解郁、活血止痛、凉血破瘀、利胆退黄。刘红霞教授结合局部皮损、部位、颜色辨证等，综合走罐、闪罐、刺络拔罐疗法以疏肝通络。膀胱经乃主一身之表，可疏通五脏六腑，调整内分泌，使体内性激素水平达到平衡。于膀胱经走罐可使气血和畅，阴平阳秘，则黑色素合成受到抑制，色斑消退而不反复。刮痧疗法：在面部刮痧时，手法要求轻柔与渗透相结合，以患者感觉舒适、刮痧后面部皮肤轻微发热或潮红而不出痧为度。以膀胱经肝胆区为重点刮痧区域，以患者能耐受，皮肤表面出现局部潮红、紫红、紫黑色瘀斑或小点状紫红痧点为度，刮痧可使局部汗孔开泄、促进邪气外散、改善微循环，还可疏通经络、宣通气血、活血祛瘀、调理脏腑。刘红霞教授重视活血化瘀的外治法，认为通过活血化瘀作用可促进面部血液循环，改善面部皮肤代谢，使面部色素逐渐消散，可予局部围刺治疗。中医学认为，围刺可疏通颜面部经络、调和气血，起到活血化瘀的作用。有现代研究表明，围刺可促进局部毛细血管扩张，增强皮肤局部新陈代谢，促进局部血液运行，从而充分供应颜面部营养。

2. 气滞血瘀证

症状：颜面出现黄褐色斑片，色泽较深；伴急躁易怒，胸胁胀痛。舌质暗，苔薄白，脉沉细。

辨证：气机阻滞，血行瘀阻。

治法：行气活血，祛瘀消斑。

内治方：桃红四物汤加减。

桃仁 9g	红花 6g	熟地黄 12g	当归 9g
川芎 6g	白芍 9g	赤芍 6g	香附 6g
丹参 6g	生地黄 6g	僵蚕 10g	地龙 10g

加减：如经血量少、经色紫暗有块，加泽兰 6g，益母草 6g；胸闷纳呆，加陈皮 6g，山楂 30g。

外治法：

（1）毫火针治疗：于局部皮损区行毫火针疗法。

（2）走罐疗法：背部膀胱经、督脉走罐。

（3）中药面膜疗法：选用地榆、桃仁、当归、白术、茯苓、山药、白芷等中药制成面膜外用。

（4）耳穴治疗：耳穴取面颊区、肝、内分泌、盆腔、内生殖器、膈、皮质下，贴王不留行籽。

（5）中药熏蒸疗法（局部）：选用鸡血藤、丹参、当归、桃仁、桂枝等煎汤在面部熏蒸。

分析：刘红霞教授认为气血运行不畅，气滞血瘀，血瘀于颜面，而成斑片。中医有"无瘀不成斑"之说，瘀乃脏腑虚亏，气机失调所致，故气血瘀滞，脉络不通，气血不能上荣于面为黄褐斑发生的根本病机。刘红霞教授重视活血化瘀的外治法，认为通过活血化瘀作用可促进面部血液循环，改善面部皮肤代谢，使面部色素逐渐消散。耳穴疗法：《灵枢·口问》载："耳者，宗脉之所聚也。"手足三阳经、阳维脉、阳跷脉均循行于耳周围，刺激耳部穴位，能调整相应经脉、脏腑的功能。通过按压耳穴可内调脏腑、宣通气血、协调阴阳，达到内外并治、标本兼顾的整体效应，有疏肝解郁、健脾补肾、调节脏腑的功能，常用于黄褐斑治疗。走罐疗法有除湿化浊、消斑除黯、调理肝肾、调节内分泌的功能。中药熏蒸疗法可清洁毛孔，促进微循环，使中药成分进入皮肤，直达病灶，改善面部色斑，具有行气养血、化瘀消斑的作用，适用于黄褐斑气滞血瘀证。药物配伍注重辨证用药，用药灵活，多采用气厚力专之品。

3. 脾虚湿阻证

症状：面部淡褐色斑片如尘土，或灰褐色，边界不清，分布于鼻翼、前额及口周；伴面色萎黄，神疲乏力，少气懒言，大便溏薄，脘腹胀满。舌淡，苔薄微腻，脉濡细缓。

辨证：脾气虚弱，湿阻中焦。

治法：健脾理气，祛湿通络。

内治方：参苓白术散加减。

人参 10g	茯苓 10g	白术 10g	薏苡仁 10g
莲子 3g	砂仁 6g	桔梗 6g	白扁豆 10g
山药 10g	甘草 6g		

加减：大便溏稀者，加炒枳壳 10g，炒芡实 10g；精神疲惫、下肢沉重者，加黄芪 10~30g。

外治法：

（1）艾灸疗法：于局部皮损或相应穴位（足三里、脾俞、三阴交、关元）处行艾灸疗法。

（2）拔罐疗法：于背部膀胱经拔罐。

（3）闪罐疗法：于脾俞、膈俞、肾俞或面部行闪罐法。

（4）中药熏蒸疗法：选用黄芪、茯苓、白术、当归、葛根进行中药熏蒸。

（5）中药面膜疗法：选用茯苓、山药、白芷、白术、黄芪粉碎制成面膜外敷。

（6）穴位埋线疗法：选用关元，双侧脾俞、胃俞、足三里、丰隆等穴位行穴位埋线疗法。

（7）针刺疗法：局部围刺或取曲池、上脘、中脘、肉滑门、关元、天枢、气海、足三里、血海、大陵、大横等穴，行针手法以补法为主。

分析：刘红霞教授认为饮食不节、忧思伤脾，致脾失健运，精微不能上达颜面，且脾为生痰之源，脾气虚弱，痰湿内生，浸滋脏腑，血脉不通，瘀血内停，不能荣于面部皮肤，故变生黑疒干。《金匮要略》云："膈间支饮，其人喘满，心下痞坚，面色黧黑。"针刺疗法选体针结合腹针的治疗方法。针灸治疗黄褐斑的治则主要为疏肝解郁、调理肾气、固本培元，使冲任调达。如取足阳明经之合穴曲池、足三里与足太阴之脾经血海，共行调补气血的作用。阳明经为多气多血之经，三穴合用，可强补气血。而取足太阴、厥阴、少阴之会穴三阴交，可调整肝、脾、胃的功能，化瘀通络。体针以足阳明胃经穴位为主，通过辨证取穴加用肝、脾、肾经腧穴。腹针以"神龟图"为取穴标准，选取上脘、中脘、肉滑门、大横、天枢、气海、关元、大陵等穴位。刘红霞教授认为治疗黄褐斑，要注重调理脏腑功能，穴位埋线疗法有很好的调理功能。

4.肝肾阴虚证

症状：面部黑褐色斑片，大小不等，形状不规则，分布于两颧、耳前和颞部；伴有腰膝酸软，头晕目眩，耳鸣眼涩，月经不调，五心烦热。舌淡红少苔，脉沉细。

辨证：肝肾亏虚，阴亏血少。

治法：补益肝肾。

内治方：六味地黄汤加减。

熟地黄 24g	山萸肉 12g	山药 12g	泽泻 9g
牡丹皮 9g	茯苓 9g	女贞子 9g	当归 9g
墨旱莲 9g	菟丝子 9g	枸杞 9g	

加减：月经量少，加肉苁蓉 10~30g；失眠多梦，加酸枣仁 30g。

外治法：

（1）拔罐疗法：在背部膀胱经拔罐以调理脏腑阴阳。

（2）督灸疗法：在背部督脉行督灸疗法以振奋一身阳气。

（3）针刺疗法：针刺关元、气海和命门，行针手法以补法为主。

（4）闪罐疗法：在肝俞、胆俞、肾俞或局部皮损行闪罐法以振奋阳气。

（5）穴位埋线疗法：选用肝俞、胆俞、肾俞、阴谷、复溜穴行穴位埋线以补益肝肾。

（6）耳穴疗法：耳廓取面颊区、肝、内分泌、盆腔、内生殖器、脾、肾，用王不留行籽按压。

（7）中药面膜疗法：选用当归、白芍、菟丝子、白芷、川芎等中药制成面膜外用以活血祛瘀通络。

分析：肝"体阴而用阳"，肝阴不足则肝之疏泄受阻，气机不畅，瘀血内停，筋脉失养；肾阴不足，则水亏不能制火，血弱不能华肉，致火烁结成黑斑，色枯不泽。清代周学海所著《形色外诊简摩》云"肾属水，水涸则面黧"。《圣济总录》云"论曰：肾脏虚损阳气痿弱者，由嗜欲不节，劳伤肾气，精血耗竭，腑脏虚损，血气不能充养故也。"督灸是中医的一种传统外治法，基于传统中医外治理论结合传统灸法特点，涵盖了经络、腧穴、药物、艾灸、发疱等多种因素的综合优势，具有益肾通督、温阳散寒、破瘀散结等功效。督脉为阳脉之海，总督人体诸阳，诸阴经通过经别的联系合于阳经，因此，督脉可以沟通全身经络。督灸作用于督脉上，通过督灸的综合作用激发协调诸经，发挥经络内连脏腑、外络肢节、沟通内外、运行气血、平衡阴阳、调整虚实的功效。刘红霞教授认为，督灸对女性尤为有效，按照中医学思想，女性属阴性体质，阳气往往不足，常伴有腰膝酸软、手脚冰凉等症状，督灸疗法就是通过在统领一身阳气的督脉上行辛温大热的艾灸治疗，让阳气在体内慢慢积聚而起到大补阳气的作用。

（四）典型案例

张某，女，45 岁。2019 年 4 月初诊。

患者自诉 10 年前妊娠后，面部出现褐色斑片，在美容院行中药面膜（具体不详），未见明显改善，后在外院行激光治疗（具体不详），治疗 10 次后，颜色较浅变淡。2 个月前滑雪后，面部褐色斑明显加重，纳寐可，二便调。辅助检查：皮肤共聚激光扫描显微镜检查示皮损处基底色素明显增加，真皮及浅层未见明显的嗜黑色素细胞，请结合临床。现双颊、颧部可见褐色斑片，呈蝶形分布，边界不清。素体怕冷，肢体困倦，自觉口中黏腻不适，口淡无味，脘腹痞闷。舌体胖大，苔薄白，边有齿痕。脉滑。

中医诊断：黧黑斑（脾虚湿阻证）。

西医诊断：黄褐斑。

辨证：脾虚湿盛，气血瘀阻，痰湿内生。

内治方：参苓白术散加减。

党参 20g	茯苓 10g	白术 10g	炒白扁豆 10g
桔梗 6g	莲子 3g	山药 20g	炒薏苡仁 15g
丹参 10g	泽泻 10g	佛手 10g	地榆 30g
葛根 10g	肉苁蓉 30g	酒萸肉 10g	酒黄精 30g
黄芪 30g	菟丝子 10g	郁金 10g	鸡血藤 15g
炙甘草 6g			

水煎服，每日 1 剂。

外治法：中药面膜选用丹参、白术、茯苓、黄芪、地榆、葛根，外敷，1 周 2 次；局部皮损区闪罐；足太阳膀胱经拔罐。

二诊：口服上方 7 剂，面部褐色斑片未见明显变化，自诉怕冷缓解，月事下，有血块，无痛经，月经量少。纳寐可，二便调。上方减少温补药物，去黄芪、肉苁蓉、酒萸肉、鸡血藤，加川芎 10g，南沙参 30g，泽兰 10g 以滋阴健脾，理气活血。中药面膜原方基础上去黄芪，加熟地黄。经期禁用拔罐、闪罐治疗。

三诊：口服上方 7 剂后，面部褐色斑片颜色较前变淡，月事干净，纳寐可，二便调，上方去泽兰，加僵蚕10g，地龙10g。药渣煮水，外敷面部；局部皮损区闪罐；足太阳膀胱经行拔罐疗法。服药同时嘱患者调整情绪，保持心情舒畅，避免日晒，睡眠充足。

随访2个月，面部褐色斑片颜色较前明显变淡。

案例点评：黄褐斑，中医称之为"黧黑斑"，是一种临床上常见的后天获得性色素增多性皮肤病，典型临床表现为呈蝶形分布于面部的淡褐色或淡黑色斑片。根据"外治之理即内治之理"的中医理论，可采用中药面膜直达病所来治疗黄褐斑。黄褐斑发病年龄多为30~40岁，《素问·上古天真论》曰："五七阳明脉衰，面始焦，发始堕；六七三阳脉衰于上，面皆焦，发始白。"头面部为诸阳之会，尤其是足阳明胃经多气多血，行于整个面部，面部主要是靠三阳经的气血滋养。若三阳经的脉气虚衰，尤其是足阳明胃经的脉气虚衰，面部得不到足够的气血滋养和温煦，则生黑斑。故对黄褐斑的治疗应重视补益脾胃，兼顾肝肾。精血充沛，血脉流畅，自然瘀去新生，面颊皮肤得养，色斑逐渐消退。《诸病源候论》："面黑皯者，或脏腑有痰饮，或皮肤受风邪，皆令气血不调，致生黑皯，五脏六腑十二经血，皆上于面。"脾为后天之本，气血生化之源，为机体的生命活动提供营养物质。饮食不节，嗜食肥甘厚味损伤脾土，脾失健运，水湿内停致气血不能上荣于面，而面部生斑。针对以上病机病理，刘红霞教授予中药面膜治疗，其中黄芪、丹参补气养血活血，白术、茯苓色白，有健脾淡斑之功，地榆、葛根对药可淡化色素。二诊时患者怕冷缓解，月事下，有血块，无痛经，月经量少。中药面膜加熟地黄以滋阴益肾。三诊时患者月事干净，纳寐可，二便调，内服药物的同时予中药面膜外敷、局部皮损区闪罐、足太阳膀胱经拔罐治疗，以巩固疗效。

（五）临证经验

"有诸内必形诸外"，刘红霞教授认为，本病与肝、脾、肾三脏功能失司密切相关，另外，"无瘀不成斑"，治疗过程中应始终不忘化瘀消斑。治疗上，注重辨病与辨证相结合，内治、外治相得益彰，充分发挥了中医药的优势，取得了较好的临床疗效。尤其是中药面膜疗法，关于药物直接作用于皮损部位的中医外治法在中医学史上源远流长，倒模面膜法自古有之，利用中药外用治疗黄褐斑在历代医家医案的记载中均有迹可循。《神农本草经》记载了将白僵蚕和菟丝子做成外敷药，来治疗黄褐斑的方法。《备急千金要方》中记载了将白蔹、白石脂捣筛，用鸡子白和之涂面治疗黄褐斑的方法。刘红霞教授汲取古代医家使用中药面膜外用治疗黄褐斑的方法，并针对现代人的体质，进行了改革和传承。

《理瀹骈文》云："外治之理，即内治之理；外治之药，即内治之药。所异者，法耳，医理药性无二。"刘红霞教授指出，外治法与内治法相比，虽然给药途径不同，但是其治病机制与内治法大体上是一致的，都需要进行辨证论治。《疡科纲要》："虽理法必本于治内，煎剂是其基础，而薄贴、末子、洗涤等事，尤为专门学术。"认为外治法虽与内治法的理论大体相同，但是外治法也有自己独到之处，我们要根据患者不同的皮损状况，如皮损的部位（前额、两颊、唇周等）、皮损的颜色（淡褐色、深褐色、黑色等），采用不同的外治组方和剂型。

（六）零金碎玉

刘红霞教授对黄褐斑的研究颇有造诣，探索出一套治疗黄褐斑的方法，充分发挥了中医药优势，这里介绍她治疗本病时常用药对。

1. 地榆、葛根

（1）单味功用：地榆味苦，性微寒，沉降入下焦，有凉血、止血的作用，能治血热引起的便血、血痢和妇女带下、血崩等，为治烧烫伤的要药，有解毒、敛疮、消肿、止痛、止血的功效。葛根味辛、甘，性平，辛能发散，甘而质润生津，有发散风邪和解热生津的作用。

（2）伍用经验：地榆、葛根具有美白祛斑的功效。葛根色白，有淡化色斑，主上，引药上行面部的功效。地榆有淡化色素的功效。二药一辛一苦，一上一下，相互佐治，共达功效。

2. 白芍、黄芪

（1）单味功用：白芍味酸、苦，性微寒，入肝、脾经，具有养血敛阴、柔肝止痛的功效，善于养血调经、敛阴，可治肝血亏虚，月经不调。黄芪味甘，性温，甘补温升，为补气升阳的要药。

（2）伍用经验：两药合用，白芍敛阴而不滞，黄芪温补而不燥热。

3. 玫瑰花

玫瑰花性温，味甘、微苦，香气浓厚，清而不浊，有理气解郁、活血收敛的作用，可用于女性月经过多，赤白带下等证。玫瑰花是很好的药食同源植物，女性平时可内服泡茶饮用，也可外用清洁皮肤。它可以调节女性内分泌，滋养子宫，缓解痛经及更年期不适，也具有很好的美容护肤作用，可以淡化斑点，改善干燥皮肤，促进黑色素分解，恢复皮肤弹性，通过由内而外的保养让女性拥有白皙、充满弹性的健康肌肤，是最适宜女性美容保健的花朵。刘红霞教授在治疗肝郁气滞型、气滞血瘀型黄褐斑，排除患者有鼻炎、咽炎等过敏性疾病时，一般加玫瑰花 6~9g，效果良好。

（七）专病专方

1. 玉容祛斑方

组成：地榆 15g，僵蚕 15g，当归 15g，白芍 15g，桃仁 15g，白芷 15g，玫瑰花 10g 等。

功用：养血活血，美白祛斑。

主治：凡是面部褐色斑片，皮肤不易敏感者均可使用。

用法：中药面膜疗法、中药渍渍疗法或中药熏蒸疗法。

2. 闪罐疗法

功用：益气活血，祛瘀消斑。

主治：凡是面部褐色斑片，皮肤不易敏感者均可使用。

用法：局部色斑处闪罐治疗，每日 1 次，3~5 日为 1 个疗程。

第八节　扁平疣

（一）疾病认识

扁平疣是一种由 HPV 感染引起的皮肤疾病，其皮损表现为粟粒至黄豆大小的扁平隆起性丘疹，好发于颜面、手背及前臂，具有损容性。在中医古代文献记载中，疣被称为"疣目""枯筋箭""瘊子"等。早在春秋时期的《五十二病方》中即有"疣"的记载。《灵枢·经脉》指出"手太阳之别，名曰支正，实则节弛肘废，虚则生疣，小者如指痂疥。取之所别也。"提示正虚是发病的基础。《外科正宗》载："枯筋箭，乃忧郁伤肝，肝无荣养，以致筋气外发。"认为疣的发生与肝血不足相关。

现代中医学认为，本病多因肝火妄动，致气血失和，气机失其畅达则致血瘀凝聚成结；或血不养肝，燥火内动，筋气外发；或肺脾气虚，腠理不固，复感风热湿毒，客于肌表凝聚而成。刘红霞教授从事临床工作 30 余年，对疣的认识颇具心得。她结合新疆特殊的地理环境，认为疣的发生以脾虚为基础。新疆地处祖国西北，年降雨量少，气候干燥，燥邪易耗气血而伤脾胃；且新疆地区冬季漫长，民众饮食多以肉食为主，而肥甘厚腻之味最碍脾胃。脾胃虚弱，不能运化水湿，日久生痰，痰湿凝聚肌肤，外受风热毒邪侵袭，风热邪毒与痰湿互结，使局部气血失和，变生赘疣；或因脾虚日久，气血不足，气血失调而致气滞血瘀，凝聚肌表，发而为疣。故疣之发病，多属本虚标实之证。治疗多运用健脾解毒、调和气血、散结消疣之法。

（二）辨治思路

中医强调辨证论治，对于任何疾病的治疗均需要通过八纲辨证、脏腑辨证等方法将四诊所获得的资料加以综合、分析、归纳，从而认识病变部位、性质、发展趋势，以及体质强弱等。刘红霞教授认为疣主要分为毒瘀互结、气滞血瘀两大证型，治疗当以扶正祛邪为主。

《医学源流》云："外科之证，最重外治。"清代吴师机指出"外治之理，即内治之理；外治之药，即内治之药。所异者，法耳。"遵此，刘红霞教授对于疣的治疗尤重外治，且外治中亦倡导扶正祛邪、辨证论治。中医特色外治法总体上可分为药物疗法和非药物疗法两大类，药物疗法又包括中药熏洗疗法、中药溻渍疗法、中药熏蒸疗法、中药涂擦疗法等，非药物疗法包括针刺疗法、艾灸疗法、拔罐疗法等。药物疗法的辨证论治体现在对药物的选择上，非药物疗法大多本身具有温热或可通过不同的技法发挥不同的疗效。基于此，结合临床上观察不同中医外治法对患者治疗的疗效及患者的需求，刘红霞教授总结出了一套行之有效的外治方案，如根据患者皮疹面积大小、部位不同选择不同外治方法：皮疹局限者，选择中药溻渍疗法、毫火针疗法；皮疹分布于面部者，选择中药面膜疗法；跖疣可选择中药浴足疗法；配合中药涂擦疗法。对于以瘀毒互结为主的患者，投以性寒凉的中药清热解毒、消疣散结，并佐少许温性药物，既能养血活血以加强药物吸收，又能温补脾胃以治本；同时予大椎穴、耳尖放血疗法以助清热解毒之效。对于以气滞血瘀为主的患者，投以性偏温热的中药以养血活血、健脾消疣，佐以少许寒凉性中药以清瘀热；同时予皮疹局部及足三里艾灸疗法助健脾活血消疣，使正气强盛于里，鼓邪外出而疣自消。毫火针借火热之力刺入穴位，属温法，具有温阳祛寒、疏通气血的作用，用于气滞血瘀证患者，可加强行气活血之效。古人曾提出"以热引热""火郁发之"的理论，热毒内蕴，拒寒凉之药不受，清热泻火之法没有发挥作用，而毫火针疗法有引气和发散之功，因而当以瘀毒互结为主证时，皮疹局部用毫火针针刺可使火热毒邪外散，达到清热解毒的作用。对于瘀毒互结证的患者，毫火针可每日 1次；而以气滞血瘀为主证的患者，应隔日或隔 2 日 1 次。面部皮疹者宜用毫火针浅刺。

（三）治疗方案

1. 毒瘀互结证

症状：疣目结节如豆，坚硬粗糙，大小不一，高出皮肤，色黄或红；伴发热、口干舌燥、心烦易怒、便干溲赤等。舌质红或紫红，苔薄白，舌底静脉迂曲，脉弦数或弦滑数。

辨证：气血失和，风热毒邪侵袭，风热血燥，蕴于皮肤。

治法：调和气血，解毒软坚。

内治方：紫蓝方加减。

紫草 10g	板蓝根 15g	马齿苋 30g	薏苡仁 30g
大青叶 15g	赤芍 15g	连翘 30g	生地黄 15g
白花蛇舌草 30g			

加减：如瘙痒明显者，加刺蒺藜 9g，白鲜皮 6~9g；疣体粗糙、坚硬者加狗脊 15g，木贼 15g；大便干结难解者，加熟大黄 9g。

外治法：

（1）毫火针疗法：适用于个别、散在的寻常疣及扁平疣和（或）浸润较深者，取局部阿是穴及浸润较深的皮疹以泄热解毒、调和气血。

（2）放血疗法：选取耳尖穴、大椎穴放血。

（3）中药面膜疗法：适用于面部分布密集的扁平疣，选择马齿苋、薏苡仁、丹参、当归、白芷、木贼等中药打成粉末，用温水调糊外敷于患处。

（4）中药溻渍疗法：适用于颜色较红的扁平疣，尤其是面部，选择大青叶、夏枯草、马齿苋、连翘、薏苡仁、丹参、重楼等中药煎水局部冷溻渍。

（5）中药熏洗疗法：适用于皮疹浸润较深的手足部寻常疣或掌跖疣，选择大黄、黄芩、狗脊、马齿苋、木贼、白术、丹参等中药煎汤熏洗或足浴。

分析：本证多见于本病初期。《金匮要略心典·百合狐惑阴阳毒病证治第三》云："毒者，邪气蕴蓄不解之谓。"外感内化皆可生毒，此毒既是病理产物，又是新的致病因素，既能加重病情，又能变生新证。毒邪壅滞，入于血络，致使疣目结节如豆，坚硬粗糙，大小不一，高出皮肤，色黄或红；热毒炽盛，则见口干舌燥、心烦易怒、便干溲赤。临证应以解毒为要，佐以散结。"正气存内，邪不可干"，刘红霞教授在解毒散结的同时，不忘健脾以治本，旨在通过健脾益气，使阴阳平衡，气血充盈，正气充足，达到扶正祛邪的目的。中医学认为火针可温热助阳，激发经气，调和气血以促进疣体脱落；耳尖、大椎穴放血加强泄热解毒之效；选择性味苦寒的中药煎水局部溻渍、熏洗、足浴或面膜治疗以清热凉血、解毒消疣，如中药溻渍选择大青叶、夏枯草、马齿苋、连翘、薏苡仁、丹参。因瘀毒互结，皮损肥厚呈硬结，常同用连翘和夏枯草，连翘清热解毒、破瘀散结，夏枯草解郁散结、清热解毒，伍以连翘则散结解血毒之力倍增；马齿苋增强清热解毒、散瘀杀虫之效；毒瘀互结而易化热，故用大青叶以增其清血热、散结毒、消斑疹之功；薏苡仁健脾渗湿、解毒散结，标本兼治；丹参活血化瘀、清血热，可行瘀血、除血热，诸药合用局部湿渍以清热解毒、消疣散结。

2. 气滞血瘀证

症状：病程较长，皮疹较硬，大小不一，其色呈黄褐或暗红色，不痒不痛。舌红或暗红，苔少或苔糙，脉沉弦。

辨证：气血不足，气滞血瘀，凝聚肌肤。

治法：养血活血，清热散结。

内治方：桃红四物汤加减。

桃仁 10g	红花 6g	赤芍 10g	陈皮 6g
生牡蛎 30g	皂角刺 10g	鬼箭羽 10g	黄芪 15g
生地黄 30g	牡丹皮 10g		

加减：阴伤甚者，加南沙参 30g，石斛 15g；肝郁气滞者，加柴胡 6~12g，香附 10g；阴阳不调者，加鸡血藤 15g，首乌藤 15g；久病不愈、乏力、四肢困重者，黄芪用 30g，加党参 15g；年老久病，畏寒腰冷者，加山萸肉 10g，肉桂 4~6g，肉苁蓉 10g。

外治法：

（1）毫火针疗法：适用于个别、散在或者浸润较深的寻常疣、扁平疣、掌跖疣，取局部阿是穴及浸润较深的皮疹行毫火针治疗。

（2）艾灸疗法：适用于个别、散在的疣体坚硬不退者，疣体局部艾灸。

（3）中药涂擦疗法：取口服中药煎液，或药渣再煎水，用棉签蘸取外擦于患处，在患处横向加力，来回涂擦，以发红、轻微灼热为度。

（4）中药面膜疗法：适用于面部分布密集的扁平疣，选择黄芪、薏苡仁、丹参、当归、白术等中药打成粉末，用温水调糊外敷于患处。

（5）中药熏洗疗法：适用于皮疹分布范围较广者，如小儿传染性软疣，或皮疹浸润较深之掌跖疣，选择黄芪、白术、鬼箭羽、木贼、薏苡仁、鸡血藤、丹参、当归、地榆等中药煎汤熏洗或足浴。

（6）走罐疗法：在背部膀胱经处走罐。

分析：脾虚而致气血亏虚，日久则气滞血瘀，凝聚肌肤，变生赘疣，或因湿热毒邪侵袭日久，气血凝滞，而致气滞血瘀，故而皮疹较硬、大小不一。舌红或暗红，苔少或苔糙，脉沉弦皆为气滞血瘀之象。皮疹处局部用毫火针针刺可温热助阳，激发经气，调气活血，促进疣体脱落。皮疹处用艾灸疗法具有温经通络、行气活血之效，促进疣体软化脱落。嘱患者将口服中药煎液取少许或药渣再煎水用棉签蘸取后涂擦疣体局部，横向加力，以发红、轻微灼热为度，以温热助阳、行气活血，促进疣体脱落。中药面膜疗法选择黄芪、薏苡仁、丹参、当归、白术，因气滞血瘀，皮损肥厚而坚硬，常同用丹参和当归，丹参有活血化瘀、清血热之功，可行瘀血、除血热；当归活血补血，调气活血，伍以丹参则活血行瘀之力倍增；白术和薏苡仁常同用，白术健脾燥湿、和中祛痰，薏苡仁健脾渗湿、解毒散结，两者合用，健脾燥湿以补脾虚；黄芪加强补气健脾而治本，同用以健脾除湿、活血行气消疣。中药熏洗疗法选择黄芪、薏苡仁、鸡血藤、丹参、当归、白术等。其中，白术和黄芪同用健脾燥湿以补脾虚；地榆与黄芪同用，黄芪补气以治本，地榆性寒，凉血止血、清热解毒以治标，两药相伍，一温一寒，标本兼顾；鸡血藤、丹参和当归活血行瘀，佐以薏苡仁健脾除湿。诸药同用，扶正祛邪，健脾消疣。

（四）典型案例

李某，女，21岁，汉族，学生，2018年3月6日初诊。

患者自诉3年前无明显诱因，双颊部出现散在淡褐色扁平丘疹，偶有瘙痒，未予重视，搔抓后皮疹逐渐增多，于2017年在西安市某医院就诊，诊断为"扁平疣"，予卡介菌多糖核酸注射液（斯奇康）肌内注射，隔日1次，治疗2个月；重组人干扰素凝胶，局部外用。两颊扁平丘疹部分消退，但时有瘙痒不适。近2年自行间断外用阿昔洛韦软膏、重组人干扰素凝胶等，面部始终散在扁平丘疹。患者自觉于2018年2月起，瘙痒明显，搔抓后面部出现密集扁平丘疹，面部瘙痒明显，皮疹色发红，遂至我科门诊就诊。刻下症：双颊、双下颌可见密集粟米至米粒大小扁平淡褐色丘疹，表面光滑有光泽，突出皮肤，沿抓痕分布呈条状，伴局部瘙痒明显，纳可，眠欠安，二便调。舌质红，苔薄，脉弦。平素面部皮肤干燥，患者性情急躁。

中医诊断：扁瘊。

西医诊断：扁平疣。

辨证：气血失和，感风热毒邪侵袭，风热血燥，蕴于皮肤。

治法：调和气血，解毒软坚。

内治方：紫蓝方加减。

紫草 10g	板蓝根 15g	马齿苋 30g	薏苡仁 30g
大青叶 15g	赤芍 15g	连翘 30g	蜂房 4g
白花蛇舌草 30g	刺蒺藜 9g	狗脊 6g	生地黄 15g
炙甘草 6g			

7剂,水煎服,每日1剂,早晚饭后半小时温服。

外治方:中药涂擦疗法,用棉签蘸取口服中药煎液涂擦皮疹,以发红、轻微灼热为度,每日1次。中药溻渍疗法,用马齿苋30g,大青叶15g,连翘15g,白术15g,狗脊15g,苦参15g等煎汤行冷溻渍,每日2次。放血疗法,在耳尖穴行放血疗法,每日1次。嘱患者避免搔抓,1周后复诊。

二诊:患者双颊及双下颌扁平丘疹颜色较前变淡,表面光滑,触之浸润变薄,无新出皮疹,仍有痒感,但明显减轻,纳可,夜寐安,二便调。舌质红,苔薄,脉弦。口服中药去生地黄、刺蒺藜,加煅龙骨30g,煅牡蛎30g;外用中药涂擦疗法、中药溻渍疗法、耳尖放血疗法,增加中药面膜疗法:选马齿苋30g,薏苡仁15g,丹参15g,当归15g,狗脊15g,木贼10g,白芷15g打粉,用温开水调糊敷于患处,30分钟后洗净,2日1次以清热解毒、消疣散结。嘱患者避免搔抓,1周后复诊。

三诊:患者双颊及双下颌扁平丘疹大部分消退,遗留淡褐色色素沉着,其余皮疹颜色明显变淡,表面光滑,触之浸润不明显,无新出皮疹,瘙痒不显,纳可,夜寐安,二便调。舌尖略红,苔薄,脉细。口服中药去板蓝根、大青叶、连翘,加当归、丹参、夏枯草以养血活血。予中药药渣煎水,局部行中药溻渍疗法,每天1次;继予中药面膜外敷;停中药涂擦疗法、耳尖放血疗法。1周后复诊。

四诊:患者双颊及双下颌扁平丘疹基本消退,可见淡褐色色素沉着,无瘙痒不适,无新出皮疹。舌质淡红,苔薄,脉细。患者热象已去,脾虚之象显现,口服中药以益气健脾、养血活血为法,予参苓白术散加减。继用中药药渣煎水溻渍面部;配合马齿苋15g,茯苓15g,当归15g,地榆15g,白术15g,狗脊15g,黄芪30g做中药面膜外敷,每2天1次,以巩固疗效。嘱患者避免搔抓。随访至今未发作。

案例点评:扁平疣是一种常见的由人乳头瘤病毒引起的病毒性皮肤病,属中医学"扁瘊"范畴。本病为气血失和,腠理不密,复感毒邪凝聚肌肤所致。刘红霞教授临床上尤其重视辨病、辨证、辨体相结合,中药内服用以调阴阳气血,重视调理脾胃,同时关注特色外治法在皮肤病中的应用,临证中联合应用多种外治方法取得良好疗效。一诊时,患者已患病3年,病程日久,皮疹触之较硬,为气血失和;结合舌质红,苔薄,脉弦,辨证为毒瘀互结证。"急则治其标",口服中药以调和气血、活血解毒、软坚散结,予紫蓝方加减内服;中医外治用具有清热解毒、消疣散结功能的中药溻渍;用棉签蘸中药内服药液予中药涂擦疗法,可使腠理开疏、清热解毒、活血化瘀、软坚散结;放血疗法可调和气血、祛瘀通络。二诊时，患者面部皮疹颜色较前变淡，热象较前减轻，故口服中药减少清热凉血之品，加软坚散结的煅龙骨、煅牡蛎；因患者皮疹触之仍较硬，加中药面膜治疗以清热解毒、消疣散结。其余中医外治法同前。三诊时，患者皮疹大部分消退，舌尖略红，热象明显减轻，皮疹消退后遗留淡褐色色素沉着，故口服中药加养血活血之品，停放血疗法，停中药涂擦治疗以减少局部刺激，其余同前。四诊时，患者皮疹基本消退，舌质淡红，脉细，表明标实已去而本虚之象显现，故口服中药改为以健脾益气、养血活血为主，以治本而防复发，同时配合中药面膜疗法，其中黄芪、茯苓、白术同内服参苓白术散，为异曲同工之妙。

（五）临证经验

刘红霞教授在多年的从医生涯中，强调辨病、辨证与辨体相结合，通过八纲辨证、脏腑辨证等进行辨证，结合新疆地区特殊的地域特点、饮食习惯，提出了扶正祛邪的治疗总则，强调健脾的重要性。脾失健运而致气血亏虚，阴阳失衡，气血失调，易受湿热毒邪侵袭而发病。脾胃和调，则气血和调，能驱邪外出；脾主肌肉四肢，脾气健运，气血充足，腠理致密，则邪不可侵。"急则治标，虚则治本"，对于皮损初期以瘀毒互结为主证者，在中药溻渍疗法或中药熏洗疗法及足浴疗法中选择中药时以味苦、性寒凉者为主，如马齿苋、薏苡仁、白芷、大青叶、夏枯草、连翘、大黄、黄芩等，苦能泄热、能燥湿，寒能凉血；配以养血活血之丹参、当归，既可以使凉血而不留瘀，又能养血以治本；薏苡仁亦具健脾之效，合用之既能清热解毒以治标，又能健脾养血而固本。配合皮疹处行毫火针以热引热、调和气血；放血疗法加强泄热解毒之效。病程迁延，或因素体脾虚，以气滞血瘀为主证者，外治法予中药面膜疗法、中药熏洗疗法以养血活血、健脾利湿，中药多选择味甘淡、性温者，如黄芪、丹参、当归、白术、鸡血藤以补气健脾、养血活血、化瘀通络；加入丹皮使养血而不留瘀，补气而不滞气；加入连翘、薏苡仁等清热解毒以祛除余热。口服中药药汁外涂皮疹处能温经通络、活血化瘀；局部艾灸疗法以温经通脉，共奏养血散结之效。

（六）零金碎玉

1. 毫火针疗法

毫火针在临床上治疗疣的疗效明确，对于皮损初期以邪热炽盛为主者，因热毒内蕴，可出现格拒寒凉之药不受，而使清热泻火之法不能发挥作用，此时行毫火针疗法有引气和发散之功。火针借火热之力刺入穴位，属温法，具有温阳祛寒、疏通气血的作用，用于气滞血瘀证患者，可加强行气活血之效。针刺的深度以到达疣体基底部为度，可在疣体周围进行围刺以加强化痰消癥、通络散结、行气活血的功效。对于瘀毒互结证的患者，毫火针可每日1次；而气滞血瘀为主证的患者，应隔日或隔2日1次。面部皮疹患者宜毫火针浅刺。

2. 夏枯草、连翘

（1）单味功用：夏枯草味辛、苦，性寒，归肝、胆经，有清热泻火、明目、散结消肿的功效。连翘味苦，性微寒，归肺、心、小肠经，能清热解毒，消肿散结，疏散风热。

（2）伍用经验：连翘具有清热解毒、破瘀散结之效；夏枯草能清泻肝火，解郁散结，清热解毒。两者合用，可用于中药内服、中药溻渍、中药面膜，使散结解血毒之力倍增，适用于瘀毒互结，皮损肥厚呈硬结者。

3. 狗脊、木贼

（1）单味功用：狗脊味苦、甘，性温，归肝、肾经，具有祛风湿、补肝肾、强腰膝的功效，现代研究发现狗脊具有良好的抑菌作用；木贼味甘、苦，性平，归肺、肝经，能疏散风热，明目退翳。

（2）伍用经验：木贼善清肝胆风热郁火，狗脊善祛风湿，两者性味皆甘、苦，甘能补益，苦能燥湿、泄热，尤其在中药熏洗疗法、中药面膜中同用可奏泄热解毒散结之效。

4. 黄芪、地榆

（1）单味功用：黄芪味甘，性微温，入脾、肺经，有益气固表、敛汗固脱、托疮生肌、利水消肿之功效，为补气之圣药。地榆味苦、酸，性寒，归肝、肺、肾、大肠经，能凉血止血，清热解毒，消肿敛疮。

（2）伍用经验：黄芪为补气要药，不但可以补全身之气，而且善益肌表之气以固表；地榆凉血止血，清热解毒，消肿敛疮。两药相伍，一温一寒，既能健脾益气以扶正，又能凉血解毒以祛邪，标本兼治，尤宜于后期正虚邪恋者。

（七）专病专方

1. 毫火针疗法

穴位组成：取面部、手部、足部局部皮疹阿是穴。

功用：开门祛邪，软坚散结。

主治：面部两颊、手背部扁平疣，粟米大小以上的寻常疣、掌跖疣，表面粗糙、浸润肥厚，伴瘙痒者。

用法：毫火针针刺。

2. 消疣洗方

组成：马齿苋 30g，丹参 15g，白术 15g，薏苡仁 30g，土茯苓 15g，大黄 15g，黄芪 15g，狗脊 15g，木贼 15g。

功用：清热解毒，散结消疣。

主治：扁平疣、寻常疣、掌跖疣，尤其掌跖疣、甲旁疣，疣体大，表面粗糙，冷冻、电烧治疗不便于操作者。

用法：中药溻渍疗法或中药熏洗疗法。

3. 消疣面膜

组成：马齿苋 30g，薏苡仁 30g，丹参 15g，赤芍 15g，狗脊 15g，木贼 15g，黄芪 15g。

功用：调和气血，解毒消疣。

主治：面部扁平疣，可见同形反应，伴瘙痒不适者。

用法：制成中药面膜，用温水调糊外敷于患处。

第九节　穿凿性毛囊周围炎

（一）疾病认识

穿凿性毛囊周围炎又称为头皮部分割性蜂窝织炎，是一种罕见的头顶部慢性化脓性疾病，多发生于青壮年男性，以结节、脓肿、瘘孔、侵蚀破坏皮下组织，伴毛发脱落、相互沟通，形成窦道为特点，病程较长，患处愈合后留有瘢痕及脱发。本病常与聚合性痤疮、化脓性汗腺炎同时发生，三者合并称为"毛囊闭锁三联征"。

中医古籍称本病为"蝼蛄疖""蝼蛄串""蟮拱头"等，如《医宗金鉴·外科心法》蝼蛄疖记载："此证多生小儿头上，俗名貉，未破如曲蟮拱头，破后形似蝼蛄串穴。有因胎中受毒者，其疮肿势虽小而根则坚硬，溃破虽出脓水而坚硬不退，疮口收敛越时复发，本毒未罢，他处又生，甚属缠绵难敛……亦有暑热成毒者，大如梅李相连三五枚，溃破脓出，其口不敛，日久头皮串空，亦如蝼蛄窜穴之状。"《外科大成·蝼蛄疖》曰："蝼蛄疖，胎中受者小而悠远，生后受毒者大而易愈。"亦名曲蟮拱头、蝼蛄窜穴。

目前，西医学对本病的病因和发病机制尚未明确，但大多数学者认为本病与毛囊闭锁、细菌感染及自身的免疫反应造成的局部坏死有关。中医学认为本病多由于内郁湿火，外感风邪，两相搏结，蕴阻肌肤而成；或由于夏秋季节感受暑湿热毒之邪而生；或因天气闷热，汗出不畅，暑湿热毒蕴蒸肌肤，发为疖肿，后因处理不当，疮口过小，脓液引流不畅，致使脓液潴留；或由于搔抓碰伤，以致脓毒旁窜，在头皮较薄之处发生蔓延，窜空而成蝼蛄疖。

（二）辨治思路

中医学认为蝼蛄疖主要是因内郁湿火，外感热邪，两相搏结，蕴阻肌肤所致；或感受暑毒而生；或因天气闷热汗出不畅，暑湿热蕴蒸肌肤，复经搔抓，破伤染毒而成。

刘红霞教授认为本病皮损部位为太阳经及阳明经循行部位，多因体内蕴湿蕴热，外感风寒，湿邪风毒聚结于肌肤，或外感风寒邪气，病邪日久入里化热，外寒里热，经络阻隔，气血凝滞，瘀阻积结成脓而发为本病，且新疆地处西北，易感燥邪，饮食偏好辛辣油腻之品，我们在临床中发现很多新疆患者有结节、囊肿、脓肿，大便干，小便黄，舌质红，舌苔黄腻等肺热伴有湿热证候，故提出了"清泻肺胃蕴热"之法，增加除湿化痰之药，如生薏苡仁、茯苓、白术，形成银花汤。

本病前期以实证为主。中后期以虚证为主，多因气血亏虚、蕴湿不化而致脾虚，脾失运化，内生湿邪，脾虚湿蕴，湿阻肌肤而发为本病，形成以"益气健脾，祛湿解毒"为法，方选参苓白术散加减。

在临床上，刘红霞教授将本病分为四种基本证型：肺胃蕴热证、脾虚湿盛证、气血亏虚证、阳虚寒凝证。根据证型不同，选择相应治法、方剂，配合中医特色外治法，如毫火针、拔罐等疗法，内外兼治，取得满意临床疗效。

（三）治疗方案

1.肺胃蕴热证

症状：头部多发脓疱，黄豆至花生仁大小结节、囊肿，触之有波动感，轻度痒痛，多无全身表现；伴口渴喜饮，大便秘结，小便短赤。舌质暗红，苔薄黄，脉滑数。

辨证：肺胃蕴热证。

治法：清热解毒除湿。

内治方：银花汤加减。

金银花 10g	连翘 30g	黄芩 10g	生地黄 30g
大青叶 15g	紫花地丁 10g	薏苡仁 30g	茯苓 10g
白术 10g	海浮石 30g	夏枯草 10g	皂角刺 9g

泽泻 10g　　　　　　当归 10g　　　　　　炙甘草 6g

加减：脓疱多者合五味消毒饮；口渴喜饮者加生石膏、天花粉、知母；大便秘结者加虎杖；脓出不畅者加白芷、升麻托里透脓；两侧皮损严重者加柴胡、黄芩起引经作用。

外治法：

（1）中药溻渍疗法：选取马齿苋、连翘、金银花等药行中药溻渍疗法。

（2）放血疗法：选取大椎穴、肺俞穴等穴位放血。

（3）拔罐疗法：配合阿是穴、肺俞、膈俞、脾俞穴拔罐。

（4）毫火针疗法：有脓疱、结节、囊肿者，配以毫火针治疗。

（5）中药灌肠疗法：大便干结者，可选熟大黄、马齿苋煎汤灌肠。

分析：此证青壮年居多，身体健壮，平常工作多紧张，压力较大。发病初期皮损常以枕部为主，可分布于头皮各部，湿热郁蒸于内，故口渴多饮，小便短赤，结节质地较韧，方中薏苡仁、茯苓、泽泻清热利湿、引热下行，金银花、黄芩、连翘清热解毒散结，夏枯草、皂角刺、海浮石软坚散结。有脓疱、结节、囊肿者，配以毫火针泻火解毒、散结消肿。大便干结者，可选熟大黄、马齿苋煎汤灌肠以泄热通便。

2. 脾虚湿盛证

症状：皮损可遍及头皮各部，为大小不等之结节、囊肿、脓肿；脓液稠厚、清稀不等，分泌不多；肉芽欠新鲜，创面肿胀不甚，易出血；脓肿常相互穿通，表面有瘘孔，挤压有脓性分泌物流出。舌质淡，边有齿痕，苔白腻，脉滑。

辨证：脾虚湿盛证。

治法：益气健脾，燥湿排脓。

内治方：参苓白术散加减。

炙党参 10g　　　　炒白术 10g　　　　茯苓 10g　　　　炒白扁豆 10g

炒山药 10g　　　　炒薏苡仁 15g　　　桔梗 6g　　　　　海藻 10g

昆布 10g　　　　　海浮石 30g　　　　生地黄 15g　　　南沙参 15g

醋山甲 9g　　　　　炙黄芪 15g　　　　丹参 10g　　　　陈皮 6g

白花蛇舌草 15g

加减：热毒盛者，加黄连、生山栀清热泻火；大便秘结者，加大黄、瓜蒌仁通腑泄热；舌苔厚腻者，加陈皮、枳实、鸡内金；头部疼痛明显者，加红花活血化瘀；脓疱、结节较重者，加白花蛇舌草、野菊花、连翘；久病气血不足者，加黄芪以助活血化瘀之力。

外治法：

（1）毫火针疗法：以结节、囊肿、脓肿为主，配以毫火针。

（2）拔罐疗法：选取阿是穴、肺俞、膈俞、脾俞穴拔罐。

（3）走罐疗法：选取膀胱经走罐。

（4）穴位埋线疗法：选取脾俞、天枢、阴陵泉、中脘、关元等穴埋线。

（5）督灸疗法：选大椎、脾俞、胆俞、大肠俞、气海俞等穴行督灸疗法。

分析：此证患者以结节、囊肿、脓肿为主，易反复出现，多方治疗效果不明显。治宜以益气健脾、燥湿消肿为法，方中党参、炒白术健脾益气；茯苓、炒白扁豆、炒薏苡仁健脾渗湿；桔梗引药上行；海藻、昆布、海浮石软坚散结；丹参、炙黄芪、醋山甲化瘀排脓。以结节、囊肿、脓肿为主，配以毫火针后选取阿是穴、肺俞、膈俞、脾俞穴拔罐以健脾除湿、解毒消肿。病程长，结节、囊肿明显者选取脾俞、天枢、阴陵泉、中脘、关元穴等埋线以调理脾胃。督灸疗法补益元气，健脾利湿。

3. 气血亏虚证

症状：头皮散在大小不等的结节、囊肿、脓疱等，软化后形成脓肿，破溃有脓汁溢出，脓液多较清稀，或有死骨，脓肿间相互沟通，挤压呈筛状溢脓，肉芽不鲜，病损处有瘢痕及毛发脱落；伴食少纳呆，神疲乏力，口干。舌淡白，苔白腻，脉弦滑。

辨证：气血亏虚证。

治法：补益气血，扶正托毒。

内治方：托里透脓汤加减。

党参 10g	白术 10g	炮山甲 6g	白芷 10g
升麻 10g	当归 15g	炙甘草 6g	黄芪 30g
皂角刺 10g	金银花 10g	薏苡仁 15g	青皮 10g
连翘 15g	白芍 10g	茯苓 10g	川芎 10g

炙甘草 6g

加减：阴虚口渴者，加天冬、麦冬、玄参养阴生津；阴虚火旺者，加牡丹皮、生地黄；脾虚明显者，加山药、莲子、白扁豆；如有消渴等病者，应积极治疗原发疾病。

外治法：

（1）毫火针疗法：以结节、囊肿、脓疱为主，配以毫火针。

（2）拔罐疗法：选取阿是穴、肺俞、膈俞、脾俞穴拔罐。

（3）穴位埋线疗法：选取脾俞、天枢、阴陵泉、中脘、关元等穴埋线。

（4）督灸疗法：选取中枢、气海俞、心俞、肝俞、脾俞、小肠俞等穴行督灸疗法。

分析：此证患者体质本弱，病久失养，常伴有其他全身疾病；或由于过于忌口，日久伴有全身营养不良。治宜以补益气血，扶正托毒为法，方中当归、川芎养血活血、化瘀通络，配伍黄芪扶助正气以托毒，又通畅血脉，使气血充足。血脉通畅，则可鼓营卫外发，生长肌肉，透脓外泄。皂角刺、薏苡仁软坚溃脓，炙甘草调和诸药，诸药合用共奏托毒透脓、益气养血之效。以结节、囊肿、脓疱为主，配以毫火针，针刺后选取阿是穴、肺俞、膈俞、脾俞穴拔罐以解毒消肿、化瘀通络。

4. 阳虚寒凝证

症状：头皮散在大小不等的结节、囊肿、脓肿、溃疡等，溃口内溢，脓不多，脓液清稀，常有死骨，肉芽苍白不鲜，病损处有瘢痕及毛发脱落；伴神倦乏力，少气懒言，腰膝酸软，畏寒肢凉等全身症状。舌质淡白，苔薄白，脉沉细无力。

辨证：阳虚寒凝证。

治法：温阳散寒，托毒外出。

内治方：阳和汤加减。

熟地黄 15g	炙麻黄 6g	鹿角胶 10g	白芥子 10g
肉桂 10g	当归 15g	生甘草 6g	炮姜 10g
皂角刺 10g	炮山甲 10g	黄芪 30g	桔梗 10g
延胡索 10g	赤芍 10g	薏苡仁 10g	

加减：阳虚寒盛者，加附子。

外治方：

（1）穴位埋线疗法：取脾俞、肾俞、天枢、阴陵泉、中脘、关元等穴埋线。

（2）督灸疗法：取大椎、至阳、脾俞、肾俞、腰俞、关元俞等穴用督灸治疗。

分析：患者常受累数年，病程日久，耗伤气血，气虚及阳。痰湿凝滞于头部腠理，治以温阳散寒，托毒外出为法，方中重用熟地黄温补营血，鹿角胶填精益髓、养血助阳，与黄芪配伍，助阳气、补肝肾之力更强。配以肉桂、炮姜温阳散寒而通利血脉，佐少量麻黄辛温宣散、发越阳气、开泄腠理，以散头部之寒凝，皂角刺、炮山甲、白芥子善消皮里膜外之痰，甘草调和诸药，并能解毒。选取脾俞、天枢、阴陵泉、中脘、关元等穴埋线温阳散寒，调和阴阳。选大椎、至阳、脾俞、肾俞、腰俞、关元俞等穴行督灸疗法以温阳散寒，托毒外出。

（四）典型案例

肖某，男，18岁。

患者以"头顶、枕部反复起丘疹伴脱发3年余"就诊。患者诉3年前无明显诱因头部逐渐起丘疹、脓疱、结节、囊肿，时有瘙痒，疼痛拒按，皮损局部毛发脱落。曾就诊于当地医院，予复方甘草酸苷片、养血生发胶囊口服，外用米诺地尔液，未见明显改善，此后间断口服中药。皮疹处头发脱落，头部瘙痒，纳可，夜寐不安，二便调。舌体胖大，舌质暗，舌尖红，苔薄白，脉滑。

中医诊断：蝼蛄疖。

西医诊断：穿凿性毛囊周围炎。

辨证：肺胃蕴热证。

治法：清热解毒除湿。

内治方：银花汤加减。

金银花10g	连翘30g	大青叶15g	侧柏叶15g
黄芩10g	生地黄30g	连翘30g	薏苡仁30g
茯苓10g	海浮石30g	泽泻10g	当归10g
赤芍10g	夏枯草10g	皂角刺10g	紫花地丁10g
白花蛇舌草15g	山楂30g	炙甘草6g	

7剂，水煎口服，每日2次，每次200ml。

同时在炎性丘疹、脓疱、囊肿性皮损处行毫火针后拔罐以泄热解毒，结节性皮损用金黄膏外涂。

二诊：经上方口服，配合毫火针、拔罐疗法后，患者头顶部、项后部结节、囊肿大部分变软、消退，上方基础上去海浮石、紫花地丁，加山药10g、黄芪30g以健脾益气除湿，加丹参10g以凉血活血。再予14剂继续治疗。结节、囊肿处用毫火针针刺后配合拔罐疗法以祛瘀通络，配合选取脾俞、天枢、阴陵泉、中脘、关元等穴行穴位埋线以祛瘀解毒、疏通经脉。

三诊：经上方口服，配合毫火针、拔罐、穴位埋线后，患者头顶部、项后部结节、囊肿大部分消退，留有色素斑。口服方守方14剂，继予穴位埋线巩固治疗。

案例点评：刘红霞教授认为脓肿性穿凿性头部毛囊周围炎中医常规治疗原则为清热解毒除湿，佐以扶正。该患者为18岁青年，身体健壮，平常学习紧张，压力较大，病情反复难愈。依据患者症状和舌脉，辨证属肺胃蕴热证，法当清热解毒除湿。方中金银花、黄芩、连翘、白花蛇舌草清热解毒、泻火消肿，夏枯草、皂角刺、海浮石软坚散结，诸药合用，共奏佳效。

一诊治疗之后，热毒已减，瘙痒减轻，脓性分泌物减少，结节和囊肿较前平复，部分可见瘢痕形成，毛发仍未见增多，"一味丹参功同四物"，故予丹参10g以活血化瘀，前方寒凉药居多，易损伤脾胃，故去海浮石、紫花地丁，予山药10g，黄芪30g养阴益气、顾护脾胃。局部毫火针治疗以热引热、泄热散结、祛腐生新。古人云："正气存内，邪不可干"，火针可"引火助阳"，增加人体阳气，扶正祛邪，《素问·调经论》曰："血气者，喜温而恶寒……温则消而去之。"故火针可温通经络，调畅气血，配合毫火针治疗使局部头皮之痰瘀浊毒得解，痹阻络脉之瘀得通，达祛瘀生新，毛发再生之功。

（五）临证经验

（1）刘红霞教授认为本病的治疗重在于"早"，强调"以消为贵"。在发病初期囊肿未成脓时，必须把握时机，治疗早期以清热解毒利湿为主，予中药口服、外用金黄膏，配合毫火针疗法、中药溻渍以助热、痰、瘀消散；发病后期，注重顾护脾胃、扶正补虚，以健脾益气、燥湿排脓为法，予中药口服的同时结合食疗，做好生活、饮食宣教。结合西医治疗，局部可外用复方多黏菌素B软膏，口服米诺环素等，蝼蛄疖患者适时的手术治疗也是必要的。手术方法：首先将病变部位皮肤常规消毒，然后采取外科手术的方法把脓肿切开，排净脓液；有明显囊肿囊壁者需用蚊式钳或镊子尽量去除；一些窦道内壁组织可用刮匙协助清除。

（2）非药物疗法运用

毫火针疗法：刘红霞教授强调穿凿性毛囊周围炎早期需注重毫火针的应用，毫火针可清热泻火解毒，结合拔罐可收敛创面促进愈合，并且毫火针疗法可明显减少患处的疼痛，皮损消退后较少形成瘢痕，患处毛发生长亦无碍。同时可配合走罐、闪罐等外治法，以加强清热解毒、活血通络之效。后期配合穴位埋线、督灸以活血祛瘀、调理阴阳，减少复发。

中药溻渍疗法：蝼蛄疖患者配合中药溻渍疗法可明显减轻瘙痒、疼痛等症状，主要用于创面成脓、溃疡，脓性分泌物较多而稠厚，异味较重时。先煎药液，待凉至肤温以下时，以干净毛巾浸透药液后外敷于创面，5~10分钟后将毛巾重新在药液中浸泡，外敷于患处，每日3次。

中药淋洗疗法：主要用于病程日久，头部结节较硬，脓液质地清稀，皮损愈合后毛发不生。辨证选方取药后，加水800ml，浓煎取汁600ml，放置温热后，不断淋患处。

（六）零金碎玉

刘红霞教授通过多年对穿凿性毛囊周围炎患者的治疗及随访，整理出一套自己的用药经验，她多用黄芩、连翘、夏枯草、金银花、马齿苋、紫花地丁、白芷、皂角刺、浙贝母、野菊花、牡丹皮、赤芍、白花蛇舌草、海藻、昆布、蛇床子、侧柏叶、桑叶、黑豆、桑椹、肉苁蓉、酒萸肉等。

1. 皂角刺、浙贝母

皂角刺味辛，性温，入肝、胃经，其锋锐，直达患处，能溃散痈结。浙贝母味苦，性寒，长于清热化痰，开郁散结。该病急性期常见触之坚硬、疼痛较甚的丘疹及囊肿，热毒甚者痤疮局部呈红色，痰瘀阻滞者结节处色泽多暗紫。皂角刺药力尖锐，直达脓肿深部，引浙贝母化痰散结之力深入，此时合用二者，可加强散结消肿之功。

2. 侧柏叶、桑叶

侧柏叶味苦、涩，性寒，入肺、肝、脾经。本品味苦、涩，性寒，功善清血热，收敛止血，苦能泻降，寒能清热，专于清肺热，化痰止咳，止血常炒炭入药，清热凉血泻火宜生用。临床常用于治疗血热所致的各种血证，如吐血、咯血、尿血、便血，以及肺热咳嗽等。桑叶味甘、苦，性寒，入肺、胃经，能疏散风热，解表清热，养阴生津，常用于肺热感冒、风热咳嗽、肝阳眩晕、血热妄行。二药伍用，相互配合，相互促进，清肺泻火，凉血解毒之力增强。

3. 黑豆、桑椹

黑豆性平、味甘，归脾、肾经，具有消肿下气、润肺燥热、活血利水、祛风除痹、补血安神、明目健脾、补肾益阴、解毒的作用，用于水肿胀满、风毒脚气、黄疸浮肿、风痹痉挛、产后风痛、口噤、痈肿疮毒，有解药毒，制风热而止盗汗，乌发黑发以及延年益寿的功能。桑椹味甘、酸，性寒，具有补肝益肾、养血生津的作用，用于肝肾不足和血虚精亏的头晕目眩、腰酸耳鸣、须发早白、失眠多梦、津伤口渴、消渴、肠燥便秘等。二者配伍滋阴益肾，养血润燥，可促进头部毛发新生。

4. 肉苁蓉、酒萸肉

肉苁蓉味甘、咸，性温，归肾、大肠经，能补肾阳、益精血、润肠道。临床主要用于肾阳虚衰，精血不足之阳痿，遗精，白浊，尿频余沥，腰痛脚弱，耳鸣目花，月经愆期，宫寒不孕，肠燥便秘。酒萸肉味酸、涩，性微温，归肝、肾经，能补益肝肾、涩精固脱，用于眩晕耳鸣、腰膝酸痛、阳痿遗精、遗尿尿频、崩漏带下、大汗虚脱、内热消渴。二者皆属补益之上品，相互配伍可增强补肾助阳、滋阴养肝之效，多用于蝼蛄疖后期扶固正气，助脓液排出。

（七）专病专方

1. 单味马齿苋外洗方

组成：马齿苋 30g。

功用：清热止痛。

主治：穿凿性毛囊周围炎早期头部多发脓疱，伴红肿疼痛。

用法：湿渍疗法。

2. 活血化瘀方

组成：丹参 30g，当归 15g，鸡血藤 30g，桃仁 15g，茯苓 30g，枳壳 15g。

功用：活血化瘀，养血润肤。

主治：穿凿性毛囊周围炎头部结节较多、质地较硬，伴疼痛、皮肤干燥。

用法：湿渍或淋洗疗法。

第十节　玫瑰痤疮

（一）疾病认识

玫瑰痤疮是一种好发于面中部、主要累及面部血管及毛囊皮脂腺的慢性炎症性疾病。通常好发于 20~50 岁的成年人，女性多于男性，主要表现为反复发作的一过性或持久性红斑，并伴有毛细血管扩张、丘疹、脓疱等皮损，伴或不伴局部不适。

古代医籍中称为"酒渣鼻""酒齄鼻""酒皶鼻"等，中医学认为，肺开窍于鼻，胃经起于鼻旁，本病多由肺胃积热上蒸，复遇风寒外袭，血瘀凝结而成；或嗜酒之人，酒气熏蒸，复遇风寒之邪，交阻肌肤所致。

其病因病机在于饮食不节，嗜食辛辣，肺胃蕴热而上蒸颜面，发于鼻尖或两翼，复感风邪收束，瘀血凝结鼻面，或如《诸病源候论》所述："此由饮酒，热势冲面，而遇风冷之气相搏所生，故令鼻面生皶，赤疱匝匝然也。"若人嗜酒好炙，助火化热，热毒炽盛而充斥络脉，血络外现；热蕴肌肤，故感局部灼热；湿热相结酿化为脓，发为脓疱；肺胃积热不解，上冲熏蒸鼻面日久，故见毛孔扩大；复感外邪，瘀结于肌肤，致经络阻隔，气血瘀滞，故鼻部组织增生成赘。

综观本病，标本多实，患者体质多属湿热、痰湿及气郁体质，"风""热"

"火""毒""瘀"多种病邪产物交错相合，前期症状轻微，起病缓慢，亦有因禀赋不耐，所处燥寒，养护失当，外用暴劣之品刺激而骤然发病者。口周有红色丘疹，鼻翼有毛细血管扩张，皮肤油腻。

（二）辨治思路

玫瑰痤疮的病因与体质、饮食、情志、脏腑、气血等密切相关，而其病机不离"风""热""火""毒""瘀"，中医辨证论治根据其实证多、虚证少的特点，以泻实为主，热蕴火炽者清之泻之、湿热蕴结者分利化解、血热瘀滞者凉血活血，兼以通络散结。

（1）本证多由肺胃积热上蒸，复遇风寒外袭，血瘀凝结而成。新疆地处西北，气候干燥寒冷，大多数患者喜食肉类以抗寒冷，我们在临床中尤其在新疆发现很多丘疹、脓疱型玫瑰痤疮患者，大便秘结，小便黄，舌质红，舌苔薄黄，肺热伴有湿热证候，故提出了"清泻肺胃湿热"，增加除湿化痰之药生薏苡仁、茯苓、白术、山楂，形成银花汤。

（2）玫瑰痤疮多发于中年人，以女性为多见，尤其中年女性从肝脾论治，证如《丹溪心法》云"气血冲和，百病不生，一有怫郁，百病生焉"，故人诸病多生于郁。情志致病可引起五脏气机失调，其中以肝脏表现最为突出。皮疹好发于口鼻周围，患者烦躁易怒，舌质暗淡或有瘀点，舌体胖，边有齿痕，苔薄腻，女性常常出现胸胁胀痛，痤疮随月经周期变化加重反复，此时可在逍遥散基础上增加调经、调气血药物郁金、川芎，使用逍遥玉容散，以疏肝解郁，健脾除湿为法。

（3）嗜酒之人的玫瑰痤疮多为丘疹脓疱型、鼻赘型，治疗周期长，因嗜酒之人，酒气熏蒸，热毒凝结于鼻，在脓疱、鼻赘处。刘红霞教授运用毫火针联合拔罐疗法、放血疗法泄热解毒、软坚散结，达到开门祛邪、祛瘀生新之功，制订了"药–针–罐"模式治疗玫瑰痤疮的综合治疗方案。

（三）治疗方案

1.肺胃热盛证

症状：多见于红斑型，红斑多发于鼻尖、两翼或连口唇，斑色鲜红，压之褪色，自觉灼热、干燥，两颊潮红，口干口渴，欲进冷饮，小便色黄，大便秘结。舌红，苔黄腻，脉滑数。

辨证：肺胃积热，湿毒蕴结。

治法：清泻肺胃，除湿解毒。

内治方：银花汤加减。

金银花 10g	黄芩 10g	连翘 30g	槐花 10g
炒白术 10g	生薏苡仁 30g	茯苓 10g	皂角刺 10g
夏枯草 10g	牡丹皮 10g	丹参 10g	菊花 6g

加减：疹痒者加马齿苋、苦参；心烦溲黄者加莲子心、淡竹叶；情志不畅者加香附、郁金；大便秘结甚者加大黄、芒硝。

外治法：

（1）中药溻渍疗法：选取马齿苋、地榆等药行中药溻渍。

（2）放血疗法：选取大椎穴、肺俞穴等行穴位放血。

（3）拔罐疗法：选取阿是穴、肺俞、膈俞、脾俞穴拔罐。

（4）毫火针疗法：用于丘疹、脓疱等皮疹处。

（5）中药灌肠疗法：大便干结者，可选生地黄、马齿苋煎汤灌肠。

分析：本证相当于红斑型、丘疹脓疱型，多为饮食不节，肺胃蕴热，郁滞肌肤而发，治以清泻肺胃、除湿解毒，以银花汤化裁。方中金银花、黄芩、连翘清热解毒，三药为君药，归肺经，走上焦。皂角刺、夏枯草、丹参以凉血解毒、软坚散结为臣药。佐以茯苓、炒白术、生薏苡仁以健脾除湿。菊花引药上行。配合中药溻渍疗法以解毒凉血；湿热明显者配合阿是穴、肺俞、膈俞、脾俞穴拔罐以除湿解毒，以红色丘疹、脓疱为主时配合毫火针以泻火解毒，大便干结者可行中药灌肠疗法以泄热通便。

2. 热毒蕴肤证

症状：在红斑基础上出现痤疮样丘疹、脓疱，色绛而硬，血络外张，面部灼热；口干，便秘。舌质红，苔黄，脉数。

辨证：热毒蕴肤，动血灼络。

治法：清热解毒凉血。

内治方：五味消毒饮加减。

金银花 15g	野菊花 6g	蒲公英 10g	紫花地丁 10g
紫背天葵 10g	连翘 15~30g	皂角刺 10g	白术 10g
生薏苡仁 30g	丹参 10g	炙甘草 6g	

加减：疹痒者加马齿苋、苦参；脓疱密集者加黄芩、桔梗；结节者加海藻、昆布；心烦溲黄者加莲子心、淡竹叶；大便秘结者加熟大黄、玄参。

外治法：

（1）拔罐疗法：选取阿是穴及膀胱经腧穴拔罐。

（2）放血疗法：选取大椎、肺俞、局部阿是穴行放血拔罐。

（3）毫火针疗法：在结节、脓肿处行毫火针疗法。

（4）穴位埋线疗法：选中脘、下脘、关元、脾俞、天枢、阴陵泉、气海穴埋线。

（5）中药灌肠疗法：选用马齿苋、连翘等中药保留灌肠。

分析：本证多见于丘疹脓疱型，原方出自《医宗金鉴》卷七十二，主治疗疮初起，发热恶寒，疮形如粟，坚硬根深，状如铁钉，以及痈疡疔肿，红肿热痛，舌红苔黄，脉数。方中金银花清热解毒，消散痈肿；紫花地丁、蒲公英、野菊花、紫背天葵清热解毒，凉血消肿散结；连翘清热消疮，软坚散结；皂角刺、生薏苡仁消肿排脓；丹参活血凉血。全方共奏清热解毒，凉血消肿之功。皮疹色暗，痰湿明显者取大椎、肺俞刺络放血拔罐以除湿解毒；结节、囊肿反复者配以脾俞、天枢、阴陵泉等穴行穴位埋线疗法以调理脾胃、疏通经脉；大便秘结者选用马齿苋、连翘等中药保留灌肠以泄热通便。

3. 肝郁脾虚证

症状：面部红斑、丘疹色淡红，或有结节，随情志变化而消长，面色淡黄少华，善太息；或伴烦躁易怒，胸胁胀痛。舌质暗或有瘀点，舌体胖，边有齿痕，苔薄腻，脉弦细。

辨证：肝失疏泄，脾失健运。

治法：疏肝解郁，健脾养血。

内治方：逍遥玉容散加减。

柴胡 10g	当归 10g	白芍 10g	茯神 20g
炒白术 10g	黄芩 10g	川芎 10g	郁金 10g
佛手 10g	丹参 10g	合欢花 10g	夜交藤 15g
甘草 6g			

加减：胁痛口苦者加牡丹皮、栀子；若月经不调者加女贞子、墨旱莲、益母草、泽兰；大便秘结者加酒大黄、枳壳。

外治法：

（1）拔罐疗法：选取肝俞、膈俞、脾俞穴拔罐。

（2）毫火针疗法：在丘疹、脓疱等皮疹用毫火针。

（3）走罐、刮痧疗法：配以膀胱经走罐、刮痧交替治疗。

（4）穴位埋线疗法：选足三里、阳陵泉、肝俞、血海、气海、关元穴埋线治疗。

分析：本证多见于丘疹脓疱型，以中年女性为多。多因平素性情急躁，或妇女经期后，肝经郁热，肝气横逆犯脾，脾气虚弱，运化失常所致。治法以疏肝解郁，健脾养血为主。方中以柴胡、郁金、佛手为君药，疏肝解郁，以顺肝性，条达肝气。当归、川芎、白芍为臣药，养血敛阴，柔肝缓急，补肝体而助肝用。佐以白术、甘草，和中而补土，使脾胃运化有权，营血生化有源；茯神、夜交藤、合欢花亦为佐药，养心安神。丹皮、栀子为使药，清宣郁热、解郁除烦。选取肝俞、膈俞、脾俞等背俞穴拔罐以疏经通络，解毒祛瘀。面部的结节，刺络后留罐。月经不调、经期结节加重者，选取足三里、阳陵泉、肝俞、膈俞、血海、气海、关元穴埋线以调理冲任，协调脏腑。

4.气滞血瘀证

症状：鼻部肥大成赘，呈结节状，毛孔粗大，状若草莓，甚则如瘤，色暗红，自觉麻木或刺痛。舌淡暗或深红偏紫，舌下脉络瘀紫曲张，脉沉缓稍涩。

辨证：气滞血瘀，瘀血阻络。

治法：活血化瘀散结。

内治方：桃红四物汤加减。

燀桃仁 10g	当归 10g	熟地黄 15g	川芎 10g
白芍 10g	赤芍 10g	丹参 10g	炒白术 10g
三棱 10g	莪术 10g	麸炒枳壳 10g	陈皮 10g

加减：痒痛者加马齿苋、郁金；麻木不仁者加地龙、炒僵蚕；皮下累结者加海藻、昆布；气虚乏力者加炙黄芪、党参；情志不舒者加醋柴胡、枳壳。

外治法：

（1）拔罐疗法：选取阿是穴及膀胱经腧穴拔罐。

（2）放血疗法：选取大椎、肺俞、局部阿是穴行放血疗法。

（3）毫火针疗法：在结节、脓肿处行毫火针治疗。

（4）穴位埋线疗法：选中脘、下脘、关元、脾俞、天枢、阴陵泉、中脘、气海穴埋线。

分析：本证相当于鼻赘期，为热毒日久瘀阻鼻面，气滞血瘀，毒邪聚而不散所致；治法以活血化瘀散结为主。桃红四物汤出自《医宗金鉴·妇科心法要诀》，具有养血活血、祛瘀生新之功，被医家推崇为调经要方，主治妇女月经不调及痛经。现代常用于血瘀引起的多种病症。方中桃仁、川芎活血化瘀；熟地黄补血养阴，改为生地黄可加强活血作用；当归补血养肝，活血止痛；白芍敛阴养肝，缓急止痛。本方活血养血，以活血为主，行中有补，则行而不泻；补中有行，则补而不滞。皮疹色暗，鼻赘明显者取大椎、肺俞等处刺络放血拔罐以除湿解毒；鼻赘反复者配脾俞、天枢、阴陵泉等穴行穴位埋线以活血化瘀、疏通经脉。

（四）典型案例

阿某，女，维吾尔族，43岁，2018年4月初诊。

鼻部、面颊起红斑、丘疹反复发作9年，加重1个月。患者自述9年前因嗜食辛辣刺激之品，鼻部、两颊皮肤起粟米至绿豆大小丘疹、丘疱疹、脓疱，至昌吉某医院就诊，诊断为酒渣鼻，予莫匹罗星乳膏外用，口服解毒胶囊，皮损部分消退，但病情反复发作，至多家医院诊治，予米诺环素胶囊、羟氯喹片口服，外用甲硝唑凝胶，皮疹好转，停药后皮疹反复。1个月前因熬夜皮疹发至前额、下颌。现症见：鼻部、两颊、前额、下颌皮肤见粟米至黄豆大小暗红色丘疹、脓疱，鼻翼、鼻尖、两颊等处出现毛细血管扩张，烦躁易怒，口燥咽干，月经不调，乳房胀痛，纳可，小便色黄，大便秘结。舌红，苔黄腻，脉滑数。

中医诊断：酒渣鼻。

西医诊断：玫瑰痤疮。

辨证：肺胃积热，湿毒蕴结。

治法：清泻肺胃，除湿解毒。

内治方：银花汤加减。

金银花10g	黄芩10g	连翘30g	槐花10g
白术10g	生薏苡仁30g	茯苓10g	皂角刺10g
夏枯草10g	牡丹皮10g	丹参10g	菊花6g

7剂，水煎服，早晚各1次，每次200ml，饭后温服。

外治法：面部丘疹、脓疱用毫火针，大椎、肺俞用放血疗法，阿是穴、肺俞、膈俞、脾俞用拔罐疗法，配合生地黄、马齿苋中药保留灌肠以泄热通便。

二诊：经口服中药、毫火针、拔罐、放血、中药保留灌肠治疗1周后，患者红丘疹、脓疱色变暗，部分结痂消退，大便日1次，但患者烦躁易怒，舌质红，苔薄黄腻，脉弦。刘红霞教授分析患者为中年女性，经银花汤口服1周肺热已去，既往月经不调，病史较久，烦躁易怒。肝为藏血之脏，性喜条达而主疏泄，体阴而用阳，若七情郁结，肝失条达，皆可使肝气横逆，血虚可生热，肝郁亦能化火，更方处以加味逍遥散疏肝泻火，平其火热。

内治方：

柴胡10g	当归10g	白芍10g	茯神20g
炒白术10g	黄芩10g	川芎10g	郁金10g
佛手10g	丹参10g	夏枯草10g	夜交藤15g
炙甘草6g			

14 剂，水煎服，早晚各 1 次，每次 200ml，饭后温服。

外治：穴位埋线，选足三里、阳陵泉、肝俞、血海、气海、关元穴埋线，2 周 1 次，3 次为 1 个疗程。

三诊：上方中药口服 14 剂后，患者皮疹明显消退，乳房胀痛、烦躁易怒明显减轻，鼻部、两颊、前额、下颌的丘疹、丘疱疹、脓疱基本消退，舌红，苔薄白，脉弦。守方继服 14 剂，继予穴位埋线巩固治疗。

案例点评：银花汤是全国名老中医药专家刘红霞教授根据新疆痤疮患者的体质及发病特点拟定之经验方，我科从 1996 年至今一直在临床中使用，疗效斐然。主治证属肺胃热盛者，以清泻肺胃、除湿解毒，其中金银花、连翘、黄芩清热解毒泄肺热，丹皮清热凉血，丹参养血活血，茯苓、白术、薏苡仁祛湿，夏枯草解毒散结。外治选取大椎、肺俞等穴位放血以泄热解毒。阿是穴、肺俞、膈俞、脾俞穴拔罐以除湿解毒。于丘疹、脓疱、结节等皮疹处予毫火针以泻火解毒。大便干结，选生地黄、马齿苋煎汤灌肠以泄热通便。二诊，患者肺热已去，出现肝郁脾虚证，予加味逍遥散加减，柴胡疏肝解郁，白芍、当归养血柔肝，丹参、茯神、白术等健脾祛湿，夏枯草解毒排脓，炙甘草益气和中、缓肝之急。选取足三里、阳陵泉、肝俞、血海、气海、关元穴埋线以疏通经络，调理冲任，2 周 1 次，3 次为 1 个疗程，巩固治疗。

（五）临证经验

刘红霞教授临床中治疗皮肤病注重整体与局部相结合，兼参局部病变特点，"辨体 – 辨病 – 辨证"三位一体，既重视中药的内治，也重视中医外治，用药精准，屡获良效。

针对玫瑰痤疮的临床特点，明代陈实功在《外科正宗》中言："肺风、粉刺、酒糟鼻三名同种，粉刺属肺，糟鼻属脾，总皆血热郁滞不散。"说明了此三者总体病机大致相同，而其病位及脏腑论治不同，玫瑰痤疮的发病及治疗主要在脾。刘红霞教授在多年的临床实践中发现，新疆等西北地区的患者易出现脾虚的症状，临证多见舌质淡红、舌体胖大、边缘齿痕，且有手足冰凉、面色㿠白、大便稀溏、畏寒等脾虚湿盛的症状。刘红霞教授结合新疆的地域特点，认为新疆地处祖国西北，年降水量少，气候干燥，燥邪伤津耗气，津伤则津液阴血不足，津液、阴血均为气所化生，亦为气之物质基础，脾为后天之本，为气血津液生化之源，故燥邪易伤及脾胃，燥邪伤津耗气，津伤则津液阴血不足，津液、阴血均为气所化生，脾为气血津液生化之源，而新疆冬季漫长的时节特点，为提供御寒所需热量，饮食以肉食为主，易生湿化热，伤及脾胃。饮食劳倦损伤脾胃后导致脾胃气虚，湿邪内困，体内阴火内盛，阴火聚于皮肤而发病，在辨证用药的过程中，如患者脾胃虚弱，用养阴药易出现腹胀、便溏，刘红霞教授必定加用党参、山药、厚朴、砂仁、陈皮等健脾理气、渗利化湿之药以顾护脾胃，促中州运化，通上下气机，培土生金。

本病女性发病率、患病率高于男性，中医学认为女子以肝为先天，肝主疏泄，体阴而用阳，在玫瑰痤疮的治疗中需调和肝脾，刘红霞教授在辨证用药中，若逢女性而兼有气郁之征，除上述辨证用药外必配伍醋柴胡、香附、郁金、枳壳之类疏肝理气、调和肝脾之药，使女子气血荣畅，从根本入手调治，从而达到"气血平则百病皆消"的目的。

《医学源流》云："外科之证，最重外治。"刘红霞教授亦认为，外用药物可以宣通行表，发散表邪，疏导腠理，通调血脉，使无凝滞也，清代吴师机指出"外治之理，即内治之理；外治之药，也即内治之药。所异者，法耳"，因此，刘红霞教授在选择外治方法中亦倡导辨证论治，首先"辨病"，然后进一步辨识"病"中存在的"证"，以决定如何应用中医外治技法。在玫瑰痤疮的治疗始终，药-针-罐相结合，形成了一套独特的治疗理论体系，针对性强、操作简便，起到以外治内、扶正祛邪的作用，临床多可获得良好疗效。

（六）零金碎玉

刘红霞教授临床从事皮肤病中医药治疗40余载，对玫瑰痤疮的治疗有着独到的见解，其辨证思想独特，坚持辨体-辨病-辨证相结合的诊疗模式，善用中医外治方法，如毫火针、拔罐、埋线等综合治疗痤疮，《理瀹骈文》开卷便提出："外治必如内治者，先求其本。本者何？明阴阳，识脏腑也。"中医外治疗法以脏腑经络理论为指导，亦是遵循"治病求本"的原则。中医外治方法见效较快，疗效显著，不良反应少，中药溻渍疗法、中药面膜疗法、中药涂擦、针灸治疗、拔罐疗法、刮痧疗法等可根据辨证选用。

玫瑰痤疮属于阳热之证。《素问·阴阳应象大论》云"治病必求于本""有诸内必形之于外"。肺主皮毛，皮肤病变往往为肺的宣发、肃降功能失常，调肺以治皮肤之疾可奏佳效。刘红霞教授认为临床上多从肺、肝、脾、胃等脏及风、热、火、毒、瘀等病理产物着手进行论治。刘红霞教授在临床的辨证论治中，认为本病临床辨证属肺胃热盛者，宜选银花汤加减。若早期失治、误治，使热毒进一步入里灼络，则应及时采用大剂清热解毒之品清热解毒、凉血通络，刘红霞教授多用五味消毒饮加减扑灭"燎原之火"，而后培土生金、滋养皮毛。若见鼻赘形成，气血瘀滞，则内服桃红四物汤通理气血，使气血得畅而肌肤腠理壅滞渐消。此外，刘红霞教授在临床中发现，由于近年来人们生活方式发生了极大变化，生活节奏急剧加速、工作学习压力很大、过食肥甘厚腻及辛辣之物，导致部分人群出现肝郁脾虚的体质特征，据此，刘红霞教授选取逍遥散加减以达肝脾同治之功，临证凡见玫瑰痤疮属肝郁脾虚证，症见舌质淡、舌底脉络紫暗迂曲、腹胀胁痛而善太息的患者即可施用，得效多喜。

（七）专病专方

1. 除湿止痒方（外洗 1 号）

组成：马齿苋 30g。

功用：清热止痒。

主治：玫瑰痤疮早期鼻翼、面颊等部位红斑、炎性丘疹伴自觉灼热、瘙痒者。

用法：中药溻渍疗法（冷溻渍）。

2. 凉血润肤方

组成：地榆 30g，黄芪 30g。

功用：清热凉血。

主治：玫瑰痤疮中期已见血络外现，伴自觉烧灼、紧绷甚至刺痛者。

用法：中药溻渍疗法（冷溻渍）。

3. 祛痘面膜

组成：金银花、菊花、连翘、黄芩、丹参等。

功用：清热解毒，消肿散结。

主治：痤疮、玫瑰痤疮等属肺胃蕴热证者。

用法：取中药免煎颗粒用水调成糊状外敷于面部。

4. 祛痘印面膜

组成：白芷、白芍、白术、地榆、葛根等。

功用：活血化瘀，美白消斑。

用法：取中药免煎颗粒用水调成糊状外敷于面部。

第十一节　毛囊炎和疖肿

（一）疾病认识

毛囊炎为化脓性球菌侵入毛囊所引起的单个散在毛囊或毛囊周围的炎症，

多发生于后枕部、臀部。根据发病部位不同，中医文献赋之以不同的名称，如生于颈后头发边沿处者称"发际疮"，发于臀部者称"坐板疮"等。

《医宗金鉴·外科心法》发际疮记载："此症生项后发际、形如黍豆，顶白肉赤坚硬，通人锥刺，痒如火燎，破津脓水，亦有浸淫发内者。"又如坐板疮记载："此证一名风疳，生于臀腿之间，形如黍豆，色红作痒，甚则痛延及谷道，势如火燎。"

疖是金黄色葡萄球菌侵入毛囊所致的急性化脓性深毛囊炎和毛囊周围炎。复发性、多发性疖称为疖病，相当于中医"疖"。初起为毛囊性炎症性丘疹，后渐扩大成红色硬性结节，有疼痛及压痛。经 2~3 天后，结节化脓坏死而形成脓疡，中心有坏死的脓栓破溃后，排出脓液、脓栓和坏死组织，肿胀减退，在 1~2 周内结痂而愈。患者常有发热、头痛不适等全身症状，伴附近的淋巴结肿大。营养不良者可引起脓毒血症或败血症。好发于面、颈及臀部等。刘红霞教授指出，因面部有丰富的淋巴管和血管网，且与颅内血管相通，故发生于面部的疖，尤其是鼻孔及上唇者，易引起海绵窦血栓性静脉炎、败血症，甚至脑脓肿，需特别注意。

疖名首见《肘后备急方》。《诸病源候论》云："肿结长一寸至两寸名之为疖，亦如痈热痛，久则脓溃。"首次指出了疖肿出脓即愈的特点，将其与痈疽区别开来，自宋代始，疖名渐次增多，多从形态特征、发病时令和部位而命名，如"热疖""恶疖""软疖""时毒暑疖""蝼蛄疖""发际疮""坐板疮"，明代以后医家对本病的病因病机、临床特征及治疗原则的论述更全面，明代著作《外科启玄》概括了本病发病原因、基本特点及清暑解毒的治疗原则，清代著作《医宗金鉴》指出蝼蛄疖病因有胎毒及暑毒两种，应分证施治，并对"发际疮""坐板疮"的发病部位、病因病理、临床表现有详细描述，对现代临床亦有指导意义。

疖肿是指发生在肌肤浅表部位、范围较小的急性化脓性疾病，以局部红肿、疼痛为主要临床表现，有皮肤患处色红、灼热、疼痛、突起根浅、肿势局限、易化脓、易溃散、易收敛等特点。好发于项后发际、背部、臀部，轻者只有一两个，重者则可散发全身，或簇集一处，或此愈彼起。可伴见发热、口渴、溲赤、便秘，多见舌黄，脉数。

毛囊炎、疖肿都属于细菌感染毛囊所致的炎症类疾病，且中医证候相似，鉴于此将二者在此一同论治。

（二）辨治思路

中医学认为毛囊炎、疖肿系湿热内蕴，外受热毒，郁于肌肤所致；或因体质虚弱，腠理不固，外受热邪所致。毛囊炎、疖肿好发于14~30岁的青壮年，此年龄段多具有阳热偏盛的体质特点，新疆地处祖国西北，气候干燥寒冷，百姓喜食肉食以抗寒冷，生活习惯不规律，经常熬夜，日久容易导致脾胃功能失司，湿热内蕴，若湿热之毒日久不化，与痰瘀互结，则凝滞而成毛囊性丘疹、脓疱。多见大便干，小便黄，舌质红，舌苔黄腻，肺热伴有湿热证候，刘红霞教授结合新疆特殊的地域、饮食特色，故提出了"清泻肺胃蕴热"，善用除湿化痰之药如生薏苡仁、茯苓、白术、山楂，形成银花汤。

查阅古籍，历代医家认为"蝼蛄疖""发际疮"多属肺经血热等，病机多为内热炽盛，外受风邪所致，属"热证、实证、阳证"范畴。但刘红霞教授结合现代人饮食、劳作习惯、工作压力等诸多原因，不拘泥于清热、解毒、泄热之法。如发现头部、胸背、臀部以毛囊性丘疹、脓疱为主，缠绵不愈，伴见倦怠乏力、畏寒、纳呆、便溏，舌质淡，舌体胖大，苔白腻，脉沉细者，则为脾虚之证，为脾失运化，内生湿邪，脾虚湿蕴，湿阻肌肤而发本病，据此治疗以"益气健脾，祛湿解毒"为法，方选参苓白术散加减。

临床中所见毛囊炎、疖肿多为中重度，治疗周期长，考虑湿热痰瘀滞体内，口服中药遵循外科消、托、补三大内治法。根据外证不同阶段而遵循不同的原则，早期多采用清热解毒、化痰散结，逐渐过渡到行气合营、内托。皮疹若反复发作，刘红霞教授常用清热解毒、软坚散结、养阴固本、益气健脾法，强调扶正祛邪，并将火针、拔罐、放血疗法结合应用，以泄热解毒、软坚散结，达到开门祛邪。

（三）治疗方案

1. 热毒蕴结证

症状：好发于项后发际、背部、臀部，轻者只有1~2个，重者则可散发全身，或簇集一处，或此愈彼起；可伴见发热，口渴，溲赤，便秘。多见舌质红，苔黄，脉数。

辨证：热毒蕴结证。

治法：清热解毒，活血消肿。

内治方：五味消毒饮加减。

金银花 15g	蒲公英 15g	野菊花 5g	紫花地丁 15g
紫背天葵 15g	栀子 9g	生薏苡仁 30g	茯苓 10g

白术 10g　　　　　　丹参 10g　　　　　泽泻 10g

加减：热甚可加黄连、连翘；若小便淋痛加牛膝、虎杖；若心胃火盛加石膏、木通、竹叶；口渴加天花粉、葛根；口臭加炒黄芩、藿香。

外治法：

（1）中药溻渍疗法：选用马齿苋、连翘、丹参等中药溻渍。

（2）中药涂擦疗法：质硬者可将颠倒散用绿茶调涂以软坚散结；结节、脓肿较甚者，以金黄膏外涂。

（3）毫火针疗法：脓成者予火针透毒排脓。

（4）拔罐疗法：以红色丘疹者，予背俞穴拔罐。

（5）放血疗法：热象明显者，于耳尖穴放血。

（6）中药保留灌肠疗法：大便秘结者，配合大黄、马齿苋等中药保留灌肠。

（7）中药淋洗疗法：头部皮疹者，以大青叶、侧柏叶、丹参、白芍等中药淋洗。

分析：此证多见于青壮年，因阳气偏盛，热盛则易化火化毒，西北之人平素嗜食辛辣刺激之品，故以助火化毒，内外火合邪为病。热灼津液故口渴、溲赤、便秘。以红色丘疹为主者可选用马齿苋、连翘、丹参等中药溻渍以清热解毒。质硬者可将颠倒散用绿茶调涂以软坚散结。结节、脓肿较甚者，用金黄膏外涂以清热解毒、消肿散结。毫火针适用于脓成者，有透毒排脓之效。便秘者选中药大黄、马齿苋等以泄热通便。

2. 肺胃蕴热证

症状：散在分布粟米至米粒大小炎性丘疹及暗红色色素沉着斑，可见白色脓头，疼痛明显；伴口渴喜饮，小便黄赤，大便干。舌质红，苔黄厚腻，脉滑数。

辨证：肺胃蕴热证。

治法：清热解毒，健脾除湿。

内治方：银花汤加减。

金银花 10g　　　　大青叶 15g　　　　侧柏叶 15g　　　　黄芩 10g
生地黄 30g　　　　连翘 30g　　　　　薏苡仁 30g　　　　茯苓 10g
海浮石 30g　　　　泽泻 10g　　　　　夏枯草 10g　　　　皂角刺 9g
紫花地丁 10g　　　白花蛇舌草 15g　　徐长卿 10g　　　　山楂 30g
炙甘草 6g

加减：脓疱多者合五味消毒饮；口渴甚者加生石膏、天花粉；大便秘结加熟大黄；脓出不畅者加白芷、升麻、炒山甲；两侧皮损严重者加柴胡、黄芩起引经作用。

外治法：

（1）中药溻渍疗法：选用金银花、连翘、丹参等中药溻渍。后期可选用茯苓、丹参等中药。

（2）中药涂擦疗法：用金黄膏外涂。

（3）放血疗法：热象明显者，于耳尖穴放血。

（4）中药保留灌肠疗法：大便秘结者，配合大黄、苦参等中药保留灌肠。

（5）毫火针疗法：适用于脓成者，予火针加拔罐透毒排脓。

分析：此证以青壮年居多，因其身体健壮，平常工作紧张、压力大。发病初期皮损多以枕部为主。热灼津液故口渴多饮、小便黄赤、大便干，热象较甚故舌质红、苔黄厚腻。热象明显者，于耳尖放血以泄热解毒。以红丘疹、脓疱为主者，选阿是穴用毫火针后拔罐以泄热解毒。大便秘结者，配合大黄、苦参等中药保留灌肠以通腑泄热。

3.体虚毒恋，阴虚内热证

症状：该证多表现为毛囊炎或疖肿常常此愈彼起，不断发生，或散发全身各处，或固定一处，范围较大；常伴见口干唇燥。舌红苔薄，脉细数。

辨证：体虚毒恋，阴虚内热。

治法：滋阴清热解毒。

内治方：仙方活命饮合增液汤加减。

金银花 30g	连翘 15g	黄芩 10g	天花粉 12g
当归尾 9g	浙贝母 9g	白芷 9g	乳香 9g
没药 9g	皂角刺 9g	炒穿山甲 10g	生甘草 6g

加减：便秘加麻仁或增加生地黄用量；失眠加夜交藤、合欢皮。

外治法：

（1）毫火针疗法：有脓头者，选阿是穴用毫火针治疗以解毒。

（2）穴位埋线疗法：失眠者选内关、三阴交以滋阴清热，便秘者选天枢、大肠俞以调理肠胃。

（3）艾灸疗法：囊肿、结节者，将蒜切片铺于皮疹上，置艾炷点燃以温通经络。

（4）中药保留灌肠疗法：大便秘结者，配合大黄等中药保留灌肠以通腑泄热。

分析：此证多因素体禀赋不足、体质虚弱者或久居西北之地，燥邪伤津耗气，久则皮毛不固，外邪易于侵袭肌肤而发病。体虚不能抗邪，故此愈彼起，缠绵难愈；阴虚津亏不能滋润孔窍，故口干唇燥；内热煎熬可致便秘失眠。

4.体虚毒恋，脾胃虚弱证

症状：该证多表现为毛囊炎或疖肿泛发全身各处，成脓、收口时间较长，脓水稀薄；常伴见面色萎黄，神疲乏力，纳少便溏。多见舌质淡，边有齿痕，苔薄，脉濡。

辨证：体虚毒恋，脾胃虚弱。

治法：健脾和胃，清化湿热。

内治方：参苓白术散合五神汤加减。

党参 10g	茯苓 15g	炒白术 15g	白扁豆 10g
生薏苡仁 15g	砂仁 6g	桔梗 6g	山药 10g
丹参 10g	紫花地丁 10g	金银花 15g	甘草 6g

加减：有瘀血者加牡丹皮、赤芍；腹泻、腹痛者去生薏苡仁，加炒薏苡仁、炒芡实、炒枳壳；脓熟将溃加穿山甲、皂角刺。

外治法：

（1）穴位埋线疗法：选足三里、中脘埋线调理脾胃，便秘者选天枢、大肠俞埋线调理肠胃。

（2）艾灸疗法：囊肿、结节者，将蒜切片铺于皮疹上，置艾炷点燃以温通经络。

（3）中药保留灌肠疗法：大便秘结者，配合大黄等中药保留灌肠以通腑泄热。

分析：此证多因西北之人嗜食酒肉等湿热之品，渐致脾胃虚弱，体虚成脓，收口时间长，脾胃虚弱不能吸收水谷精微，故面色萎黄，纳少便溏。

（四）典型案例

案 1 魏某，男，24岁，汉族，工人，2009年6月24日初诊。

患者胸背部皮肤起丘疹3个月。患者自诉3个月前食辛辣油腻之品后，前胸、后背部皮肤起丘疹，后自行服用"排毒养颜胶囊""皮肤病血毒丸"，效欠佳，病情未予控制。患者为求中医治疗，于6月24日就诊于我院。刻下症：患者前胸、后背散在分布粟米至米粒大小炎性丘疹及暗红色色素沉着斑，部分丘疹顶端可见白色脓头，压之疼痛明显，胸背部及肩部可见皮脂溢出，偶觉微痒；患者体态偏胖，平素喜食辛辣刺激及甜腻之品，偶有饮酒史；纳可，夜寐欠安，小便黄赤，大便干，2~3日一行。实验室检查：糠皮孢子菌镜检示短杆状菌丝及圆形孢子（+）。舌质红，苔黄厚腻。滑数。

中医诊断：疖（肺胃蕴热证）。

西医诊断：毛囊炎。

辨证：肺胃蕴热证。

治法：清热解毒，健脾除湿。

内治方：银花汤加减。

金银花 10g	大青叶 15g	侧柏叶 15g	黄芩 10g
生地黄 30g	连翘 30g	薏苡仁 30g	茯苓 10g
海浮石 30g	泽泻 10g	当归 10g	赤芍 10g
夏枯草 10g	皂角刺 9g	山楂 30g	紫花地丁 10g
炙甘草 6g			

7 剂，水煎口服，早晚各 1 次，每次 200ml，早晚饭后服用。

外治法：配合金银花、连翘、丹参等中药汤剂进行中药溻渍疗法，之后用绿茶将颠倒散适量调成糊状涂于炎性丘疹处，每晚 1 次，次晨洗去。每日至门诊用苦参等中药汤剂行保留灌肠治疗，配合耳穴刺血法及 1 次丘疹挤粟治疗。

嘱患者清淡饮食，规律作息，调畅情志，按时服药，1 周后复诊。

二诊：前胸、后背部分炎性丘疹及脓丘疹消退，皮疹色较前变淡，偶有新出疹，压之疼痛感较前缓解，间见色素沉着斑，皮脂溢出较前改善。舌质红，苔薄黄，脉滑。二便调，纳可，夜寐安。口服上方去连翘、夏枯草，加健脾药炒白术，停耳穴刺血法及保留灌肠疗法，余治同前。

嘱患者清淡饮食，规律作息，调畅情志，按时服药，1 周后复诊。

三诊：患者胸、背部大部分炎性丘疹消退，遗留色素沉着，胸背部无明显痒感，皮脂溢出不显，未见新出疹。舌质红，苔白腻。纳可，夜寐安，二便调。口服中药以清热解毒的银花汤加养血之剂内服，外治以茯苓、丹参等中药进行溻渍治疗，继以颠倒散进行中药涂擦。

嘱患者清淡饮食，作息规律，调畅情志，按时服药，1 周后复诊。

四诊：患者胸背部无明显丘疹，仅见淡粉色色素沉着，无痒感，无明显皮脂溢出及新出疹。舌质红，苔薄白。纳寐可，二便调。糠皮孢子菌镜检阴性。告知患者中药停服，仅以丹参、白芍等凉血润肤的中药进行淋洗疗法巩固治疗 2 周，直至病愈。

案例分析：本案患者形体偏胖，为痰湿之体，且患者平素喜食肥甘厚腻之品，使湿热内蕴，加之外感毒邪郁于肌肤而发病。一诊时患者皮疹色红，病虽在肌肤，但辨证属肺胃蕴热证，中药辨证选用清肺胃热邪之药。外治之法亦内治之法，故配合清热凉血药保留灌肠，以通腑泄热、引邪下行。耳部放血以清热消肿。丘疹挤粟治疗可通畅皮脂腺导管，减少脂栓淤阻。初期皮疹红肿明显时，溻渍治疗药物以清热解毒止痛为主，用颠倒散涂于囊肿散瘀消肿。二诊时红肿较前改善，丘疹颜色变淡，热邪已减，故去清热解毒药物；三诊时疹退热消，中药溻渍治疗继以养血活血为主，清热凉血为辅。四诊时疹消热去，则仅以凉血润肤为法巩固治疗，直至病愈。

案2　王某，男，31岁，职员，2010年6月20日初诊。

患者自诉3个月来无明显诱因，臀部反复起黄豆大小疖肿，伴疼痛不适，基底潮红，破溃后见脓性分泌物，反复发作不愈。先后自购药膏及于某市中医院予口服中药、外用"莫匹罗星软膏"、静脉滴注"青霉素"等多种治疗，病情未能控制，为求中医治疗遂至我院就诊。刻下症：臀部见1处1~3cm大小、高出皮面的炎性疖肿，周围红晕，局部皮温略高，触之疼痛，未见脓栓，基底坚硬；伴口干口苦，夜寐不安；平素性情急躁易怒，嗜食辛辣刺激之品；小便黄，大便干结。全血细胞分析回报示白细胞 8.94×10^9/L，红细胞 4.27×10^{12}/L，血红蛋白121g/L，血小板计数 196×10^9/L，嗜酸细胞百分比3.24%。空腹血糖：5.12mmol/L。体温：37.6℃。舌质淡红，苔薄黄。脉数。

中医诊断：疖（热毒蕴结证）。

西医诊断：疖病。

辨证：热毒蕴结。

治法：清热解毒，活血消肿。

治疗：方选五味消毒饮加减内服。配合马齿苋、连翘等中药行局部溻渍治疗，每次30分钟，每天2次。中药溻渍治疗后取1根艾条点燃，置于疖肿上方行温和灸，以疖肿最高点为中心，缓慢均匀移动艾条，灸至疖肿及其周围皮肤明显红晕，皮温微烫为止，每次20~30分钟，每天1次。再予金黄膏均匀涂于疖肿处，每天2次。并同时配合耳穴刺血法，每天1次。

嘱患者忌食腥发食物，畅情志，忌挤压患处，定时服药，4天后复诊。

二诊：4天后，症见患者臀部红色疖肿1~2cm大小，触之疼痛减轻，根浅，中央见脓头，肿软不坚，体温37.4℃，口干、口苦较前明显改善，二便调。舌质淡红，苔薄黄，脉滑数。中药继续口服，将耳穴刺血法调整为隔日1次，停金黄膏涂搽治疗。予毫火针治疗：患者取卧位，操作部位选择脓肿隆起最高处，用毫火针直刺脓腔，排脓后予紫草油纱条覆盖创面，外敷无菌纱布，每天换药1次。

嘱患者清淡饮食，规律作息，调畅情志，定时服药，3天后复诊。

三诊：3天后，脓肿消退，体温正常，见局部暗红色色素沉着，口干、口苦较前基本改善，二便调。舌质淡红，苔薄黄，脉滑。予银花汤加丹参、白花蛇舌草等中药口服。停耳穴刺血法。用直钳伸入脓腔取出脓栓。并用第三遍口服中药煎汁行局部溻渍治疗，每天1次，嘱患者5天后复诊。

四诊：5天后，见疮面愈合，遗留绿豆粒大小色素沉着斑。

嘱患者清淡饮食，忌食腥发食物，随访至今未复发。

案例点评：疖肿是急性化脓性毛囊和毛囊周围感染，多发及反复发作者称为疖病。该病多发于颜面、颈后、背后、臀部等部位，属于中医学"疖"范畴。中医学认为，本病常因内蕴湿火，外感风邪，两相搏结，蕴阻肌肤而成；或夏秋季节感受暑毒而生；或因天气闷热汗出不畅，暑湿热蕴蒸肌肤而成。

本案发于青年，其阳气偏盛，热盛则易化火化毒，复平素嗜食辛辣刺激之品，以助火化毒，内外火合邪为病，即《黄帝内经》云"诸痛痒疮，皆属于心"之故。患者初诊基底坚硬，未见脓栓，伴疼痛，属疖肿早期，尚未成脓欲溃，故投以五味消毒饮结合马齿苋等中药局部溻渍治疗以清热解毒。基底坚硬，故于局部行温和灸，据朱丹溪"火以畅达，拔引热毒，此从治之意"，以活血通络、消瘀散结，并予金黄膏涂布于患处以清热解毒、消肿散结，配合耳穴放血以泄热，为"急则治其标"之意，以缩短病程。二诊时为脓成欲溃之象，疖肿一旦成脓，应及早引流，故予中药原方继服以清热解毒，热毒渐退故将耳穴放血调整为隔日1次，因脓已成故停用清热解毒、消肿散结之金黄膏，用毫火针治疗是以中医理论"给邪以出路"为依据，取其软坚消结化瘀、调和气血阴阳之用。三诊时脓肿消退，取出脓栓，脓透肿消故停耳穴放血；而毒未尽，为防止再发疖肿，予银花汤加活血解毒中药口服以清其余邪。各外治方法相辅相成，共奏清热解毒、化瘀散结之功，至病情痊愈。

（五）临证经验

1.重视中医特色外治法的运用

刘红霞教授治疗毛囊炎、疖肿，采用中医内治与中医特色外治相结合的方法，临床疗效确切。刘红霞教授在疾病早期强调及时运用毫火针以热引热、泻火解毒，软坚散结、活血化瘀，同时结合背俞穴拔罐、刺络放血疗法祛风散寒、活血化瘀、除湿解表、消肿止痛，针罐结合直达病所而疖肿消退。

毛囊炎、疖肿的治疗需标本兼顾，知常达变，调理脏腑。《素问·生气通天论》云："营气不从，逆于肉理，乃生痈肿。"故痈疽之发"未有不从营气之郁滞，因而血结成痰滞，蕴崇热毒为患"，若患者体内热毒蕴滞之甚，非外治可达。当以大剂量清热解毒之药清其体内蕴结之热毒配合外治法取效。若病久则正气大虚，体虚而邪盛，则病难已。所以，对于多发、反复发作、缠绵难愈的患者，刘红霞教授强调应当结合穴位埋线疗法以扶正祛邪解毒。

2. 辨证当分清虚实

一般认为，毛囊炎、疖病属实证、热证，治疗多采用清热解毒法，应用大量寒凉药物，而易忽视其虚证方面。实际上，毛囊炎、疖病以正虚为本，以热毒蕴结为标，实火与虚火互助为虐，可为虚实夹杂之证，所以临床应仔细诊查，辨证论治，不可犯虚虚实实之戒。

3. 当重视原发病的检查和治疗

经云"有诸内必形诸外"，体表病变常是内部病变的反映，辨证应与辨病相结合，对于反复发作者，应进行详细的检查，重视原发疾病，如糖尿病、白细胞减少症、低蛋白血症及其他可造成机体抵抗力下降的疾病。

4. 抗生素应用要合理

该病的致病菌主要为金黄色葡萄球菌、表皮葡萄球菌，如确需应用抗生素，宜选择敏感有效的抗生素，而不应长期盲目滥用，以免出现不良反应。

（六）零金碎玉

1. 徐长卿、白花蛇舌草

徐长卿味辛、温，入心、脾二经，善解毒消肿，祛风止痒。白花蛇舌草味苦，性寒，归胃、大肠、小肠经，有较强的清热解毒、利湿通淋之功。两药配伍，可增强清热解毒之效，清一身上下之热毒，应用于湿疹、荨麻疹、毛囊炎、银屑病、疖病等伴有热毒壅滞的一切皮肤病症。

2. 丹参、山楂

丹参与山楂药物分类不同，在具体功能方面，两种药物之间又有相同的功能，即活血化瘀作用。刘红霞教授在临床处方用药之际，比较重视对它们之间这种功能的合理发挥。山楂味酸、甘，性微温，具有消积化滞、活血祛瘀之功，特别在脂肪类食物的消解和高脂血症的改善方面作用显著，刘红霞教授在诊治痤疮、脂溢性皮炎、毛囊炎等皮肤病中将丹参与山楂相伍为用，发挥了应有的作用。

3. 丹参、丹皮

"一味丹参，功同四物"，丹参可行血、补血、凉血、活血化瘀，其性微寒而缓，祛瘀生新而不伤正，善通行血脉，广泛用于各种瘀血病证。丹皮入心、肝经，善清营分及血分热，可清热凉血、活血祛瘀。两药合用增强凉血活血祛瘀之效，治疗热入血分、热毒瘀阻、破血妄行的疮痈肿毒、血热出血类病症，如银屑病、毛囊炎、紫癜、血管炎等。

第十二节 斑秃

（一）疾病认识

斑秃为一种突然发生的局限性斑片状脱发，脱发处光滑发亮，一般无自觉症状，可发生于身体任何部位。

中医古籍称之为"油风"，是一种不知不觉发生的局限性斑片状脱发的慢性皮肤病，又名"鬼舐头""鬼剃头"。中医学认为，本病多因情志不遂，久病及产后气血两虚或肝肾不足，导致毛发突然脱落。

隋代巢元方所著《诸病源候论》曰："人有风邪在于头，有偏虚处则发脱落，肌肉枯死，或如虮大，或如指大，发不生，亦不痒，故谓之鬼舐头。"明代陈实功所著《外科正宗·油风》："油风，乃血虚不能随气荣养肌肤，故毛发根枯脱落成片，皮肤光亮，痒如虫行，此皆风热乘虚攻注而然，治当神应养真丹服之，外以海艾汤熏洗并效。"清代吴谦所著《医宗金鉴》曰："油风，此证毛发干焦，成片脱落，皮红光亮，痒如虫行，俗名鬼剃头。由毛孔开张，邪风乘虚袭入，以致风盛燥血，不能荣养毛发。宜服神应养真丹，以治其本；外以海艾汤洗之，以治其标。若耽延年久，宜针砭其光亮之处，出紫血，毛发庶可复生。"

综上所述，本病多因肝肾虚亏，阴血不足，血为气母，血虚气虚，腠理不固，毛孔开张，风邪乘虚而入，风盛血燥，发失所养则发脱落。刘红霞教授认为，现代人多因情志不遂，郁怒伤肝，肝失条达而横乘脾土，或饮食劳倦，损伤脾气，脾失健运，土壅侮木，肝失疏泄所致，故治疗斑秃不仅要补益脾肾，还应重视疏肝健脾。

（二）辨治思路

斑秃多因肝肾虚亏，阴血不足，血为气母，血虚则气虚，腠理不固，毛孔开张，风邪乘虚而入，风盛血燥，发失所养则见脱落。中医治疗本病实证以清热通瘀为主，血热清则血循其经，血瘀去则新血易生；虚证以补摄为要，精血得补则毛发易生。选用适当的外治或其他疗法能促进毛发生长。中医学认为，精血同源，精血能互生，精足则血旺。"发为血之余"，毛发的润养来源于血，"发为肾之外候"，毛发的生机根源于肾气，发的生长与脱落、润泽与枯槁，均与肾中的精气盛衰有关。斑秃与肾的功能密切相关，故用补肾法治之。总之，古代各医家均重视脾肾。

刘红霞教授发现，新疆地区皮肤疾病重症较多，一则新疆地处西北，干旱少雨，多燥证；二则新疆民众喜食肉食，喜饮酒，致脾气受损，运化失司，气血生化不足；三则脾气受损致气血津液不足，脏腑四肢百骸失于濡养，功能失调，又加肾阳虚损，脾肾均不足；四则随着都市生活节奏的加快及环境污染，造成越来越多的人情志失调，而肝主疏泄，性喜条达，肝气郁滞，加之新疆脾虚患者较多，常出现肝郁脾虚证。刘红霞教授注重辨证，不全以养血生发为其治则，情志不遂易扰乱阴阳交泰，形成不寐等症状，夜间乃阳入于阴的动态过程，在疏肝解郁为主要治则的基础上加入养心安神、滋阴潜阳之药，则诸症自除，阴阳协调，疾病则愈。

（三）治疗方案

1. 血热风燥证

症状：突然成片脱发，常偶然发现，或头皮发热，微痒；伴心烦易怒，焦躁不安。舌质红，苔薄，脉弦。

辨证：血热生风，化燥伤阴，不能濡养毛发。

治法：凉血散风，养血生发。

内治方：神应养真丹加生地黄、丹皮、桑叶。

加减：失眠者，加石决明、磁石；瘙痒剧烈者，加白鲜皮、白僵蚕。

外治法：

（1）放血疗法：选取大椎穴、肺俞穴等穴位放血以泄热凉血。

（2）拔罐疗法：配合阿是穴、肝俞、肺俞、膈俞、脾俞穴拔罐以除湿解毒。

（3）闪罐疗法：通过局部脱发区闪罐以振奋阳气。

（4）毫火针疗法：于局部脱发区用毫火针散刺以凉血散风、养血生发。

分析：本证运用经方神应养真丹加减，方中当归、川芎、白芍养血活血；熟地黄、木瓜、菟丝子滋养肝肾；天麻、羌活祛风通络，引药上行颠顶。全方滋肝补肾，活血祛风，养血生发，适用于肝、肾、血虚而风邪外袭以致风盛血燥，不能荣养的脱发症。

2. 气滞血瘀证

症状：病程较长，常有精神因素或外伤史，脱发处头皮刺痛；伴胸胁胀满，失眠多梦。舌质暗，有瘀点、瘀斑，脉弦细或涩。

辨证：气滞血瘀，瘀血阻络，不能濡养毛发。

治法：通窍活血生发。

内治方：通窍活血汤加减。

加减：头痛明显者，加丹参、白芷；胸胁胀痛者，加枳壳、香附；失眠多梦者，加珍珠母、磁石、夜交藤。

外治法：

（1）拔罐疗法：选取阿是穴及膀胱经腧穴以祛湿解毒。

（2）毫火针疗法：在局部脱发区选阿是穴用毫火针散刺以疏经通络、养血生发。

（3）穴位埋线疗法：选中脘、下脘、关元、脾俞、天枢、阴陵泉、中脘、气海穴以祛瘀通络。

分析：本证运用经方通窍活血汤加减治疗。方中赤芍清热活血；川芎、桃仁、红花养血活血行血，祛瘀生新；麝香芳香走上，开窍醒神。全方共奏养血活血、化瘀通络之功。

3.气血两虚证

症状：多在病后或产后发病，头发呈斑片状脱落，渐进性加重，毛发枯槁，触摸易脱；伴面色不华，心悸失眠，气短懒言，倦怠乏力。舌质淡，脉细弱。

辨证：气血两虚，阴血亏少，不能濡养毛发。

治法：益气补血生发。

内治方：八珍汤加减。

加减：心悸失眠者加五味子、百合、柏子仁；毛发干枯者加何首乌、黄精、桑椹子；倦怠乏力明显者加黄芪。

外治法：

（1）毫火针疗法：于局部脱发区用毫火针散刺以益气补血，养血生发。

（2）闪罐疗法：选局部脱发区闪罐以振奋阳气。

（3）督灸疗法：选心俞、督俞、膈俞、肝俞、胆俞、三焦俞、肾俞、气海俞、关元俞等穴行督灸疗法以补益元气，健脾利湿。

（4）火灸疗法：宜选用足三里、肾俞等补益脾肾的腧穴。或在皮疹处用艾炷行雀啄灸或回旋灸以健脾补肾、补益气血，以皮疹处色红、患者自觉灼热为度，每天1次。

（5）穴位埋线疗法：选取曲池、膈俞、脾俞、中脘、关元、足三里等穴行穴位埋线以调节脏腑，平衡阴阳。

分析：口服方中人参与熟地黄相配，益气养血，共为君药。白术、茯苓健脾渗湿，协人参益气补脾；当归、白芍养血和营，助熟地黄补益阴血，均为臣药。佐以川芎活血行气，使之补而不滞。炙甘草益气和中，调和诸药，为使药。

4. 肝肾不足证

症状：病程日久，平素头发焦黄或花白，发病时头发大片脱落，甚至全部头发脱光，或全身毛发脱落；伴头昏眼花，耳鸣，腰膝酸软。舌质淡，少苔，脉沉细。

辨证：肝肾阴虚，精血亏虚，不能濡养毛发。

治法：滋补肝肾，养血生发。

内治方：七宝美髯丹加减。

加减：偏阳虚者，加补骨脂、巴戟天；偏阴虚者，加女贞子、墨旱莲；失眠多梦者，加益智仁、酸枣仁。

外治法：

（1）毫火针疗法：于局部脱发区用毫火针散刺以滋补肝肾，养血生发。

（2）穴位埋线疗法：选取曲池、肺俞、膈俞、脾俞、肾俞、中脘、关元、足三里等穴行穴位埋线法以调节脏腑，平衡阴阳。

（3）督灸疗法：选大椎、肝俞、膈俞、脾俞、肾俞、腰阳关等穴行督灸疗法以补益元气，健脾利湿。

分析：七宝美髯丹由何首乌等七味药物组成，借其温养肝肾、益精补血以滋养须发，使其乌黑华美，故名"七宝美髯丹"。《医方集解》云"此方为足少阴、足厥阴药也"，证治以肝肾经血亏虚、元阳不足为基本病机。方中赤白何首乌并用为君，以补肝肾、益精血、乌须发、壮筋骨；枸杞、当归、牛膝、菟丝子、补骨脂、白茯苓七味药物同用，寓阴阳并补、肝脾同治、精血共滋之效。

5. 肝郁脾虚证

症状：病程日久，头部突然出现圆形、椭圆形脱发斑；伴有胸胁胀满窜痛，腹胀纳呆，腹痛欲泻，泻后痛减，或便溏不爽，肠鸣矢气，兼见善太息，情志抑郁，或急躁易怒。舌苔白，脉弦或缓。

辨证：肝气郁滞，脾失健运，不能濡养毛发。

治法：疏肝解郁，健脾生发。

内治方：逍遥散加减。

加减：脾虚加党参、山药、白扁豆；生发乌发加菟丝子、制首乌、桑叶、侧柏叶等。

外治法：

（1）毫火针疗法：于局部脱发区用毫火针散刺。

（2）穴位埋线疗法：选取肝俞、膈俞、脾俞、天枢、阴陵泉、中脘、气海、关元等穴埋线以调理肝脾。

（3）督灸疗法：选肝俞、胆俞、膈俞、脾俞、肾俞等穴行督灸疗法以补益元气，健脾利湿。

分析：肝为藏血之脏，性喜条达而主疏泄，体阴而用阳。若七情郁结，肝失条达，或阴血暗耗，或生化之源不足，肝体失养，皆可使肝气横逆，胁痛、寒热、头痛、目眩等症随之而起。"神者，水谷之精气也"（《灵枢·平人绝谷》）。神疲食少，是脾虚运化无力之故。此时疏肝解郁，固然是当务之急，而养血柔肝，亦是不可偏废之法。本方既有柴胡疏肝解郁，又有当归、白芍养血柔肝。尤其当归之芳香可以行气，味甘可以缓急，更是肝郁血虚之要药。白术、茯苓健脾祛湿，使运化有权，气血有源。炙甘草益气补中，缓肝之急，虽为佐使之品，却有裹赞之功，使温胃和中之力益专。薄荷少许，助柴胡疏因肝郁而生之热。如此配伍既补肝体，又助肝用，气血兼顾，肝脾并治，立法全面，用药周到。

（四）典型案例

李某，女，39岁，2013年10月初诊。

患者自述9个月前因劳累后，头部出现1处蚕豆大小脱发区，未予重视，近1周因理发发现有多处钱币大小脱发区，遂至我科就诊。自感烦躁不安，手足心热，入睡困难，纳食尚可，二便调畅。诊查：头部皮肤见5处钱币大小脱发区。舌红，苔薄，脉细弱。检查示：游离T_3、T_4高。

中医诊断：油风。

西医诊断：斑秃。

辨证：肝肾阴虚，精血亏虚，不能濡养毛发。

治法：滋补肝肾，养血健脾。

内治方：六味地黄汤加减。

熟地黄15g	酒萸肉10g	山药10g	牡丹皮10g
泽泻10g	茯苓12g	菟丝子10g	女贞子10g
墨旱莲10g	桑椹10g	羌活10g	当归10g
川芎9g	天麻10g	炒白术10g	黄芪15g
菊花3g			

水煎服，早晚各1次，每次200ml，饭后温服。

二诊：口服上方7剂后，患者头部脱发区见散在毳毛长出，仍感烦躁不安，手足心热，入睡困难，上方去川芎，加地骨皮10g，知母10g，黄柏10g，炒枣仁30g以滋阴清热、养心安神。

三诊：口服上方 7 剂后，患者头部脱发区见较多毳毛长出，但易脱落，烦躁减轻，手足心热缓解，入睡困难稍有改善，上方去地骨皮，加远志 10g，柏子仁 10g 以加强养心安神。

四诊：口服上方 10 剂后，脱发区基本可见细软毳毛长出，不易脱落，情绪烦躁、手足心热、入睡困难等症状均较前明显改善。

案例点评：斑秃临床常辨证分为血热风燥、气滞血瘀、气血两虚、肝肾不足等证型，而肝肾不足多表现为病史长、病情易反复。该患者为青年女性，平素生活极为不规律，久坐不动，喜食冷饮，伤及脾胃，致肝肾阴虚，虚火上炎，故用六味地黄丸加减奏效。刘红霞教授注重辨证，对斑秃治疗不全以养血生发为治则，其善用养心安神、滋阴潜阳之药改善患者睡眠，夜间及阳入于阴的动态过程，阴阳协调，则疾病向愈。

（五）临证经验

毛发生长与肝肾气血盛衰密切相关，肾藏五脏六腑之精华，如精虚不能化阴血，毛发生化少源，则出现脱发；若营血不足，冲任衰弱，亦可出现毛发脱落，因此补益肝肾尤为重要，再辅以养心安神、滋阴潜阳之药改善患者睡眠，使阴阳协调，疾病则愈。

刘红霞教授认为斑秃的辨证不仅要根据患者全身症状、舌象、脉象，还应根据发病部位、脏腑、虚实结合皮损辨证进行综合辨证分型，再结合现代科学的检测手段探求疾病的实质。

刘红霞教授通过多年的临床经验提出肝郁脾虚、肝郁化火证型，在治疗中将中药口服汤剂和中医外治法相结合，将如针灸、毫火针、走罐、闪罐、留罐、耳穴压豆、放血等外治法运用于斑秃治疗，效果显著。早期以毫火针治疗为主，将毫针针体烧红后刺入病变部位，使病变组织蛋白变性、灼伤坏死，变性坏死的组织激起白细胞及巨噬细胞的活性，将变性的坏死组织吞噬吸收，并进行修复，从而使疾病向愈；后期巩固治疗以穴位埋线为主调节脏腑，平衡阴阳。

（六）专病专方

1. 凉血祛风生发方

组成：侧柏叶 30g，桑叶 15g，大青叶 15g，防风 15g，马齿苋 30g，丹参 30g，郁金 15g 等。

功用：疏风止痒。

主治：血热风燥证之斑秃。

用法：中药淋洗法。

2. 益气养血生发方

组成：黄芪 30g，白术 30g，茯苓 30g，丹参 30g，当归 15g，鸡血藤 30g，炒枳壳 15g 等。

功用：益气补血生发。

主治：气血两虚证之斑秃。

用法：中药熏洗疗法或者中药熏蒸疗法。

3. 中药涂擦法

用鲜生姜，或补骨脂酊，或斑蝥酊涂擦皮疹处，至皮疹处微微发红为止，每天 2~3 次。

4. 针刺疗法

主穴取百会、头维、生发穴（风池与风府连线中点），配翳明、上星、太阳、风池、鱼腰透丝竹空。实证用泻法，虚证用补法。每次取 3~5 穴，每天或隔日 1 次。如病期延长，可在脱发区和沿头部太阳膀胱经循行部位用梅花针移动叩击，每天 1 次。

5. 耳针疗法

常规消毒耳廓皮肤后，以王不留行贴于 6mm×6mm 的胶布上，对准神门、心、肝、胆、肾、三焦、脾、胃等穴位贴牢并按压，嘱患者每日按压 3~4 次，每次 2~3 分钟，以耳部微热、微痛为度。3~7 日更换 1 次，双耳交替。

功用：补肾壮阳，调理气血阴阳。

6. 穴位贴敷疗法

将健脾补肾药物粉碎后以水调和成糊状，敷于脐部神阙穴，每天 1 次。

主治：脾肾亏虚、气血虚弱者。

功用：健脾补肾，补益气血生发。

7. 灸法

宜选用足三里、肾俞等补益脾肾的腧穴，或皮疹处用艾炷行雀啄灸或回旋灸，至皮疹处色红，自觉灼热为度，每天 1 次。

主治：气血亏虚者。

功用：健脾补肾、补益气血、活血以生发。

8. 穴位埋线

选穴：曲池、肺俞、膈俞、脾俞、肾俞、中脘、关元、足三里等均取双侧。

功用：调节脏腑，平衡阴阳。

9. 毫火针

将毫针加热后快速刺入病变部位，一般每 7 日 1 次。

功用：活血化瘀，通络生发。

第十三节　痤疮

（一）疾病认识

痤疮是一种常见的慢性毛囊皮脂腺炎症性皮肤病，表现为粉刺、丘疹、脓疱、结节、囊肿，可有瘢痕，好发于面部、前胸、背部等部位，是青春期常见的面部损容性皮肤疾病。由于人们生活水平不断提高，工作及学习压力增加，该病患病人数有逐年增加的趋势，而且发病年龄向儿童和中年两极发展。本病会不同程度地影响患者容貌、心理健康及生活质量。

因典型皮损能挤出白色半透明状粉汁，故中医学将痤疮称为粉刺。《医宗金鉴·外科心法要诀·肺风粉刺》云："此证由肺经血热而成，每发于面鼻，起碎疙瘩，形如黍屑，色赤肿痛，破出白粉汁，日久皆成白屑，形如黍米白屑，宜内服清肺饮，外敷颠倒散。"

本病为素体阳热偏盛，肺经蕴热，复感风邪，熏蒸面部而发。或因食辛辣肥甘厚味，肠胃湿热互结，上蒸颜面而致。或因脾气不足，运化失常，湿浊内停，郁久化热，热灼津液，煎炼成痰，湿热浊痰瘀滞肌肤而发。新疆冬季漫长，饮食以肉食为主，易生湿化热，伤及脾胃；湿邪内生，外感风毒，内外合邪，凝滞肌肤而发病。在临床以热毒偏盛，痰湿、痰瘀互结等证多见，临床上多以清热解毒、化痰祛瘀、软坚散结治之。

（二）辨治思路

（1）新疆地处西北，气候干燥寒冷，百姓喜食肉食以抗寒冷，刘红霞教授在临床中尤其在新疆发现很多结节、囊肿型中年痤疮患者，伴大便干，小便黄，舌质红，舌苔黄腻，属于肺热伴有湿热证候，故提出了"清泻肺胃蕴热"治则，增加除湿化痰之药生薏苡仁、茯苓、白术、山楂，形成银花汤。

（2）临床中还看到新疆痤疮患者多发于中年人，尤其是中年女性好发于口鼻周围，烦躁易怒，舌质暗或有瘀点，舌体胖，边有齿痕，苔薄腻，常常出现胸胁胀痛，女性患者痤疮随月经周期变化而加重反复，宜从肝脾论治，在逍遥散基础上增加调经、调气血药物郁金、川芎，即逍遥玉容散。

（3）古代医家认为肺风粉刺的病因病机不离"血热郁滞不散""肺经血热"等，病机为内热炽盛，外受风邪，属热证、实证、阳证范畴。刘红霞教授结合现代人饮食习惯、劳作习惯、工作压力等诸多原因，不拘泥于清热、解毒、泄热之法。认为痤疮发于鼻翼、面颊部，以丘疹、结节、脓肿为主，缠绵不愈，伴倦怠乏力、畏寒、纳呆、便溏，舌质淡，舌体胖大，苔白腻，脉沉细。此为脾虚之证，脾失运化，内生湿邪，脾虚湿蕴，湿阻肌肤而发本病，此证型宜以益气健脾、祛湿解毒为法，方选参苓白术散加减。

（4）新疆地区痤疮患者多为中重度，治疗周期长，考虑为湿热痰瘀阻滞体内，外现于面部，刘红霞教授运用毫火针联合拔罐疗法、放血疗法泄热解毒、软坚散结，达到开门祛邪、祛瘀生新之功，制订"药－针－罐"综合模式治疗痤疮，提高了临床疗效。

（三）治疗方案

1. 肺经风热证

症状：以黑头或白头粉刺为主，红色丘疹，可伴少量小脓疱，或有痒痛；可伴有口渴喜饮、便秘。舌红，苔薄黄，脉浮数。

辨证：肺经风热，湿热上蒸。

治法：疏风清肺。

内治方：枇杷清肺饮加减。

枇杷叶 10g	桑白皮 10g	黄芩 10g	赤芍 10g
野菊花 6g	栀子 10g	蒲公英 10g	金银花 10g

加减：便秘加熟大黄；皮肤油腻加侧柏叶、生山楂、荷叶、白蒺藜等；皮疹掀红加凌霄花、生地黄、牡丹皮、紫草等。

外治法：

（1）中药渍渍疗法：选取金银花、菊花等药行中药渍渍。

（2）拔罐疗法：配合背俞穴拔罐。

（3）毫火针疗法：以毛囊性丘疹为主者用毫火针点刺。

（4）放血疗法：选取耳尖穴放血。

分析：本证相当于轻度痤疮，为素体阳热偏盛，肺经蕴热，或复受风邪，致肺热熏蒸，蕴阻肌肤而致。皮疹以粉刺、丘疹为主，色红，或有痒痛。治法以疏风清肺为主。以红色丘疹为主者配合中药渍渍治疗以祛风清热；以丘疹、脓疱为主者，配合毫火针、耳尖穴放血、拔罐疗法以清利肺热。

2. 肺胃蕴热证

症状：皮疹以丘疹为主，或有脓疱、结节，红肿疼痛，颜面、胸背部皮肤油腻；伴口臭，便秘，溲黄。舌红，苔黄腻，脉滑数。

辨证：肺胃积热，湿毒蕴结。

治法：清泻肺胃，除湿解毒。

内治方：银花汤加减。

金银花 15g	黄芩 10g	连翘 30g	槐花 10g
生薏苡仁 30g	炒白术 10g	茯苓 10g	皂角刺 10g
夏枯草 10g	牡丹皮 10g	丹参 10g	山楂 30g
菊花 6g			

加减：伴腹胀，舌苔厚腻者，加厚朴、枳实；脓疱较多者，加白花蛇舌草、野菊花、紫花地丁；结节、囊肿加茵陈、海浮石。

外治法：

（1）中药溻渍疗法：选取马齿苋、连翘、地榆等中药溻渍。

（2）放血疗法：选取大椎、肺俞穴等穴位放血。

（3）拔罐疗法：配合阿是穴、肺俞、膈俞、脾俞穴拔罐。

（4）毫火针疗法：于丘疹、脓疱、结节等皮疹处用毫火针针刺。

（5）中药灌肠疗法：大便干结者，可选生地黄、马齿苋煎汤灌肠。

分析：本证相当于中重度痤疮，多因饮食不节，肺胃蕴热，郁滞肌肤而发，以清泻肺胃、除湿解毒为治则，选银花汤化裁，配合中药溻渍治疗以解毒凉血。湿热明显者配合阿是穴、肺俞、膈俞、脾俞穴拔罐以除湿解毒，以红色丘疹、脓疱为主时配合毫火针以泻火解毒，大便干结者可行中药灌肠疗法以泄热通便。

3. 痰湿瘀滞证

症状：以结节、脓肿、囊肿为主，或有瘢痕、凹痕，也可见窦道，经久不愈，皮疹颜色暗红；伴纳呆腹胀。舌质暗红，舌体胖，苔白腻，脉弦滑。

辨证：湿蕴痰凝，瘀滞肌肤。

治法：祛湿化痰，活血散结。

内治方：二陈汤合桃红四物汤加减。

法半夏 12g	陈皮 12g	茯苓 9g	白术 9g
薏苡仁 30g	桃仁 9g	当归 9g	川芎 9g
白芍 10g	熟地黄 15g	丹参 10g	鬼箭羽 10g

加减：伴妇女痛经者，加益母草、泽兰；伴囊肿成脓者，加贝母、皂角刺、夏枯草；伴结节、囊肿难消者，加三棱、莪术、海藻、昆布。

外治法：

（1）拔罐疗法：选阿是穴及膀胱经腧穴拔罐。

（2）放血疗法：选大椎、肺俞、局部阿是穴行放血疗法。

（3）毫火针疗法：在结节、脓肿、囊肿行毫火针疗法。

（4）穴位埋线疗法：选中脘、下脘、关元、脾俞、天枢、阴陵泉、中脘、气海穴行穴位埋线。

分析：本证相当于重度痤疮，多因郁久化热，热灼津液，煎炼成痰，湿热瘀痰凝滞肌肤而发。治法以除湿化痰，活血散结为主。皮疹色暗，痰湿明显者于大椎、肺俞刺络放血拔罐以除湿解毒；结节、囊肿反复者取脾俞、天枢、阴陵泉等穴位用埋线法以调理脾胃、疏通经脉。

4. 肝郁脾虚证

症状：皮疹好发于面部、下颌，随月经周期变化加重，以粉刺、丘疹为主，或有结节，色暗红；或伴烦躁易怒，胸胁胀痛。舌质暗或有瘀点，舌体胖，边有齿痕，苔薄腻，脉弦细。

辨证：肝失疏泄、脾失健运。

治法：疏肝解郁，健脾养血。

内治方：逍遥玉容散加减。

柴胡 10g	当归 10g	白芍 10g	茯神 20g
炒白术 10g	黄芩 10g	川芎 10g	郁金 10g
佛手 10g	丹参 10g	合欢花 10g	夜交藤 15g
甘草 6g			

加减：月经不调者加女贞子、墨旱莲；乳房胀痛者加郁金、川芎；大便秘结者加酒大黄、枳壳。

外治法：

（1）拔罐疗法：选取肝俞、膈俞、脾俞穴行拔罐。

（2）毫火针疗法：于囊肿、结节等皮疹处用毫火针针刺后拔罐。

（3）走罐、刮痧疗法：膀胱经走罐、刮痧交替使用。

（4）穴位埋线疗法：选足三里、阳陵泉、肝俞、血海、气海、关元穴行埋线法。

分析：本证相当于重度痤疮，患者以青年女性为多。多因平素性情急躁，或妇女经期后，肝经郁热，肝气横逆犯脾，脾气虚弱，运化失常所致。治法以疏肝解郁，健脾养血为主。选取肝俞、膈俞、脾俞等背俞穴拔罐以疏经通络，解毒祛瘀。面部的结节、囊肿，刺络后拔罐。月经不调、经期结节、囊肿加重者，选取足三里、阳陵泉、肝俞、血海、气海、关元穴埋线以调理冲任，协调脏腑。

5.脾虚湿蕴证

症状：皮疹发于口鼻、面颊，以丘疹、脓疱、结节、囊肿为主；纳可，自觉四肢倦怠乏力，大便黏腻、日2次，小便调。舌质淡红，舌体胖大，边有齿痕，苔白厚腻，脉缓。

辨证：脾虚湿蕴，湿阻肌肤。

治法：益气健脾，祛湿解毒。

内治方：参苓白术散加减。

党参 10g	茯苓 10g	炒白术 10g	山药 10g
白扁豆 10g	炒薏苡仁 30g	炒芡实 10g	炒枳壳 10g
桔梗 6g	夏枯草 10g	莲子 3g	丹参 10g
皂角刺 10g	连翘 15g	炙甘草 6g	

外治法：

（1）毫火针疗法：以结节、囊肿为主者用毫火针疗法。

（2）拔罐疗法：选取阿是穴、肺俞、膈俞、脾俞穴拔罐。

（3）走罐疗法：选取膀胱经走罐。

（4）中药面膜疗法：选取连翘、丹参、白术、黄芪等活血健脾解毒类中药散剂或颗粒剂调制成糊状涂于结节、囊肿处。

（5）穴位埋线疗法：选取脾俞、天枢、阴陵泉、中脘、气海、关元穴等行穴位埋线法。

（6）督灸疗法：选气海、脾俞、三阴交、阴陵泉、足三里、曲池等穴行督灸疗法。

分析：本证相当于重度痤疮，李东垣在其《脾胃论》中言"内伤脾胃，百病由生""百病皆由脾胃衰而生"。新疆地处西北，气候寒冷，民众多食肉类，伤及脾胃，使脾失运化、升清功能失职，若脾胃功能失调则气血运行失常。方选参苓白术散加减，方中以党参、白术、茯苓平补脾胃之气；以白扁豆、薏苡仁、山药之甘淡，促中州运化，通上下气机；桔梗为太阴肺经的引经药，达上焦以益肺气，培土生金。诸药合用，共奏益气健脾渗湿之功。以结节、脓疱为主者配毫火针以解毒除湿，同时用膀胱经走罐以振奋阳气、调理脾胃。脾胃不和，湿邪留恋者，可配合中脘、气海、关元、天枢等穴行穴位埋线疗法以补虚泻实、扶正祛邪、调理脾胃，减少痤疮复发。

（四）典型案例

案1　女，33岁，维吾尔族，2010年1月20日初诊。

患者面部、胸背部起红丘疹、囊肿 11 年，加重 2 个月。患者诉 11 年前无明显诱因，面部、胸背部及肩部出现米粒至绿豆大小红色炎性丘疹，多为对称分布，常伴有皮脂溢出，偶有瘙痒，至校医院就诊，诊断为"痤疮"，予红霉素片、多西环素片口服，自用皮炎平，用药后病情好转。停药后病情反复，先后多次至各医院，诊断为聚合性痤疮，予米诺环素胶囊、异维A酸胶丸口服，配合红蓝光、激光治疗，皮疹好转。近 2 个月无明显诱因，结节、囊肿频发，遂来我院门诊治疗。刻下症：前额、鼻部、口周、两颊可见米粒至黄豆大小红丘疹、脓疱，两颊散在囊肿、结节，部分丘疹顶端可见白色脓头，挤压后可见白色脂栓，胸背部皮肤可见蚕豆大小囊肿、结节，触痛明显，两颊凹痕明显，面部、胸背皮肤油腻，伴口干，大便秘结、3~4 天一行，小便黄赤。舌质红，苔薄黄腻，脉弦数。

中医诊断：粉刺。

西医诊断：聚合性痤疮。

辨证：肺胃积热，湿毒蕴结。

治法：清泻肺胃，除湿解毒。

内治方：银花汤加减。

金银花 15g	黄芩 10g	连翘 30g	槐花 10g
白术 10g	生薏苡仁 30g	茯苓 10g	皂角刺 10g
夏枯草 10g	牡丹皮 10g	丹参 10g	山楂 30g
泽泻 10g			

7 剂，水煎服，早晚各 1 次，每次 200ml，饭后服用。

外治法：面部丘疹、脓疱用毫火针以泄热解毒，取大椎、肺俞穴用拔罐、放血疗法以泄热解毒，配合中药保留灌肠以泄热通便。

二诊：经毫火针、拔罐、放血、中药保留灌肠 1 周后，前额、鼻部、口周、两颊暗红色丘疹部分消退，仍有脂栓，大便仍 3 天一行，苔薄腻。口服方去夏枯草，加熟大黄、枳壳、海浮石，继服 14 剂。前额、鼻部、口周、两颊丘疹、脓疱用毫火针刺后拔罐。背部囊肿、结节、肺俞穴、脾俞穴等处予毫火针。继予中药保留灌肠。

三诊：经口服中药、毫火针、拔罐、放血、中药保留灌肠治疗 2 周后，前额、鼻部、口周、两颊丘疹、脓疱基本消退，胸背部囊肿、结节较前明显缩小，留有瘢痕，面部、胸背部皮脂溢出明显减少，大便每日一行。舌质红，苔薄腻，脉弦。口服方去皂角刺，加当归 10g，黄芪 15g。蕴热已去，选取气海、关元、足三里、曲池、灵台等穴行穴位埋线。

四诊：经口服中药等综合治疗2周，两颊、胸背部及肩部囊肿、结节大部分消退，无触痛，留有暗褐色色素斑，舌质红，苔薄腻，脉弦。中药守方14剂巩固治疗；两颊囊肿、结节配以中药面膜治疗以软坚散结，每2天1次；配合穴位埋线，每2周1次，3次为1个疗程。随访3个月无复发。

案例点评：痤疮是一种好发于颜面、胸、背部，累及毛囊皮脂腺的慢性炎症性疾病，具有一定的损容性。中医学认为本病多为素体阳热偏盛，本病例患者为少数民族，平素喜食肥甘厚腻之品，易生湿化热，形成肺胃蕴热之证，故见大便秘结、小便黄赤之症，舌质红，苔薄黄腻，脉弦。故选用银花汤以清泻肺胃蕴热，消痈散结，解毒化瘀，加海浮石以加强软坚散结之功，加熟大黄、枳壳泄热除满、行气消导，同时配合中药保留灌肠泄热通便。一诊、二诊时，面部红丘疹、脓疱配以毫火针，阿是穴、大椎、肺俞等处局部刺络后拔罐以泄热解毒。三诊时，选取气海、关元、足三里、曲池、灵台等穴行穴位埋线以调理肺胃，疏通经络。四诊时，以健脾益气，消瘀散结为主，面部囊肿、结节配以中药面膜治疗以软坚散结；穴位埋线以巩固疗效。临床痊愈。

本病例运用刘红霞教授的银花汤加减治疗，配合毫火针、拔罐、放血疗法使肺胃蕴热得解，达到药针结合，开门祛邪，凸显药-针-罐结合治疗痤疮的临床疗效。

案2　杨某，男，29岁，2015年10月初诊。

患者口鼻起丘疹、结节、囊肿13年余，加重1个月。患者自述13年前无明显诱因，口鼻、胸背部出现红色丘疹，至当地医院就诊，诊断为毛囊炎，予消炎药治疗3个月，背部红丘疹改善，但面部红丘疹未见明显改善，逐渐出现红色结节、囊肿，后前往多家医院就诊，予多西环素胶囊、米诺环素胶囊口服，外用克林霉素凝胶，效果不明显，面部结节、囊肿疼痛明显，又静脉滴注克林霉素，外用夫西地酸软膏、克林霉素甲硝唑擦剂等，前胸、后背部丘疹结节明显好转。1个月前熬夜后，面部囊肿、结节渐加重。现症见：鼻部、口周、胸背皮肤可见暗红色丘疹、结节、囊肿，触痛明显，有凹痕，纳少，四肢倦怠乏力，大便黏腻、日2次，小便调。舌质淡红，舌体胖大，边有齿痕，苔白厚腻，脉缓。

中医诊断：粉刺。

西医诊断：聚合性痤疮。

辨证：脾虚湿蕴，湿阻肌肤。

治法：益气健脾，祛湿解毒。

内治方：参苓白术散加减。

党参 10g	茯苓 15g	炒白术 10g	山药 20g
白扁豆 10g	炒薏苡仁 30g	炒芡实 10g	炒枳壳 10g
夏枯草 10g	皂角刺 10g	连翘 30g	丹参 10g
炙甘草 6g			

7剂，水煎口服，早晚各1次，每次200ml，饭后温服。

外治法：选取阿是穴、肺俞、膈俞、脾俞穴拔罐。选中脘、下脘、气海、关元穴行雷火灸。

二诊：口服中药配合拔罐治疗后，口鼻、前胸、后背部丘疹部分消退，四肢倦怠乏力较前减轻，大便不成形、日2次。舌质暗淡，舌体胖大，边有齿痕，苔白腻，脉缓。上方去皂角刺，加黄芪30g以益气健脾，加海藻10g、昆布10g以软坚散结，14剂。选取膀胱经走罐。结节、囊肿选阿是穴行毫火针治疗。

三诊：口服中药14剂，配合走罐、毫火针治疗后，口鼻、前胸、后背部丘疹基本消退，结节、囊肿明显缩小，部分消退，无脓性分泌物，自觉四肢倦怠乏力明显减轻，二便调畅。舌质淡红，舌体胖大，齿痕好转，苔薄腻，脉细。患者脾虚征象仍明显，口服方加砂仁6g，炒麦芽10g醒脾和胃，14剂。口服，选取连翘、丹参、白术、黄芪等活血健脾解毒类中药散剂或颗粒剂调制成糊剂涂于结节、囊肿处。选取脾俞、天枢、阴陵泉、中脘、气海、关元穴等行穴位埋线。

四诊：经口服中药、中医外治后，口鼻处结节、囊肿明显缩小，大部分消退，无特殊不适，口服方去海藻、昆布，继服14剂。穴位埋线，2周1次，4次1个疗程。后临床痊愈。

案例点评：本病例皮疹为暗红色丘疹、结节、囊肿，病程日久，缠绵不愈，患者饮食以肉食为主，易生湿化热，伤及脾胃，脾失运化，内生湿邪，湿滞中焦，气机被阻，脾失健运，痰湿内蕴。舌质淡，舌体胖大，苔白腻，病症缠绵不愈，多从湿论治，方选参苓白术散加减。方中以党参、白术、茯苓、甘草（即四君子汤）平补脾胃之气；大便黏腻、倦怠乏力，一派脾虚之象，刘红霞教授擅用"四炒"方中炒薏苡仁、炒白术、炒芡实、炒枳壳共奏益气健脾渗湿之功。丘疹、结节、囊肿处用毫火针健脾解毒、软坚散结。同时膀胱经走罐可疏经通络，振奋阳气。将白术、黄芪、连翘等中药免煎颗粒用水调成糊状外敷于结节、囊肿处以解毒除湿、软坚散结。病史长则湿邪留恋，配合穴位埋线疗法以补虚泻实、扶正祛邪、调理脾胃。本病例将药-针-膜-线结合而取效。

（五）临证经验

（1）新疆地区民众喜食肥甘厚腻之品，临床中，中重度痤疮患者多为肺胃蕴热的证候，故以清泻肺胃湿热、消痈散结、解毒化瘀为法，用银花汤治疗，取得满意临床疗效，现已形成我院院内制剂。

（2）《外科正宗》有言："盖疮全赖脾土，调理必要端详。"刘红霞教授在痤疮的治疗过程中，注重调理脾胃。而调理中焦，重在健脾化湿。临床中常见脾虚湿蕴证，选用参苓白术散加化痰湿、清热、凉血、解毒、消食之品。方中以党参、白术、茯苓、甘草（即四君子汤）平补脾胃之气；大便黏腻、倦怠乏力乃一派脾虚之象，故"四炒"方中炒薏苡仁、炒白术、炒芡实、炒枳壳共奏益气健脾渗湿之功。

（3）针罐协同作用：刘红霞教授在临床中治疗痤疮，以丘疹、脓疱、囊肿、结节为主时，通过毫火针针刺后在针孔处拔火罐，通过刺络和负压产生的机械刺激，加速毒素、废物的清除与排泄，具有泄热解毒、通瘀化滞、调和气血等作用。这就是针罐结合治疗痤疮的"开门""祛邪"之意，使邪毒有出路。体现毫火针"以热引热，引邪外出"之力，再以拔罐疗法达到祛瘀生新之功。

（六）零金碎玉

刘红霞教授对组合用药的特点总结如下：①功效相同的药组合，可起到协同作用，增强药物原来的功效，如清上焦热与清中下焦热药物组合可清一身之热毒，"炒三仙"组合可消各类食积。②功效相近，各有偏重的药物组合，可取长补短，互助互用的效果。如"血中气药"与"气中血药"的组合，补血要配行气药，祛湿配以渗湿通道药，补肝滋肾药同用，健脾药配和胃药。③功效不同的药物配伍，可起到制约药性，或协同的作用。如"四炒"中收敛和通降制约，防止太过；白术补气，大黄泻下，协同治疗虚实夹杂便秘。

1.金银花、连翘

（1）单味功用：金银花味甘，性寒，入肺、心、胃经，清代药学书籍《生草药性备要》言"银花能消痈疽疔毒……祛皮肤血热"。连翘味苦，性平，无毒，入肺、心、小肠经，功能散结泻火，善排疮脓与肿毒。《本草备要》述其"微寒升浮，形似心……散诸经血凝、气聚，排疮脓与肿毒……为十二经疮家圣药"。

（2）伍用经验：二药相须为用，金银花主清肺热，连翘善泻心火。《本经逢原》言"双花解毒祛脓，泻中有补，痈疽溃后之圣药"，故金银花对于痤疮脓成未溃之囊肿及溃后脓疱亦有良效。

2. 大黄、枳壳

大黄与枳壳的伍用源自大承气汤，大黄泄热除满、通腑导滞，枳壳行气消导，佐大黄以加强通腑泄热之力。临床上，痤疮急性期以肺热为甚的患者，多可见大便秘结，干燥难行。肺与大肠相为表里，如若肠腑不通，热结于里，势必反映于肺表之皮毛，发为痤疮。临床根据患者通腑的效果，可分别调整酒大黄、生大黄、枳实、枳壳的搭配以增加疗效。

3. 川芎、郁金

川芎为"血中气药"，辛散温通，活血化瘀的同时又能行气止痛，上行头目，兼能祛风止痛，可治血瘀气滞引起的痛证、头痛、风湿痹痛。郁金为活血止痛药，味辛、苦，性寒，善活血止痛，又行气解郁，气分与血分皆入。两药配伍对于气滞血瘀引起的痤疮日久等皮肤病症，皆有良效。

（七）专病专方

1. 祛痘面膜

组成：金银花、菊花、连翘、黄芩、丹参等。

功用：清热解毒，消肿散结。

主治：痤疮、玫瑰痤疮等属肺胃蕴热者。

用法：中药免煎颗粒用水调成糊状外敷于面部。

2. 祛痘印面膜

组成：白芷、白芍、白术、地榆、葛根等。

功用：活血化瘀，美白消斑。

主治：遗留痘印者。

用法：中药免煎颗粒用水调成糊状外敷于面部。

第十四节　带状疱疹

（一）疾病认识

带状疱疹是由水痘-带状疱疹病毒导致的一种皮肤上出现成簇水疱，呈单侧带状分布，痛如火燎的急性疱疹性皮肤病。其特点是发病前可有全身不适、乏力等前驱症状，患处有神经痛、皮肤感觉过敏等症状，皮疹按神经支配区域分布，皮疹常呈单侧分布，一般不超过躯体正中线。病程有自限性，一般为2~3周，愈后可有色素改变或瘢痕。

中医古籍称本病为"缠腰火丹""蛇串疮""火带疮""蛇丹""蜘蛛疮""串腰龙"等。本病首见于《诸病源候论·疮病诸候》，曰："甑带疮者，绕腰生。此亦风湿搏血气所生，状如甑带，因以为名。"其多发于胸胁部，故又名缠腰火丹，亦称为火带疮、蛇丹、蜘蛛疮等。《医宗金鉴·外科心法要诀》认为本病"干者行红，形如云片，上起风粟，作痒发热，此属肝心二经之火……湿者色多黄白，水疱大小不等，流水作烂，又且多疼，此属脾肺二经湿热……腰肋生之，系肝火妄动，名曰缠腰火丹。"蛇串疮可发于任何部位，初期以风热蕴肤、湿热火毒为主，大多由于情志内伤，肝气郁结，久而化火，肝经火毒蕴积，夹风邪上窜头面而发；后期以正虚肝郁、血瘀兼夹湿邪为主。年老体弱者常因血虚肝旺，湿热毒蕴，导致气血凝滞，经络阻塞不通，以致疼痛剧烈，病程迁延。

（二）辨治思路

刘红霞教授认为带状疱疹的辨证应根据患者的全身症状、舌苔、脉象等进行综合辨证分型，部位、脏腑、虚实结合皮损辨证，皮损辨证中要充分观察患者皮损的色泽、形态等。对不同年龄、部位、经络带状疱疹治疗经验如下：如头面部带状疱疹多属风热上攻，湿热火毒，刘红霞教授用经验方银花汤疏风清热，解毒止痛。躯干带状疱疹证多属肝胆湿热。下肢带状疱疹证多属湿热下注，肝经湿热，肝郁化火证，以龙胆泻肝汤为基础方，在清泻肝经湿热的基础上，突出行气止痛、解毒除湿之功。脾虚湿盛证是中老年人的常见证，治疗以参苓白术散为基础方，在健脾除湿的基础上，注重调理脾胃，加益气活血药，使气行则血行而达止痛目的。

同时注重结合中医外治法，在早期有红斑、水疱时，配合中药溻渍治疗以解毒止痛。通过毫火针针刺红斑、丘疱疹、水疱，即刻拔罐以引动火热毒邪外出，使热清、毒解。在后期，皮疹消退疼痛仍在，配合火疗以活血化瘀、温经通络止痛。外治同样要注重辨证选穴、配穴原则。本病早期应清热解毒、除湿止痛，后期应活血化瘀、温经通络、扶正祛邪。内外同治可减少带状疱疹后遗神经痛的发生。

（三）治疗方案

1.风热蕴肤证

症状：以红斑、丘疹、丘疱疹样损害为主，多发于头面部，颜色鲜红，自觉疼痛；可伴有发热，咽干咽痛，便干溲黄。舌质红，苔薄黄，脉浮数。

辨证：风热蕴肤，热毒上扰。

治法：疏风清热，解毒止痛。

内治方：银花汤加减。

金银花 10g	黄芩 10g	连翘 15g	槐花 10g
板蓝根 15g	大青叶 15g	白术 10g	生薏苡仁 30g
茯苓 10g	延胡索 10g	赤芍 10g	丹参 10g
牡丹皮 10g	菊花 6g		

加减：发于头部者加川芎、桑叶，发于眉棱骨、额头加白芷，发于面部加菊花，发于鼻部加辛夷花，发于耳部加柴胡，发热者加生石膏煮水煎诸药，疼痛明显者加郁金、乳香、没药。

外治法：

（1）中药溻渍疗法：选取马齿苋、地榆等药行中药溻渍治疗。

（2）疱液抽取法：在水疱处用一次性注射器抽取疱液。

（3）放血疗法：选取耳尖穴放血。

（4）拔罐疗法：配合阿是穴、背俞穴拔罐。

（5）毫火针疗法：红斑、丘疱疹、水疱处用毫火针疗法。

（6）中药灌肠疗法：大便秘结者，可选生地黄、马齿苋煎汤灌肠。

分析：此证为肝经火毒蕴积，夹风邪上窜头面而发病。方中金银花、黄芩、连翘清热解毒为君，走肺经，走上焦；板蓝根、大青叶、丹参、牡丹皮凉血解毒为臣药；佐以茯苓、白术、生薏苡仁健脾祛湿；菊花引药上行。诸药合用，疏风清热，解毒止痛。外治在红斑、丘疱疹处，配以中药溻渍治疗以解毒止痛。水疱疼痛明显者，用毫火针以热引热结合拔罐疗法以泻火解毒、除湿止痛。大便干燥者可行中药灌肠治疗以泄热通便。

2. 肝胆湿热证

症状：以红斑水肿为主，局部皮损色泽鲜红，灼热刺痛，疱壁紧张，多发在躯干、下肢；或见发热头重，自觉口苦口干，烦躁易怒，溲赤便秘。舌质红，苔薄黄或黄厚，脉弦滑数。

辨证：肝胆湿热，兼感毒邪。

治法：清泄肝火，解毒止痛。

内治方：龙胆泻肝汤加减。

龙胆草 6g	栀子 10g	黄芩 10g	生地黄 15g
大青叶 15g	连翘 30g	板蓝根 15g	延胡索 10g
丹参 10g	丹皮 10g	泽泻 10g	生甘草 6g

加减：发于面部者，加菊花；发于胁肋部者，加川楝子；发于上肢者，加桑枝、片姜黄；发于下肢者，加牛膝；血热明显出现血疱者，加丹皮、赤芍、

白茅根；口干渴者，加生石膏、知母；大便干燥者，加熟大黄；年老体弱者，加黄芪、党参。

外治法：

（1）中药溻渍疗法：选取马齿苋、连翘、丹参等中药行溻渍治疗。

（2）疱液抽取法：在水疱处用一次性注射器抽取疱液。

（3）放血疗法：选取大椎穴放血。

（4）拔罐疗法：配合阿是穴（皮损处）、背俞穴拔罐。

（5）毫火针疗法：于红斑、丘疱疹、水疱处用毫火针治疗。

（6）雷火灸疗法：红斑、水疱好转，但疼痛明显者，配合局部阿是穴雷火灸。

（7）中药灌肠疗法：大便秘结者，可选生地黄、马齿苋煎汤灌肠。

分析：口服方中龙胆草、黄芩清肝胆之火；连翘、板蓝根、栀子、生甘草清热解毒；生地黄、丹皮凉血活血；延胡索行气止痛；泽泻清热利湿。选取马齿苋、连翘、丹参等药行中药溻渍治疗以解毒凉血。若红斑灼热伴水疱、血疱者以毫火针针刺水疱、血疱，然后即刻拔罐以泄热解毒、消肿止痛，同时配合局部用雷火灸以祛瘀止痛。大便干结者配以中药灌肠以泻腑通便。

3. 脾虚湿盛证

症状：皮疹消退，兼见色素沉着，时感隐痛；伴四肢困重，倦怠乏力，纳少，便溏。舌质淡红，体胖，苔白厚或白腻，脉沉滑或缓。

辨证：脾失健运，运湿不化。

治法：健脾利湿，解毒止痛。

内治方：参苓白术散加减。

党参 10g	炒白术 10g	山药 10g	白扁豆 10g
莲子 3g	砂仁 6g	炒薏苡仁 15g	茯苓 12g
延胡索 10g	丹参 10g	丹皮 10g	黄芪 15g
甘草 6g			

加减：发于头面者加全蝎、僵蚕，发于下肢者加牛膝、黄柏。

外治法：

（1）闪罐疗法：无红斑、水疱，时有疼痛、时有麻木者，行闪罐疗法。

（2）中药热罨包法：将丹参、当归、黄芪等中药做成热奄包以温经散寒，行气止痛。

（3）穴位贴敷疗法：用活血化瘀药膏贴敷。

（4）火疗：无红斑、水疱，疼痛者配合火疗。

（5）督灸疗法：选脾俞、膈俞、肾俞等穴行督灸疗法。

（6）穴位埋线疗法：无皮疹，仍有神经痛者，选中脘、下脘、关元、双侧足三里等穴行穴位埋线。

分析：本证常见于带状疱疹性神经痛、带状疱疹后遗神经痛，口服方中以四君子汤补脾胃之气为主；配以白扁豆、薏苡仁、山药之甘淡，莲子之甘涩，辅助白术健脾渗湿而止泻；加砂仁之辛温芳香醒脾，佐四君子更能使中州运化，使上下气机贯通。各药合用，补其虚，除其湿，行其滞，调其气，和脾胃，则诸症自除。将丹参、当归、黄芪等中药做成热奄包以温经散寒，行气止痛。将活血化瘀药膏贴敷于痛点以活血通络。后期配合穴位埋线以调理脾胃，扶正祛邪。

4. 气滞血瘀证

症状：皮疹消退，水疱干涸结痂，兼见色素沉着，局部疼痛不止。舌质暗红或紫暗，苔白，脉弦细。

辨证：气滞血瘀，余毒未尽。

治法：理气活血，通络止痛。

内治方：桃红四物汤加减。

桃仁 10g	川芎 9g	当归 10g	白芍 10g
熟地黄 15g	延胡索 10g	黄芪 15g	丹参 10g
丹皮 10g	赤芍 10g	郁金 6g	陈皮 6g

加减：老年患者疼痛剧烈，气短乏力用补阳还五汤益气活血，通络止痛；心烦失眠者，加珍珠母、酸枣仁、生牡蛎；疼痛剧烈者，加制乳香、制没药、地龙等。

外治法：

（1）闪罐疗法：无红斑、水疱，时有疼痛、时有麻木者，用闪罐疗法。

（2）走罐疗法：选膀胱经走罐。

（3）中药热罨包法：将丹参、当归、黄芪等中药做热罨包。

（4）穴位贴敷疗法：取活血化瘀药膏贴敷。

（5）火疗：无红斑、水疱，夜间疼痛者可配合火疗。

（6）穴位埋线疗法：无皮疹，仍有神经痛者，配合中脘、下脘、气海、关元双侧足三里等穴埋线以调理脾胃。

分析：本证多为中老年患者，为带状疱疹后遗神经痛期。口服方中桃仁活血化瘀；甘温之熟地黄、当归滋阴补肝、养血调经；芍药养血和营，增补血之力；川芎活血行气、调畅气血，助活血之功。全方配伍得当，使瘀血去、新血生、气机畅，化瘀生新。疼痛明显者用中药热罨包以行气止痛，活血化瘀。时有疼痛、时有麻木者，用闪罐疗法以养血通络。无红斑、水疱，但夜间疼痛剧烈者，配合火疗后用活血化瘀药膏贴敷于疼痛处以活血通络、祛瘀止痛。对病史长的老年患者配合穴位埋线以调理脾胃，疏经通络。

5. 肝郁脾虚证

症状：皮疹消退，兼见色素沉着，局部疼痛不止；患者多伴有胸胁、乳房胀痛，脘腹胀痛或窜痛，喜叹气，嗳气吞酸，呕吐苦水，纳呆，腹痛泄泻。舌质暗红，苔薄白，脉弦。

辨证：肝失疏泄，脾失健运。

治法：疏肝解郁，养血健脾。

内治方：逍遥散加减。

柴胡 10g	当归 10g	茯苓 10g	白芍 10g
炒白术 10g	生姜 6g	延胡索 10g	川楝子 10g
黄芪 15g	丹参 10g	牡丹皮 10g	川芎 9g
郁金 10g	炙甘草 6g		

加减：肝郁气滞明显者加香附、郁金；肝郁化火明显者加丹皮、栀子；脾虚明显者加党参、陈皮。

外治法：

（1）中药溻渍疗法：选取马齿苋、地榆等药行中药溻渍治疗。

（2）放血疗法：选取耳尖穴放血。

（3）拔罐疗法：配合阿是穴、背俞穴拔罐。

（4）中药热罨包疗法：将丹参等中药做成热罨包。

（5）穴位贴敷疗法：取止痛散，用香油调和贴敷。

（6）穴位埋线：皮疹消退，但仍有神经痛者，可配合中脘、下脘、气海、关元、阿是穴等行穴位埋线。

分析：方中柴胡疏肝解郁；当归、白芍养血柔肝；木郁土衰，则肝病易于传脾，故以白术、茯苓、甘草健脾益气；丹参、牡丹皮活血凉血，化瘀止痛；川芎、郁金，前者为血中气药，后者为气中血药，二者配伍使用，可加强活血化瘀之效。诸药合用，则可肝脾同治，气血同调。选取马齿苋、地榆等中药行溻渍疗法以解毒凉血，耳尖穴放血以清泻肝火，配合阿是穴、背俞穴拔罐可疏肝解郁、通络止痛，疼痛明显者可加中药热罨包、穴位贴敷治疗以行气止痛，对于病史长、神经痛者可用穴位埋线以调理肝脾、调和气血。

6. 肝郁化火证

症状：局部疼痛不止，患者多伴有胸胁、乳房胀痛，烦躁易怒，口苦，咽干。舌质红，苔薄，脉弦。

辨证：肝郁脾虚，郁久化热。

治法：清肝泻火，健脾解毒。

内治方：加味逍遥散加减。

牡丹皮 10g	栀子 10g	柴胡 10g	当归 10g
茯苓 10g	白芍 10g	炒白术 10g	生姜 6g
生地黄 15g	延胡索 10g	川楝子 10g	黄芪 15g
丹参 10g	牡丹皮 10g	川芎 9g	郁金 10g
炙甘草 6g			

外治法：

（1）中药溻渍疗法：选取马齿苋、地榆等药行中药溻渍治疗。

（2）放血疗法：选取耳尖穴放血。

（3）拔罐疗法：配合阿是穴、背俞穴拔罐。

（4）中药热罨包法：将丹参等中药做成热罨包。

（5）穴位贴敷疗法：取活血化瘀药膏贴敷。

（6）火疗：无红斑、水疱，但疼痛者配合火疗。

（7）穴位埋线：无皮疹，但仍有神经痛者，配合中脘、下脘、气海、关元、阿是穴等行穴位埋线。

分析：口服方中柴胡疏肝解郁；当归、白芍养血柔肝；白术、炙甘草、茯苓健脾养心；生姜温胃和中。诸药合用，可收肝脾并治，气血兼顾的效果。局部红斑、水疱者选阿是穴、背俞穴拔罐以疏肝解郁、消肿止痛。水疱结痂后脱落配以中药热罨包以行气止痛、活血化瘀。水疱结痂，痂皮脱落，仍有神经痛者配合火疗后将活血化瘀药膏贴敷于痛处以行气活血，祛瘀通络。配合穴位埋线以调理肝脾，调和气血。

（四）典型案例

案1 王某，男，59岁，2009年6月9日初诊。

患者左侧胸背起红斑、水疱疼痛20天。

患者自诉20天前无明显诱因，左侧前胸阵发性针刺样疼痛，波及后背部，3天后左侧胸背出现大片红斑及水疱，刺痛加剧，不能触碰，至某医院诊断为"带状疱疹"，予静脉滴注阿昔洛韦10天，肌内注射"胸腺喷丁"，口服"普瑞巴林胶囊""甲钴胺片"，外用"阿昔洛韦软膏"，红斑、水疱好转，但疼痛无法耐受，故来我院就诊。刻下症：左侧前胸、后背皮肤可见暗红斑，有散在水疱，伴结痂，自觉疼痛剧烈，夜不能寐，伴口干口苦，纳差，小便赤，大便干，2日1次。舌质红，苔黄。脉弦数。

中医诊断：蛇串疮（肝胆湿热证）。

西医诊断：带状疱疹。

辨证：肝胆湿热，毒邪未清。

治法：清利湿热，解毒止痛。

内治方：龙胆泻肝汤加减。

龙胆草 6g	栀子 10g	黄芩 10g	生地黄 15g
大青叶 15g	连翘 15g	延胡索 10g	川楝子 10g
丹参 10g	泽泻 10g	赤芍 10g	甘草 6g

7剂，水煎服，分早晚饭后温服。

外治法：抽取局部疱液后，予马齿苋、地榆等中药湿渍以清热解毒；红斑、水疱、结痂处用毫火针针刺后拔罐，以热引热，消肿止痛。

二诊：经口服中药，配合中药湿渍、毫火针、拔罐治疗1周后，左侧前胸、后背部水疱已结痂，痂皮大部分脱落，自觉疼痛可耐受，口干、口苦缓解，二便调畅。舌质暗红、苔薄，舌底脉络有迂曲，脉弦。患者经治疗热象已去，出现血瘀之证，口服方以理气活血、通络止痛为法，选桃红四物汤加减。

桃仁 10g	川芎 9g	当归 10g	白芍 10g
熟地黄 15g	延胡索 10g	川楝子 10g	黄芪 15g
丹参 10g	丹皮 10g	赤芍 10g	炒枳壳 6g
陈皮 6g			

14剂，水煎服，分早晚饭后温服。

外治法：在左侧胸背原皮疹处配以中药热罨包后，在疼痛处用活血化瘀药行穴位贴敷以活血化瘀，同时用火疗以温经通络。

三诊：配合中药热罨包、穴位贴敷、火疗治疗2周后，左侧胸背未见红斑、水疱，留有淡褐色斑，自觉疼痛可耐受。舌质暗淡，苔薄白，边有瘀点，脉弦。口服二诊方黄芪加至30g，加地龙10g，配合火疗巩固疗效。随访3个月未复发。

案例点评：带状疱疹是水痘－带状疱疹病毒引起的以疱疹簇集、呈带状分布、伴有神经痛为特点的皮肤病。本案患者因卫气不固，毒邪外侵，与肝胆湿热互结蕴于肌肤，阻滞经络，气血不通所致，病变部位在胸背、胁肋，证属肝胆湿热，故治以清热利湿、解毒止痛为主。水疱经疱液抽取后配合中药溻渍以清热解毒止痛，早期主推改良毫火针，结合拔罐达开门祛邪之力，使湿热邪毒充分外泄，并有祛瘀生新之功，使火热毒邪外泄，机体气血通畅，营卫调和，正胜邪去。二诊时患者热象已去，出现血瘀之证，苦寒之药，中病即止，方以理气活血、通络止痛为法，选桃红四物汤加减加强活血化瘀、解毒止痛之功。在左侧胸背原皮疹处配以中药热罨包后，在疼痛处用活血化瘀药行穴位贴敷以活血化瘀，同时用火疗以温经通络。三诊时患者疼痛耐受，继续中药口服、火疗巩固疗效。

案2 买某，男，83岁，2018年11月9日入院。

患者自诉4个月前无明显诱因，左侧头面出现针刺样刺痛，波及颈项，后出现大片红斑及水疱，刺痛加剧，不能触碰，至当地医院就诊，诊断为带状疱疹，予阿昔洛韦注射液静脉滴注，维生素 B_1 注射液、维生素 B_{12} 注射液肌内注射等治疗，疱疹结痂脱落，遗留色素沉着，但仍感疼痛难以忍受，影响睡眠。又至多家医院疼痛科门诊、住院治疗，配合神经阻滞治疗，肌内注射胸腺喷丁，予曲马朵胶囊、普瑞巴林胶囊等口服，为求中医治疗，遂至我院。专科检查：左侧胸胁、背部见带状褐色斑片，有轻度瘢痕，皮疹沿神经分布，未过中线，纳差，伴全身倦怠乏力，自觉腹胀，偶有头晕胸闷，大便时干时稀，小便黄。舌质淡红，边有齿痕，苔薄白，脉沉细。

中医诊断：蛇串疮（脾虚湿盛证）。

西医诊断：带状疱疹后遗神经痛。

辨证：脾失健运，蕴湿不化。

治法：健脾除湿，通络止痛。

内治方：参苓白术散加减。

党参10g	炒白术10g	山药10g	莲子9g
砂仁6g	桔梗6g	炒薏苡仁15g	茯苓12g
白扁豆10g	炒芡实10g	炒枳壳10g	延胡索10g
丹参10g	丹皮10g	黄芪15g	陈皮6g

7剂，水煎，早晚饭后半小时温服。

外治法：选原皮疹处阿是穴行穴位贴敷以活血化瘀、通络止痛。选天冲、风池、玉枕、百会、曲池等穴行毫针针刺、电针以祛风通络，通络止痛。

二诊：经口服中药，配合穴位贴敷、毫针针刺、电针治疗1周后，自觉疼痛减轻，疼痛发作的频次减少，纳可，夜寐不安，全身倦怠乏力较入院时减轻，自觉腹胀，大便调，夜尿3~4次。舌质淡红，边有齿痕，苔薄白。脉细。上方去炒芡实、炒枳壳、茯苓，黄芪加至 30g，加厚朴 10g 以理气除湿，加炒酸枣仁 30g，茯神 30g 以养心安神。14 剂。

外治法：取脾俞、阴陵泉、丰隆、内庭、大椎、曲池、合谷、委中、太冲行毫针针刺、电针以活血疏经、通络止痛。天冲、风池、玉枕、头临泣、神庭、眉冲、风府、百会、前顶、上星、翳风等穴配合中脘、下脘、气海、关元、足三里、丰隆、脾俞等穴行穴位埋线以调理脾胃，扶正祛邪。

三诊：经口服中药，配合毫火针、穴位埋线治疗 2 周后，疼痛可耐受，纳可，夜寐尚安，夜尿 2~3 次，自觉全身倦怠乏力明显减轻，自觉腹胀缓解。二诊口服方去厚朴、延胡索，黄芪加至 60g，加地龙 10g 以活血通络，口服 14 剂，继予穴位埋线。

四诊：经口服中药，配合穴位埋线治疗 2 周后，疼痛缓解，纳可，夜寐安，夜尿 2 次，自觉全身倦怠乏力明显减轻，自觉腹胀缓解。继服上方 14 剂，继予穴位埋线巩固治疗。随访 3 个月未出现明显疼痛。

案例点评：本案为高龄带状疱疹后遗神经痛患者，患者年老体弱，加之饮食不节，脾失健运，湿热内生，蕴湿化热，湿热蕴蒸，壅阻肌肤，经络失疏，致使气滞血瘀，故常遗留疼痛不休或刺痛不止，当以健脾除湿、活血通络为法。采用毫针针刺、电针沿神经分布选相应的体针穴位，便可通过皮部—孙脉—经脉，起到调整脏腑虚实，调和气血，通经活络，平衡阴阳的目的。从西医学角度，毫针针刺、电针可调整人体的交感、副交感神经功能状态，延长对神经末梢的刺激时间，加强对自主神经的调整作用。选取穴位埋线以健脾益气，疏经通络，调和阴阳气血，通络止痛。

本病例辨证属脾虚湿盛证，脾胃同为后天之本，气血生化之源，脾胃健运，人体才能健康无病，或病后快速恢复，因此在临床治疗中注重脾胃的调护是关键。非药物疗法适用于高龄老人，可尽量避免药物毒副作用。

（五）临证经验

刘红霞教授认为带状疱疹若发于头面部则多为重症，治疗早期应清热解毒，方选银花汤加减，后期应扶正祛邪，据此创新性地提出风热蕴肤、肝郁脾虚及其变证的三个证型。通过结合新疆地域、饮食、人文的特点，她发现患者中脾虚湿盛证者为多，脾胃虚弱为中老年患者常见证型，高龄患者运用抗病毒药、止痛药后伤及脾胃，脾胃为后天之本，脾主四肢肌肉，脾气虚弱，则后天失养，水谷精微物质无以滋养周身，因此临床用药中，刘红霞教授常用参苓白术散作为基础方加减运用，其中黄芪用量较大，可达 60g 之多，因黄芪能补一身之气，兼有升阳、固表止汗、利水消肿的作用，可配伍其他药材发挥不同功效，如配伍党参以健脾益气，配伍芡实以达到脾肾双益，补涩同使之疗效。

刘红霞教授发现"疼痛"贯穿带状疱疹这一疾病的始终，经络阻塞，气血不流通，"不通则痛"，而中医外治法能发挥舒筋活络，通络止痛功效。早期运用中药溻渍、毫火针等方法达到清热解毒、消肿止痒、以热引热的目的；在治疗后期及后遗神经痛患者中多用火疗、穴位埋线、督灸以达到养血活血、温经通络、协调脏腑、平衡阴阳、疏通经络、扶正祛邪的目的。经过中药汤剂口服与中医外治法相结合，可缩短疾病治疗周期，大大减少后遗神经痛的发生。

（六）零金碎玉

刘红霞教授对带状疱疹的治疗研究颇有造诣，探索出一套将中医中药与中医外治法有机结合的治疗方法，临床中善用药对治疗，发挥了中医中药扶正祛邪、调和阴阳之效，发扬了中医外治法化瘀通络、清热解毒的优势，减少了止痛药物、抗病毒药物、免疫调节制剂的运用，降低了疾病的复发率及后遗神经痛发生率。下面简要介绍她治疗本病的常用药对。

1. 延胡索、川楝子

延胡索辛散温通，为活血行气止痛之良药，能"专治一身上下诸痛"。川楝子苦寒降泄，主入肝、胃、小肠经，能清肝火，泄郁热。两药配合用于肝郁气滞、肝郁化火所致的带状疱疹疼痛有较好的疗效。

2. 生黄芪、党参

刘红霞教授常将党参 10~20g，生黄芪 15~90g 配伍使用。刘红霞教授认为，生黄芪能补一身之气，兼有升阳、固表止汗、利水消肿的作用，对于贫血、浮肿、体虚多汗、气血两亏、阴虚不足等均有卓著的疗效，可治身体困倦、无力、气短。党参补气兼能养血，用于气血两虚，症见气短心悸，疲倦乏力，面色苍白者。二者共用，可健脾益气，调补肝肾。气为生命活动的基础，元气充足，才可抗病邪，气血失调则百病生，气不虚方可理气，故多用大剂量生黄芪补气利水，配伍党参健脾益气，体现了刘红霞教授注重补益元气的学术观点。

3. "四炒"：薏苡仁、白术、芡实、枳壳（炒用）

炒用可缓和药性，能加强健脾止泻的作用，苡仁、白术、芡实均有健脾止泻之效。芡实具有收敛止泻之效，枳壳具有通降之效，芡实和枳壳一收敛一通降，相互制约，相互为用，临床上用于脾虚泄泻。

4. 黄芪、芡实

黄芪味甘，性微温，入脾、肺经，有益气固表、敛汗固脱、托疮生肌、利水消肿之功效，为补气之圣药。芡实性平，味甘、涩，有补脾止泻、益肾固精、祛湿止带的功能，被誉为"水中人参"。此对药是刘红霞教授常用的补益对药之一，两者都能健脾，但黄芪补益力较强，芡实固涩力较好；芡实偏于补肾，其健脾功能偏重从固涩方面发挥作用；黄芪偏于补脾肺，其偏重从益气方面发挥作用。二药伍用，脾肾双益，补涩同使，标本兼治。黄芪常用剂量为15~30g，芡实常用15g。

5.僵蚕、地龙

僵蚕味咸、辛，性平，入肝、肺二经，可祛风止痉，化痰定惊，味咸能软坚散结，味辛能行散，为通络化痰散结之药。地龙性走窜，善通行经络。两药配伍可达到疏泄风热、化痰散结、搜风通络之效。

第十五节　荨麻疹

（一）疾病认识

荨麻疹是由于皮肤、黏膜小血管扩张及渗透性增加出现的一种局限性水肿反应。临床上表现为大小不等的风团伴瘙痒，约20%患者伴有血管性水肿。慢性荨麻疹是指风团每天发作或间歇发作，持续时间≥6周。

中医古籍称之为"风疹""赤白游风""鬼风（饭）疙瘩""瘾疹"等，《诸病源候论·风瘙身体瘾疹候》中记载："邪气客于皮肤，复逢风寒相折，则起风瘙瘾疹。"中医学认为，本病多因先天禀赋不足，卫外不固，风邪乘虚侵袭所致；或表虚不固，风寒、风热外袭，客于肌表，致使营卫失调而发；或饮食不节，过食辛辣肥厚，或肠道寄生虫，使肠胃积热，复感风邪，内不得疏泄，外不得透达，郁于皮毛腠理之间而发。《外科证治全书》提出瘾疹"属心火伤血"，提示肝失疏泄，郁而化火，郁久而发瘾疹，提示本病的发生与情志相关。

综上所述，瘾疹的发作有内因与外因的影响，其基本病机为气血失和，营卫不调，皮肤失养，本虚标实。

（二）辨治思路

瘾疹发病多因素体禀赋不耐，风邪侵袭，卫表不固，风热之邪，客于肌肤，致使营卫不和，在外不能宣泄，在内不能透达，犯于肌肤，而发本病。中医治法原则：实证以疏风清热、疏风散寒，或清热利湿、凉血解毒祛邪为主；虚证以益气养血、固表扶正为主；虚实夹杂者扶正与祛邪并用。

刘红霞教授在传承赵炳南先生的风寒、风热、阴血不足论基础上，认为新疆地区患者平素喜食辛辣刺激肥甘厚味之食，久之损伤脾胃，运化失司，内生湿邪，郁而化热，蕴于肌肤而发病，属胃肠湿热证，故以清热除湿，解毒止痒为法，方选清热除湿汤合过敏煎。

若患者平素体虚，脾气虚弱，加之外感风燥之邪，蕴于血分，耗伤阴血，血虚无以荣养肌肤而发本病，证属阴血不足，血虚风燥，则以滋阴养血，疏散风邪为法，方选当归饮子加减。

早期或久病、虚证者均可取用神阙穴，根据个体具体病情，或施于坐罐、闪罐、艾灸，可起到通脉、调脏腑、培元固本之效。寒冷性荨麻疹取黄芪、防风等药行中药蒸气浴以益气固表，祛寒止痒；对风团反复发作者，配合穴位埋线，取下脘、双侧天枢、气海、关元、双侧足三里等穴平衡脏腑阴阳，同时起到疏通经络、调和气血、扶正祛邪的作用。中医综合疗法治疗荨麻疹，可避免长期服用抗组胺药物的副作用，实现"阴阳平衡，阴平阳秘"的状态。

（三）治疗方案

1. 风寒证

症状：风团色淡微红，遇冷加重，口不渴，或有腹泻。舌体淡胖、苔白，脉浮紧。

辨证：风寒袭表，营卫不和。

治法：辛温解表，宣肺散寒。

内治方：麻黄方合玉屏风加减。

麻黄 6g	干姜皮 9g	浮萍 9g	丹参 9g
杏仁 9g	白僵蚕 9g	炙黄芪 15g	防风 9g
白鲜皮 9g	炙甘草 6g		

加减：恶寒较重者，可加附子、细辛、干姜皮等；风重者，加荆芥、白术等。

外治法：

（1）中药蒸气浴：风寒证者可取黄芪、防风等药行中药蒸气浴。

（2）拔罐疗法：于神阙穴拔罐。

（3）穴位埋线疗法：取膈俞、血海、风池等穴行穴位埋线。

分析：麻黄、杏仁、干姜皮辛温宣肺以开腠理；佐以浮萍、白鲜皮散寒湿；丹参、白僵蚕养血润肤，和血止痒。风团遇冷加重者配合中药蒸气浴后，取神阙穴拔罐以祛风散寒，培元固本。

2. 风热证

症状：发病急骤，风团色红，遇热加重，灼热剧痒；伴有发热、恶寒、咽喉肿痛或呕吐、腹痛。舌苔薄白或薄黄，脉浮数。

辨证：风热犯表。

治法：辛凉解表，疏风清热。

内治方：荆防方加减。

荆芥穗 10g	防风 6g	僵蚕 6g	金银花 10g
牛蒡子 10g	丹皮 10g	浮萍 6g	干生地 10g
薄荷 5g	黄芩 10g	蝉蜕 6g	生甘草 6g

加减：咽痛者，可加桔梗、玄参等；热甚者，可加生地黄、黄芩等。

外治法：

（1）放血疗法：取耳尖穴放血。

（2）毫针疗法：取膈俞、曲池、内关、血海、委中等穴行毫针刺法。

（3）拔罐疗法：选神阙穴拔罐。

（4）耳穴压丸疗法：选取肺、胃、脾、小肠、耳尖、内分泌等耳穴贴王不留行籽。

（5）中药灌肠疗法：以马齿苋、连翘等药煎剂灌肠。

分析：口服方中荆芥穗、防风、僵蚕、薄荷、浮萍疏风宣肺，金银花、牛蒡子、甘草清热解毒利咽，丹皮、干地黄凉血清热，黄芩泄肺火，蝉蜕散风清热止痒。

3. 阴血不足证

症状：反复发作，迁延日久，午后或夜间加剧；伴心烦易怒，口干，手足心热。舌红少津或舌质淡，苔黄或腻，脉滑或濡数。

辨证：阴血不足。

治法：滋阴养血，疏散风邪。

内治方：当归饮子加减。

当归 10g	川芎 10g	熟地黄 15g	白芍 10g
首乌 15g	生黄芪 15g	刺蒺藜 10g	南沙参 30g
石斛 10g	防风 10g	芥穗 10g	炙甘草 6g

加减：痒甚、心烦易怒者加珍珠母；盗汗、手足心热者加煅牡蛎、煅龙骨；气滞血瘀者可用血府逐瘀汤加减。

外治法：

（1）中药蒸气浴：取丹参、鸡血藤等药行中药蒸气浴。

（2）毫针疗法：选取大椎、曲池、血海、足三里、三阴交、膈俞等穴以滋阴养血。

（3）拔罐疗法：选取背俞穴拔罐以疏散风邪。

（4）穴位埋线疗法：选取中脘、下脘、双侧天枢、气海、关元、双侧曲池、双侧血海等穴以滋阴养血，调理阴阳。

（5）耳穴疗法：选取垂前、风溪、耳中、角窝中、脾、肾等穴，贴王不留行籽以调理气血。

分析：口服方中当归、川芎、熟地黄、白芍、首乌养血；黄芪补中益气固表；刺蒺藜、芥穗、防风散风疏表止痒；甘草和中。夜间风团明显者配以中药蒸气浴以疏风解表，养血润肤；同时配合选取中脘、下脘、双侧天枢、气海、关元、双侧曲池、双侧血海等穴埋线以滋阴养血，调理阴阳。

4. 脾虚湿盛证

症状：饮食减少，胃脘满闷，肢体困倦，恶寒或畏热，恶心呕吐，口黏不渴，肢体浮肿，忧郁寡欢，手或（和）足麻木，大便泄泻。舌质淡红或红，舌苔厚腻，脉缓、脉沉细或细涩。

辨证：湿滞中焦，脾胃虚弱。

治法：健脾祛湿，祛风止痒。

内治方：参苓白术散合除湿止痒汤加减。

党参10g	茯苓10g	炒白术10g	山药10g
白扁豆10g	炒薏苡仁30g	炒芡实10g	炒枳壳10g
桔梗6g	马齿苋10g	黄芪15g	丹参10g
蛇床子10g	炒蒺藜9g	炙甘草6g	

加减：恶寒较重者，可加附子、细辛、干姜皮等。

外治法：

（1）中药蒸气浴：选白术、黄芪等中药行中药蒸气浴以益气健脾除湿。

（2）毫针疗法：取大椎、脾俞、阴陵泉、丰隆、内庭等穴，行毫针针刺。

（3）走罐疗法：选膀胱经走罐以振奋阳气。

（4）穴位埋线：取中脘、下脘、双侧天枢、气海、关元、双侧曲池、双侧血海、双侧足三里、双侧三阴交、双侧阴陵泉、双侧脾俞等穴埋线以调理脾胃。

（5）耳穴疗法：选脾、肾、三焦、小肠、内分泌、胃等穴，贴王不留行籽，以健脾益气。

分析：怕冷、便溏者配合膀胱经走罐以振奋阳气，同时选取中脘、下脘、双侧天枢、气海、关元、双侧曲池、双侧血海、双侧足三里、双侧三阴交、双侧阴陵泉、双侧脾俞等穴埋线以调理脾胃、健脾益气。

5. 胃肠湿热证

症状：胃脘胀满不适，或伴有疼痛，口渴欲饮，烦热，夜寐不安，大便黏腻不畅。舌红，苔黄厚腻，脉滑数。

辨证：胃肠湿热。

治法：清热除湿，解毒止痒。

内治方：清热除湿汤合过敏煎加减。

龙胆草 6g	大青叶 15g	生地黄 15g	黄芩 10g
连翘 15g	车前草 15g	生薏苡仁 30g	炒白术 10g
马齿苋 15g	银柴胡 10g	五味子 10g	乌梅 10g
防风 10g	炒蒺藜 9g	炙甘草 6g	

加减：腹痛便秘者，酌加熟大黄；食积者，酌加山楂、麦芽、神曲等。

外治法：

（1）放血疗法：选大椎穴放血以疏风解毒。

（2）拔罐疗法：取背俞穴拔罐以除湿解毒。

（3）中药灌肠疗法：予马齿苋、炒蒺藜等中药灌肠以泻腑通便。

（4）毫针疗法：取曲池、血海、膈俞、内庭、天枢等穴以疏风解毒。

（5）穴位埋线疗法：取中脘、下脘、天枢、气海、关元等穴以解毒除湿，调理脏腑。

分析：口服方中龙胆草、大青叶、生地黄清热解毒，生薏苡仁、炒白术、马齿苋健脾除湿，防风、炒蒺藜祛风止痒，炙甘草调和诸药。热象明显者选大椎穴放血以疏风解毒，取背俞穴拔罐以除湿解毒，大便黏滞者配以马齿苋、炒蒺藜等行中药灌肠以泻腑通便。皮疹反复发作者，选取中脘、下脘、气海、关元等穴行穴位埋线以解毒除湿，调理脏腑。

6. 肝郁气滞证

症状：病程长，风团时隐时现，情志因素可影响病情，自觉瘙痒剧烈；多伴有胸胁、乳房胀痛，脘腹胀痛或窜痛，喜叹气，嗳气吞酸，呕吐苦水，纳呆，腹痛泄泻。苔薄，脉弦。

辨证：肝气犯胃。

治法：疏肝解郁，健脾祛湿。

内治方：逍遥散加减。

柴胡 10g	白芍 10g	当归 10g	茯苓 10g
炒白术 10g	生薏仁 15g	连翘 15g	徐长卿 10g

| 白花蛇舌草 15g | 郁金 10g | 川芎 9g | 刺蒺藜 9g |

炙甘草 6g

加减：伴腹胀，舌苔厚腻者，加生山楂、鸡内金、厚朴；夜寐欠安者，加珍珠母、远志等；大便秘结者，加大黄、芒硝等；痒甚者，可加苦参、徐长卿、地肤子等。

外治法：

（1）中药蒸气浴：配中药马齿苋、白术、黄芪以健脾除湿。

（2）毫针疗法：取曲池、肝俞、曲池、内庭、太冲等行毫针针刺以疏肝理气。

（3）走罐疗法：选膀胱经走罐以疏通经络、行气活血。

（4）穴位埋线疗法：取中脘、下脘、天枢、气海、肝俞、脾俞、足三里等穴行穴位埋线以调理肝脾。

（5）耳穴疗法：取肝、脾、三焦、内分泌、神门、肾上腺等穴，贴王不留行籽，以疏肝解郁。

分析：柴胡疏肝解郁；白芍养血敛阴、柔肝缓急；当归养血和血；白术、茯苓、甘草健脾益气。怕冷、便溏者配膀胱经走罐以疏通经络、行气活血。风团反复者选取中脘、下脘、天枢、气海等穴埋线以调理肝脾。

（四）典型案例

左某，女，55 岁，2016 年 5 月 24 日初诊。

患者诉 5 年前无明显诱因，全身皮肤出现风团，伴瘙痒，夜间明显。曾至多家医院就诊，诊断为"荨麻疹"。先后口服依巴斯汀片、氯雷他定片，静脉滴注复方甘草酸苷注射液等药物，皮损可暂时控制，停药后复发。近期每晚夜间全身起风团，瘙痒剧烈，为求中医治疗，遂来我科门诊。平素口干、纳寐欠安，小便通畅，大便干燥。舌红，苔薄白欠津，脉沉细。

中医诊断：瘾疹。

西医诊断：慢性荨麻疹。

辨证：血虚风燥，阴血不足。

治法：滋阴养血，润燥止痒。

内治方：当归饮子加减。

当归 10g	生地黄 15g	白芍 10g	丹参 10g
川芎 9g	首乌藤 15g	鸡血藤 15g	防风 10g
南沙参 15g	炒蒺藜 9g	石斛 10g	黄芪 15g

珍珠母 30g　　　　　制远志 10g　　　　　炙甘草 6g

水煎服，早晚各 1 次，每次 200ml，饭后温服。

外治法：配合神阙穴拔罐，选取中脘、下脘、气海、关元、天枢、血海、阳陵泉、膈俞等穴埋线，配合中药蒸气浴。

二诊：经口服中药 7 剂配合穴位埋线、神阙穴拔罐等治疗后，患者诉每晚夜间仍出风团，瘙痒较前减轻，诉近日大便不成形，每日 2 次。口服中药加麸炒芡实 10g，麸炒枳壳 10g，麸炒薏苡仁 30g；选取神阙穴拔罐，配合任脉火疗。

三诊：经口服中药 7 剂配合火疗、神阙穴拔罐等治疗后，夜间风团明显减少，夜寐安。口服方去珍珠母、远志，加郁金、川芎，14 剂。继予火疗。选取中脘、下脘、气海、关元、天枢、血海、阳陵泉、膈俞等穴埋线，2 周 1 次，3~5 次为 1 个疗程。

四诊：经口服 14 剂中药及中医外治后，患者风团缓解，二便调畅，守方口服 14 剂巩固治疗，继予穴位埋线调节阴阳气血。

案例点评：患者病程较长，日久耗伤阴血，加之年逾半百，肝肾不足，以至血虚不能濡养肌肤，复感风邪，郁于肌肤而起风团，燥邪伤津则口干、便干，根据患者舌脉及体征辨证为血虚风燥，故以当归饮子为主方加减以养血祛风，润燥止痒。鸡血藤、首乌藤调和阴阳。患者夜间起风团痒盛，夜寐不安，珍珠母、制远志安神助眠。生地黄、南沙参清热凉血，滋阴润燥。《黄帝内经》曰"正气存内，邪不可干"，黄芪益气固表。本病例夜间风团明显，配合火疗、中药蒸气浴以疏经通络，配合神阙穴拔罐，选取中脘、下脘、气海、关元、天枢、血海、阳陵泉、膈俞等穴埋线以调和阴阳，振奋正气，巩固治疗。

（五）临证经验

刘红霞教授通过 40 余年的临床实践，总结出新疆患者饮食、生活习惯与皮肤病的关系密切，强调荨麻疹胃肠湿热证夏季多见，血虚风燥证秋冬季多见，刘红霞教授主张治疗皮肤病要内外兼施，在临床治疗瘾疹，常运用穴位埋线、拔罐疗法配合中药内服，取得了良好疗效。荨麻疹主要与风邪有关，故外治法中针刺多选用诸阳之会大椎，手足少阳与阳维之会风池，肺气之所聚肺俞，祛风要穴风市以固卫祛风止痒，配合脾经调血要穴血海、血会膈俞以养血润燥。若患者体质虚弱，气血虚弱，可选脐周四穴、背俞穴以调补先天后天；神阙、背俞穴拔罐祛除邪气，调理气机。还可用益气固本中药敷脐。脐是全身经络之总枢，内达五脏六腑，为经络汇集之处。瘾疹风寒证多以黄芪、桂枝等中药蒸气浴温肺散寒止痒。血虚风燥证、阴血不足证多用穴位埋线治疗，选取中脘、下脘、气海、关元、天枢、血海、阳陵泉、膈俞等穴埋线以调和阴阳，振奋正气，巩固治疗，避免瘾疹反复。

（六）零金碎玉

1. 珍珠母、制远志

（1）单味功用：珍珠母味咸，归肝、心经，具有平肝潜阳、安神定惊、明目退翳之效。制远志性温，味苦，归心、肾、膀胱经，有安神益智、祛痰开窍以及消散痈肿的作用。

（2）伍用经验：两药配伍，对不寐、烦躁、心悸、心神不宁、头晕目眩等病症有较好的疗效，更年期妇女多用之，对伴有瘙痒症状的皮肤疾患，可达到重镇安神，止痒宁心之良效，促进皮肤疾患好转。

2. 神阙穴

（1）功效：神阙穴为任脉之穴，任脉为"诸阴之海"，受纳于手、足三阴的脉气，任、督、冲三脉同起于少腹，另有足阳明经夹脐，足太阴之筋结于脐，手太阴之筋下系于脐，足少阴经与冲脉夹脐上行，足厥阴肝经上行入脐中。神阙穴居于人体正中，与督脉相表里，连十二经脉、五脏六腑、四肢百骸，能通达百脉，故神阙可谓一穴而系全身，可达通脉、调脏腑、培元固本。

（2）使用经验：神阙穴为生命之根蒂，乃十二经之根，五脏六腑之本，故刺激本穴对人体起着整体和双向良性调节作用。可施于坐罐、闪罐、艾灸、火疗等方法，内外同治，达到事半功倍的效果。

（七）专病专方

1. 中药蒸气浴

选方：黄芪 30g，白术 30g，防风 15g，丹参 30g，炒蒺藜 15g 等。

功用：益气固表，散寒止痒，疏经通络。

主治：寒冷性荨麻疹、顽固性荨麻疹等。

2. 穴位放血

①风热证：取双侧耳尖穴。

②脾虚湿盛证：取双侧膈俞、双侧脾俞。

③肝郁气滞证：取双侧肝俞、双侧脾俞。

④胃肠湿热证：取双侧血海、双侧曲池。

用法：每日或隔日 1 次，7 次为 1 个疗程。

3. 闪罐法

选穴：神阙穴。

操作方法：选用口径适宜的玻璃火罐，用闪火法，将罐体吸附在穴位或皮损处后迅速起下，如此重复5~10次，直至皮肤潮红。每日或隔日1次，7次为1个疗程。

主治：脾虚湿盛证、阴血不足证。

4. 穴位埋线

选穴：曲池、肺俞、膈俞、脾俞、肾俞、中脘、关元、三阴交、足三里等均取双侧。

功用：调节脏腑，平衡阴阳。

用法：2周1次，3~5次为1个疗程。